KB125963

암

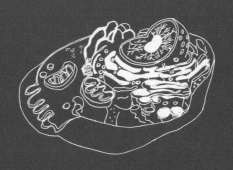

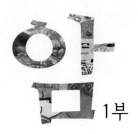

1부

김 준 서

동천

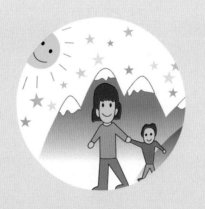

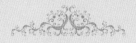

헌정사

나는 암에 대한 이 두 권의 책을
사랑하는 나의 어머니에게 바친다.
어릴적부터 나에게 성경말씀과 사랑에 대해
가르침을 주신 어머니께
진심으로 가슴 깊게 감사드린다.
이 가르침이 나의 삶을 밝게 했듯이
이 책을 읽는 독자들의 마음을
따뜻하게 밝혀주기를 바란다.

우주보다 큰 사랑과 햇빛보다 따뜻한,
하늘보다 넓은 사랑을 가르쳐 주신
어머니는 나의 영원한 선생님이십니다.

마음 아플 정도로...
어머니를 사랑하는 아들 바침

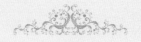

감사의 글

평생을 가족을 위해 헌신하신 아버지께 진심으로 감사드린다.

제가 이 책을 쓸 수 있도록 끝까지 옆에서 지켜봐주고 격려해 준 사랑하는 아내 은경에게 감사한다. 존경하는 장인 어른과 사랑이 많으신 장모님의 보살핌에 감사드린다.

믿고 따라준 동생 준현과 성희에게 고맙다. 큰 처남 현수님과 아래 처남 진수에게 감사한다. 사랑하는 착하고 성실한 아들 성민과 마음이 따뜻한 딸 상아에게 고맙다.

조근호 선생님, 이승원 원장님, 조남경 선생님에게 감사드린다.

오랜 친구 광우, 원기, 승범, 래경 그리고 홍우에게 고맙다.

좋은 친구 범석과 영규가 고맙다. 매일 아침 서툰 그림임에도 격려해 주신 지인들과 친구들 그리고 병원 식구들에게 감사한다.

김금정 내과 과장님과 도와주신 원영숙 복지사님, 그리고 이아로 실장님께 감사드린다.

끝으로 이 책이 만들어지도록 이끄신 하나님께 감사드린다.

2016. 11. 김준서

머리말

인사이드 아웃 신호 전달 경로 이론(Inside out signaling pathway theory)에서는 우리가 믿는 신념에서 만들어지는 단백질이 인체에 미치는 영향에 대해 기술한다.

행복에 이르는 길 **'용서'**에서는 이웃을 용서함으로 자신을 용서 하는 방법을 배우게 된다. 사람은 자신을 사랑하는 정도 이상은 이 웃을 사랑할 수 없다.

예수님께서 **'자신을 사랑하는 것 같이 이웃을 사랑하라'**는 말 씀을 주셨다. 내가 내 자신을 사랑하지 않는다면 남도 나를 사랑하 지 않을 뿐 아니라 나도 남을 사랑할 수 없음이다. 이 우주에 사랑 보다 더 강한 치유 에너지는 없다.

2부에서 나오는 〈인지학〉의 루돌프 슈타이너 선생님, 〈빛의 힐링〉 의 바바라 앤 브렌넌, 〈선정에 드는 법〉의 아잔 브라흐마 스님 등 여러 영적 지도자들의 가르침을 통해 우리 모두가 사랑의 의식에 이르고자 서술하였다. 사랑의 의식에 이르면 그때 오는 행복감과 내적 평정은 나를 치유한다.

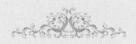

빛과 어둠이 같이 할 수 없는 것 같이 사랑의 빛은 미움과 슬픔, 죄 의식 같은 어둠을 마음에서 몰아낸다.

우리의 신경과 뇌는 온전히 기능하기 시작하고 면역력은 암을 이길 수 있게 된다.

응용근 신경학(Applied Kinesiology), 동양 의학(한의학(Oriental medicine)), 척추신경의학(Chiropractic medicine), 산소의 중요성, 미토콘드리아, 기억, 자아, 물질세계의 법칙, 리만 제타함수 등에 대해 기술하였다.

사랑은 오래 참고
사랑은 온유하며 시기하지 아니하며
사랑은 자랑하지 아니하며
교만하지 아니하며
무례히 행하지 아니하며
자기의 유익을 구하지 아니하며
성내지 아니하며
악한 것을 생각하지 아니하며
불의를 기뻐하지 아니하며
진리와 함께 기뻐하고
모든 것을 참으며
모든것을 믿으며
모든 것을 바라며
모든 것을 견디느니라

고린도전서 13:4~7

저희가 놀라고 무서워하여

그 보는 것을 영으로 생각하는지라

예수께서 이르시되 어찌하여 두려워하며

어찌하여 마음에 의심이 일어나느냐

내 손과 발을 보고 나인 줄 알라

또 나를 만져보라

영은 살과 뼈가 없으되

너희 보는 바와 같이 나는 있느니라

누가복음 24장 37~39절

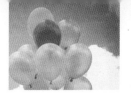

1, 2장

차 례

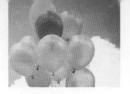

3, 4장

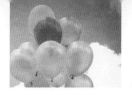

5, 6, 7장

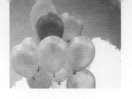

8장

제 8 장 _ 암 억제 단백질 ························ *104*

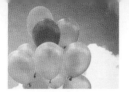

9, 10장

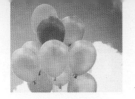

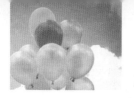

13, 14장

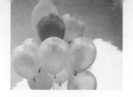

15장

제 15 장 _ **태양과 암** ·························· *179*

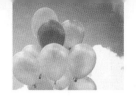

16, 17장

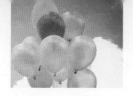

18장

제 18 장 _ 암과 면역 · 221

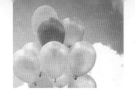

19장

제 19 장 _ 암과 혈관 그리고 임파 · · · · · · · · · · · · · · · *230*

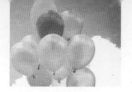

20, 21장

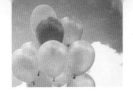

21, 22장

제 22 장 _ 생명의 수호자 면역체계 ·············· *274*

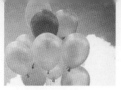

22장

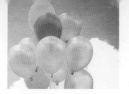

제 23 장 _ 암과 장(Intestine) · *325*

제 24 장 _ 암 면역(Tumor Immunology)과
암에 대한 면역치료(Immunotherapy) · · · · *334*

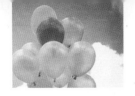

24장

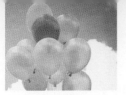

24장

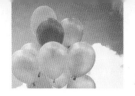

24장

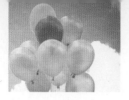

25장

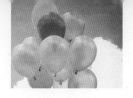

25장

제 1장 _ 세포 그리고 유전자

- Beginning(시작)
- 세포(Cell)
- 유전자(Gene): DNA, RNA
- DNA는 결국 단백질을 만들어 소통한다

Beginning(시작)

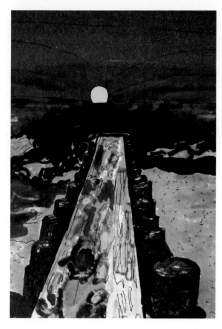

새벽

　지금부터는 MIT의 암의 권위자인 로버트 와인버그(Robert A. weinberg)박사의 암의 생물학(The biology of cancer)이라는 저서에서 환자분들이 알아야 하는 내용을 쉽게 풀어 적어 볼 것이다.

　워낙 내용이 방대한 암에 대한 의학자들의 수십 년 간의 연구가 망라되어 집필되어 있는 책이다. 국내에 번역되어 나온 저서 중 암에 대한 교과서라 할 수 있겠다. 내용이 어려운 부분도 있고, 너무 깊게 들어가는 부분도 있지만 암에 대하여 이해하기 위해서 알아야 하는 내용을 최대한 쉽게 풀어 적으려 한다.

세포(Cell)

인간의 세포 내에는 세포질과 핵이 있다.

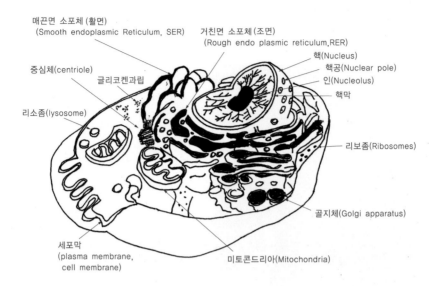

매끈면 소포체 (활면)
(Smooth endoplasmic Reticulum, SER)

거친면 소포체(조면)
(Rough endo plasmic reticulum,RER)

핵(Nucleus)

핵공(Nuclear pole)

인(Nucleolus)

핵막

중심체(centriole)

글리코켄과립

리소좀(lysosome)

리보좀(Ribosomes)

골지체(Golgi apparatus)

세포막
(plasma membrane,
cell membrane)

미토콘드리아(Mitochondria)

유전자(Gene): DNA와 RNA

> 공유결합(Covalent bond)은
> 서로의 결합을 위해 전자를 공유한다

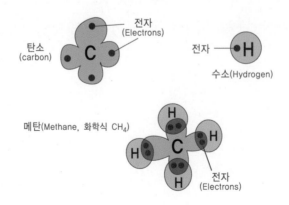

전자
(Electrons)

탄소
(carbon)

전자

수소(Hydrogen)

메탄(Methane, 화학식 CH_4)

전자
(Electrons)

지구에 핵이 있듯이 세포 내에도 핵이 존재한다.

핵(Nucleus) 내에는 유전정보 단위인 유전자(Gene)가 있다.

유전자(Gene)는 부모가 자식에게 형질을 물려주기 위하여 DNA라는 유전 정보를 통하여 그 성질을 전한다.

DNA는 당(Carbohydrate), 인산(Phosphate) 그리고 염기(Base)가 공유결합으로 연결되어 있다.

이 염기는 아데닌(Adenine, A), 구아닌(Guanine, G), 시토신(Cytosine, C), 티민(Thymine, T) 이렇게 4가지로 구성된다. 당(Carbohydrate)과 인산(Pho

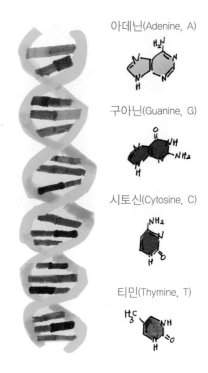

아데닌(Adenine, A)

구아닌(Guanine, G)

시토신(Cytosine, C)

티민(Thymine, T)

DNA의 이중나선구조

sphate)은 다 똑같고 염기만 바꿔가면서 붙는데, 이 붙는 배열순서에 따라 다른 정보가 전달되고 이것에 따라 단백질이 만들어진다.

이 유전자에 붙는 염기의 배열순서에 이상이 생기면 암이 생긴다. 염색체(Chromosome)는 세포 분열시에 나타나는 핵 속에 유전물질을 담고있는 막대 모양이나 굵은 실타래 모양의 물질을 말한다.

지름이 5mm정도 되는 핵(Nucleus) 내에 길이가 약 2m 가량되는 DNA가 들어가려면 고도의 응축이 필요하다. 핵 내의 물질이 산성을 띄어 핵산(Nucleic acid)이라 하는데 이는 DNA와 RNA를 가리키는 용어다.

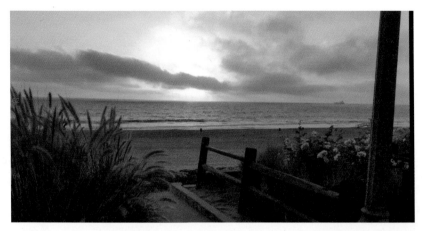

RNA는 DNA로부터 만들어지는 핵산이다.

DNA의 D는 Deoxyribose의 D이고 RNA의 R은 Ribose의 R이다.

DNA의 염기성분이 아데닌(A), 구아닌(G), 시토신(C), 티민(T)이라면 RNA는 티민 대신에 우라실(U)이 들어가 RNA의 염기는 아데닌(A), 구아닌(G), 시토신(C), 우라실(U) 이렇게 4종류로 구성되어 있다. 이 RNA는 3종류가 있다. mRNA(전령 RNA, messenger RNA)는 DNA에 있는 유전정보를 옮겨 적는 RNA이다.

DNA의 유전정보가 mRNA(전령 RNA, messenger RNA)로 전사되면 이것에 맞추어 tRNA(운반 RNA, transfer RNA)가 아미노산(Amino acid)을 운반한다. RNA의 80%를 차지하는 rRNA(리보솜 RNA, ribosomal RNA)는 핵속에 있는 핵인(Nucleolus)에서 만들어진다. 아래 그림의 리보솜(Ribosom)은 리보솜 RNA와 단백질로 구성되어 있다.

이 rRNA는 유전정보와는 별 관계 없고 효소로 작용하는 핵산이다.

mRNA는 DNA에 저장된 정보를 복사하고 핵인(Nucleolus, 핵소체)에서 만들어진 리보솜이 정보를 읽어 거기에 맞는 아미노산을 tRNA가 가져오면 된다. 핵 내에는 DNA라는 유전정보를 가지고 있는 핵산이 있다. 핵 내(Nucleus)의 DNA에서 유전정보를 세포질로, 그리고 세포질에서 RNA가 단백질을 합성해낸다.

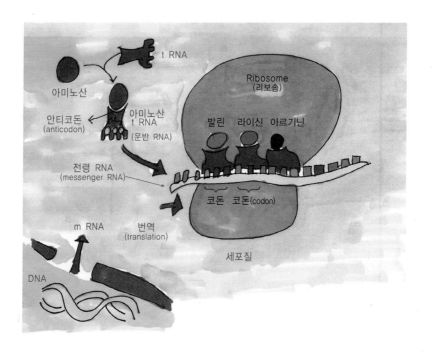

RNA는 단백질(Protein)을 만들기 위해 아미노산(Aminoacid)을 리보솜(Ribosome)으로 운반한다. 그런데 암 세포에는 이 DNA의 유전정보인 염색체가 정상이 아닌 비정상적 염색체로 변해있다.

이것을 돌연변이(Mutation)라고 한다.

돌연변이가 생기면 염색체 구조가 변하고 유전자가 변한다. 이러한 돌연변이가 생식세포와 체세포 모두에서 발생하게 된다. 돌연변이 형질이 부모에서 자손에게로 생식세포를 통하여 전달된다.

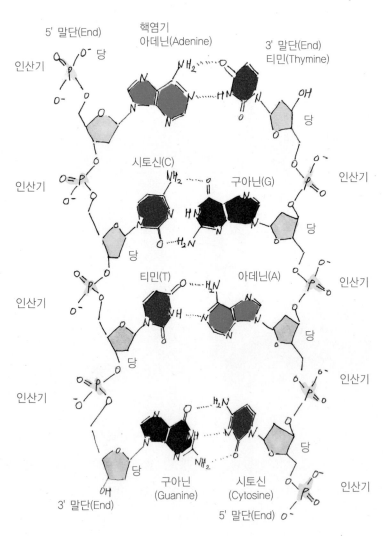

DNA(Deoxyribonucleic acid)

DNA는 결국 단백질을 만들어 소통한다

세포 내에서 이렇게 만들어진 단백질을 통하여 우리는 세포 내 장기를 만들고, 뼈를 만들고, 피부를 만들어 자신을 표현한다. 이렇게 만들어지는 세포들은 서로 연결된다. 정상 간세포는 간에만 국한하여 모여 있게 되는데 간의 암 세포는 간에만 국한되어 있지 않고, 다른 기관이나 다른 조직, 즉 폐나 뼈 같은 곳으로 이동하여 그곳의 원래 조직을 파괴한다.

이렇게 암 세포는 자신 고유의 조직이나 기관에만 국한되어 있지 않고 이동하는 성질이 있다. 이것을 전이(Metastasis)라고 한다. 단백질을 만들어내는 가장 중요한 이유는 세포들은 이 단백질을 통하여 세포 간에 서로 정보를 교환하는 것이다. 세포는 단백질을 통해 신호를 보낸다.

이러한 단백질이 제대로 합성되지 않아 정상적으로 보내야하는 신호들이 아닌 다른 비정상적인 신호를 보내게 되고, 이런 현상이 누적되면 암이 생성된다. 이것이 암 발생의 가장 큰 원인들 중 하나이다.

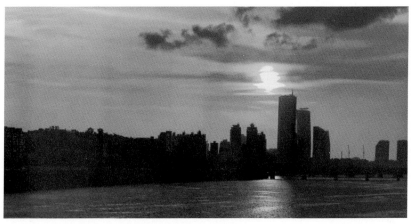

노을지는 여의도

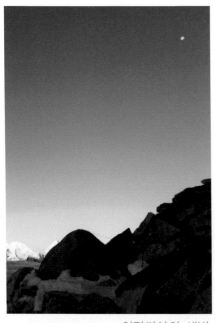
히말라야의 새벽

핵 내에는 2만 2천개 정도의 유전자(Gene)가 있는데, 이 2만 2천개 가량의 유전자들이 서로 상호작용하여 수백 종류의 다양한 세포들을 만들어 내고, 그 세포들은 기능을 하게 된다.

우리의 모든 세포는 유전자 2만 2천 개를 모두 다 가지고 있다. 이 2만 2천 개의 유전자 중 일부만 세포로 표현되는 것이다.

뼈세포와 머리카락 세포의 핵 내에는 똑같은 유전자 게놈(Genome)이 있지만 다르게 표현되어, 하나는 뼈세포로 다른 하나는 머리세포로 분화한다. 그리고 같은 유전자(Gene)에서 발현 되었어도 위치에 따라 다른 모습을 하게 된다.

예를 들어 신경세포와 소화세포는 같은 유전자에서 온 다른 모습이다.
유전자는 우리가 살아가기 위해서, 그리고 한 인간으로 정상적인 삶을 영위하기 위하여 단백질을 만들어내는 일을 한다.

제 2장 _ 암(Cancer)

- 암(Cancer)은 정상세포에서 시작한다
- 암의 90%는 상피세포들에서 유래한다
- 상피세포에서 유래되는 암 이외에 발생되는 암은
  대개 결체조직(Connective tissue)에서 유래되는 암이다
- 암이 무서운 것은 다른 곳으로 전이되기 때문이다
- 암은 대개 하나의 세포에서 유래된다
- 암이 발생하는 결정적인 원인은 유전과 생활환경이다
- 암은 화학물질에 의해서도 생긴다

암(Cancer)은 정상세포에서 시작한다

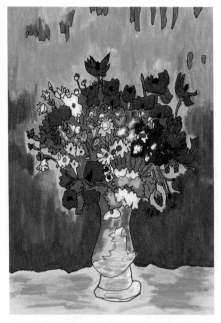

고흐의 〈국화와 양귀비가 있는 꽃병〉

암은 우리 몸에 있는 정상세포들에서부터 시작한다. 정상적인 세포들 중 우리 몸의 대부분을 차지하는 것이 표면(Epithelial cell layer)을 이루고 있는 상피세포(Epithelial cells)들이다.

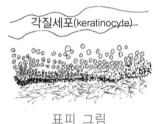

표피 그림

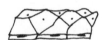

simple squamous
〈단순편평상피〉

simple cuboidal
〈단순입방상피〉

simple columnar
〈단순원주상피〉

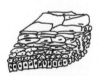

stratified squamous
〈중층편평상피〉

stratified cuboidal
〈중층입방상피〉

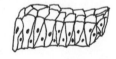

pseudostratified columnar

Typs of Epithelium(표면의 피부를 이루는 세포들의 종류)

암의 90%는 상피세포들에서 유래한다

암의 대부분은 이 세포들로부터 발생한다. 표면을 이룬다는 것은 예를 들어 '위'의 경우 음식물이 들어가게 되면 위의 표면에 음식물이 닿게 된다. 이곳에서 소화효소가 분비되는데 이 표면세포들을 의미한다.

유관(Lactiferous duct)이란 유방에서 젖을 만들어 분비하는 관이다. 간, 담낭, 식도, 방광 등의 표층을 이루는 세포들에서 암의 90%가 발생하고, 표층에서 분화한 암에 의하여 암 환자의 약 80%가 사망한다. 이 표면의 피부를 이루는 세포들은 두가지 기능을 가지고 있다.

하나는 밑의 조직을 보호하는 기능이고, 또 하나는 표피면 위로 물질을 분비하는 기능이 있다. 예를 들어 폐세포의 경우에는 폐세포의 표층세포에서 분비하는 물질로 공기 중의 해로운 물질로부터 폐세포를 보호한다.

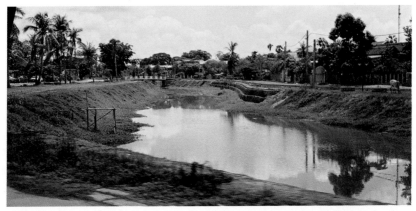

캄보디아 식수원

위장(Stomach)의 경우에도 음식물을 소화하기 위해 분비되는 산으로부터 조직을 보호하기 위해 표피 세포층에서 보호 물질을 분비한다. 이 두 기능을 하는 표피 세포층에서 암(Cancer)이 가장 많이 발생한다.

상피세포에서 유래되는 암 이외에 발생되는 암은 대개 결체조직(Connective tissue)에서 유래되는 암이다

이렇게 표면을 이루는 세포 이외에 발생하는 암은 대개 우리 몸의 형태를 이루는 조직인 결체조직(Connective tissue)에서 유래하는 암이다.

그리고 면역세포와 혈액에 있는 세포들에도 암이 발생한다.

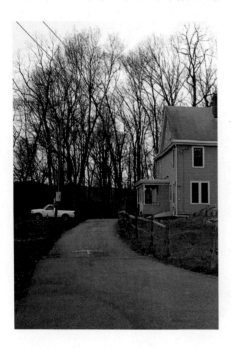

흔히 백혈병이라는 암은 혈액 내에 면역세포인 백혈구에서 발생한 암이다.

마지막으로 신경조직에서도 암이 발생하는데 뇌종양이라 하는 병은 뇌신경 조직에 발생된 암이다.

세포가 정상형태를 잃어버릴수록 암 세포는 공격적이 되고, 다른 곳으로 전이할 수 있는 능력을 갖게 된다.

세포는 정상세포, 약간 정상에서 벗어난 세포, 조금 더 비정상적인 세포, 이보다 더 비정상적인 세포, 심각한 정도의 비정상적인 세포 등으로 분류된다.

여기서 보통 암이라는 것은 심각한 정도의 비정상적인 세포로 환자의 생명을 해칠 수 있는 정도의 세포인 경우를 말한다.

암이 무서운 것은 다른 곳으로 전이(Metastasis)되기 때문이다

암이 무서운 것은 다른 곳으로 전이되어 암을 발생 시키기 때문이다. 암이 재발되는 경우 처음 암이 발견된 곳 이외의 부위에서도 암이 발

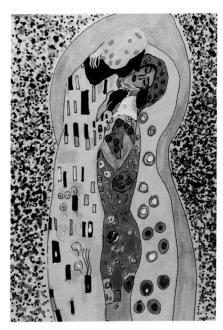

클림트의 〈키스〉

생할 수 있다. 전이라는 것은 암 세포들이 처음 발생된 부위에서 혈관이나 림프관을 통해 다른 부위로 이동하고 그 다른 부위의 조직세포를 파고 들어가 암 세포들이 그 곳에서 다시 여러 개로 만들어지는 과정이다. 이렇게 되면 혈관이나 임파관을 타고 얼마나 많은 부위로 퍼져 나갔는지 모르는 난감한 상황이 된다.

암은 대개 하나의 세포에서 유래된다

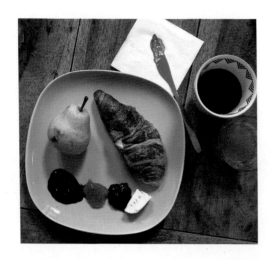

암은 대개는 하나의 세포에서 유래된 병이다.

세포 하나가 암 세포로 변하고, 이 암 세포가 면역세포의 감시망을 뚫고 계속 분열하여 식별 가능할 정도의 크기의 암으로 커진 것이다.

인간의 경우 성인기에 체내에 존재하는 세포의 평균 수는 동양인의 경우는 6.0×10^{13}(60조)개 정도이고 서양인은 많게는 1.0×10^{14}(100조)개 까지도 된다. 평생 만들어지는 세포수는 약 10^{16}(1경)이다.

우리의 몸에서는 매 초마다 10^7(1000만개)의 세포가 죽고 생겨나는 일이 일어나고 있다. 언제든지 암 세포가 생겨날 가능성이 있는 것이다.

암이 발생하는데 결정적인 원인은 유전과 생활환경이다

중국에서는 유방암의 발생률이 서구의 1/6 정도이다. 미국의 유방암 환자가 많이 발생하는 이유는 식생활 때문인데, 이러한 식생활과 생활방

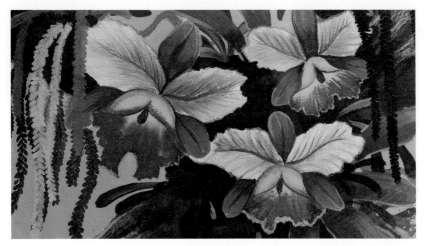
무궁화꽃

식을 바꾸면 약 85%는 암을 예방할 수 있다. 유방암은 체내의 여성호르몬의 변화를 줄 수 있는 식단, 성적 자극, 행동, 태도 등과 연관되어 있다.

암은 화학물질에 의해서도 생긴다

암은 화학물질에 의해서도 유발될 수 있다.

대표적으로 담배 연기에 많은 발암물질들이 있는 것을 알 수 있다.

바이러스, 방사능 물질들도 암을 유발한다. 암을 유발하는 물질들은 또한 세포의 돌연변이를 일으키는 작용을 한다.

사람의 세포를 돌연변이로 만들 수 있는 물질은 암도 유발할 수 있다. 하지만 암을 유발하는 물질이 반드시 돌연변이를 만들지는 않는다.

예를 들어 고온에서 붉은 빛깔의 육류를 요리했을 때, 발생하는 물질 중에는 강력하게 돌연변이 세포를 유도하는 물질이 있다.

돌연변이 세포는 암을 유발할 가능성이 있음으로 이렇게 요리하여 적색 육류를 섭취하는 것은 좋지 않다. 발암 물질들은 세포핵 내의 DNA정보를 교란시킴으로써 암을 유발하는 경우가 있고, 유전정보를 교란시키는 것 없이도 암을 발생시키는 발암 물질들도 있다.

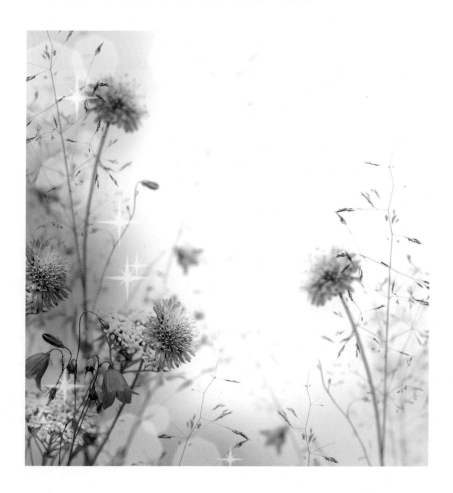

제 3장 _ 암과 바이러스

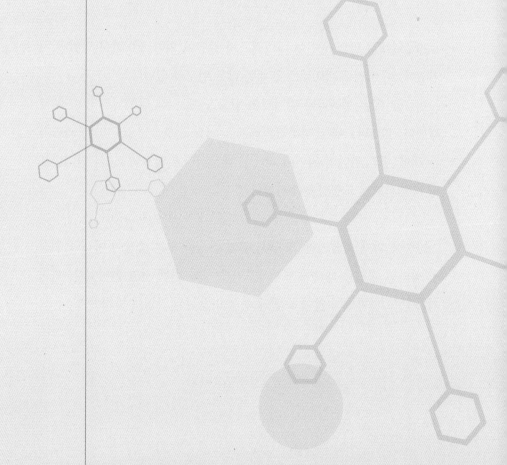

바이러스

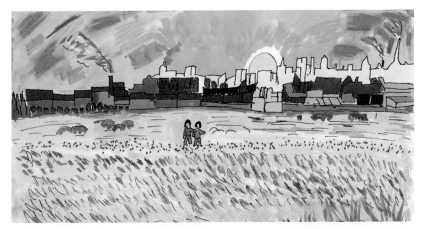

빈센트 빌럼 반 고흐

1970년대는 암의 원인이 바이러스의 감염에 의한 것이라고 믿었던 시기였다. 이 시기에 바이러스에 대한 많은 연구가 있었다.

이 시기에는 콜레라나 감기같이 암도 균에 의해 발생되는 것이라 생각했다. 1913년도에는 피비거(Johannes Andreas Grib Fibiger)라는 과학자는 쥐에 생긴 위암의 원인이 파상균 때문이라고 발표하고, 이 연구발표로 1926년도에 노벨상을 수상한다.

나중에 알게 되었지만 그 당시 위에 발생한 것은 종양이 아니라 위장이 비타민 결핍증 때문에 표피세포가 모양이 변한 것일 뿐이었다. 피비거가 죽고 얼마있지 않아 노벨상 수상이 잘못된 것임이 밝혀진다.

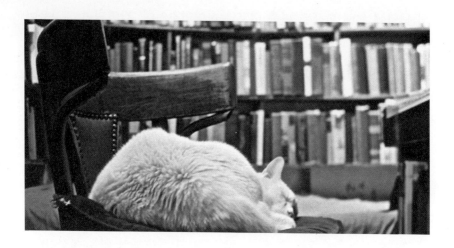

　전 세계적으로 발생하는 암의 약 20% 가량은 병원성 균과 관련되어 있다. 바이러스는 크기가 너무 작아서 전자 현미경으로나 관찰이 가능하다. 이 생물체는 박테리아 같은 균에도 기생할 수 있다. 바이러스는 계속 변종을 만들어 인류의 생존을 위협하고 있다.

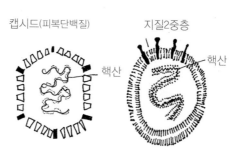

바이러스(Virus) 구조(Structure)

　이 책을 쓰는 지금 한국에는 메르스 코로나 바이러스(MERS-CoV)가 발생하였다. 메스컴에서 연일 특집으로 방송하는 메르스 바이러스는 중동지역 낙타에 의해 발생된 변종 코로나 바이러스인데, 감염되면 치사율이 높은 치명적인 바이러스이다. 현재 메르스 바이러스에 대한 면역 백신이나 치료제가 없는 상황이다.

감염 경로는 감염된 환자가 재채기를 하면 타액이 공기 중에 퍼지면서 그것이 코나 입으로 침입하여 발생되는 공기 감염이다. 공기 감염이 된다면 어떻게 이 무서운 바이러스를 피할 수 있겠는가?

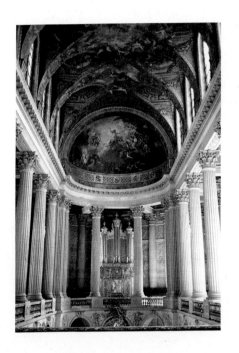

오직 믿을 것이라곤 자신의 면역 체계 밖에 없는 실정이다.

바이러스가 다른 생명체와 다른 점은 생리 대사 작용이 없다는 것이다. 하지만 자신과 똑같은 모습의 후손을 만들어 낸다.

이 바이러스는 세균 크기의 천분의 1 정도 이다.

막대 모양은 수백 nm(나노미터, 1미터의 10억분의 1), 둥근모양은 수십 nm 크기이다. 바이러스는 수백 종이 되는데, 사람 같은 동물을 감염시키는 바이러스, 식물 그리고 세균을 감염시키는 바이러스가 있다. 바이러스가 위험한 것은 변이(Variation)가 자꾸 일어나기 때문이다.

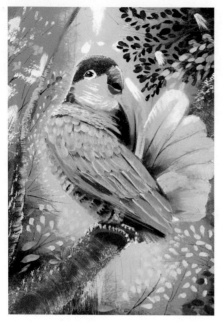

앵무새

얼마전 조류 인플루엔자 바이러스가 닭이나 오리, 야생 조류에만 감염을 일으키다가 변이가 일어나 사람이나 개, 고양이 등에도 감염을 발생시켜 1997년 홍콩에서 6명, 2004년 베트남에서 16명이 사망하면서 전 세계적으로 조류 인플루엔자 바이러스에 대한 공포가 확산된 적이 있다.

왜냐하면 이 조류 인플루엔자 바이러스는 1928년도에 전 세계를 공포로 몰아넣은 스페인 독감의 바이러스와 유사하기 때문이었다.

스페인 독감은 1918년과 1919년에 전 세계 약 16억 명 인구의 약 3% ~ 6%를 희생시켰다.

5000만 명에서 1억 명이 이 바이러스에 희생되었다. 이는 제 1차 세계 대전에 의한 사망자 1500만 명의 3배가 넘는 숫자이다. 스페인 독감은 A형 인플루엔자 바이러스 H1N1 아형에서 시작하여 H5N1이나 H5N2로 변이를 일으켜 조류 인플루엔자(Influenza)와 비슷하다. A형 인플루엔자 H5N1 바이러스가 인체에 들어가면 일반적인 독감 증세로 시작하고 몇 일 안에 허파에 물과 피가 가득 차서 사망한다. 전 세계 인구 16억 명 중 1/3이 감염되고 감염된 환자들 중 10% 이상이 사망했다.

이 바이러스는 면역 체계의 과민 반응을 유도하여 체내의 수분을 폐로 방출하여 물에 빠져 죽는 것과 똑같이 환자를 익사시킨다. 그래서 면역력이 좋은 젊은이들이 더욱 많이 사망하게 되었다. 1차 세계 대전 당시 전쟁보다 독감으로 사망한 군인들이 훨씬 많았다.

바이러스는 DNA와 RNA 바이러스로 나눈다. DNA는 이중 나선 구조로 되어있는 핵산의 집합체로 핵 내에 존재하는 유전정보의 본체이다.
이렇게 DNA와 같은 이중 나선 구조를 가지고 있는 바이러스를 DNA 바이러스라 한다. RNA는 DNA의 유전정보를 핵에서 세포질로 이동시키고 그 유전정보에 따라서 단백질을 합성하는 핵산의 집합체이며 한 줄로 되어 있다. 이런 구조를 가진 바이러스를 RNA 바이러스라고 한다.

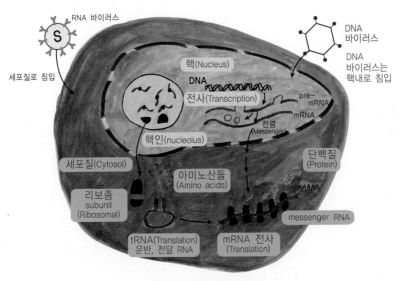

DNA 바이러스와 RNA 바이러스
DNA, mRNA, tRNA, 아미노산 그림

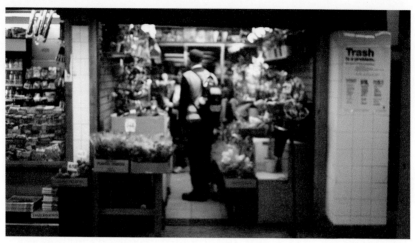

감염성이 강한 바이러스는 세포를 감염시키고 파괴한다. 바이러스는 세포안에서 증식하고 세포를 파괴하면서 빠져나가 이웃하고 있는 세포로 퍼져 나간다. 어떤 바이러스는 감염된 세포를 죽이지 않고 통제가 안될 정도로 세포의 수를 늘리는 바이러스가 있는데 이 경우를 '암 바이러스'라 한다. 정상세포는 접촉 상태에서는 증식하지 않는다. 하지만 암 바이러스에 감염된 세포는 주위 세포와 접촉 상태에서도 증식을 계속하는 암의 특성을 나타낸다.

암 바이러스에 감염되어 있으면 돌연변이 세포들과 암 세포들이 계속적으로 발생한다. 하지만 이러한 암 바이러스가 없어지면 변형된 세포의 성장이 멈추는 것을 볼 수 있다. 그러므로 암을 치료하려면 감염된 바이러스로부터 치료해야 한다.

B형 간염 바이러스에 감염된 성인 환자들 중 90%는 6개월내 회복되어 항체(Antibody)를 갖게 된다.

이렇게 되면 더 이상 이웃에게 감염 시키지도 않고 B형 간염에 감염되지도 않는다. 하지만 B형 간염에 감염된 성인중 10%는 6개월 후에도 바이러스를 제거하지 못한다.

이들은 평생 B형 간염 바이러스를 간이나 혈액 속에 가지고 살게 되는데 이런 사람들을 만성 보균자(Chronic carrier)라고 하고, 이들은 다른 사람에게 간염 바이러스를 전염시킬 수 있다.

이런 사람들은 오랜 시간이 지나면서 만성 간염이 간경화(Liver cirrhosis)나 간암(Liver cancer)으로 진행될 가능성이 높다. 아주 적은 수지만 1% 미만에서는 전격성 간염(Fulminant hepatitis)으로 진행되며 수 주 이내에 간 부전(Liver failure)으로 사망하기도 한다.

감염된 여성에서 태어난 아기들은 90% 정도가 만성 보균자(Chronic carrier)가 된다.

어린이의 경우는 약 60% 정도가 만성 보균자(Chronic carrier)가 되고 40%는 간염 바이러스 균을이기고 항체(Antibody)를 획득한다.

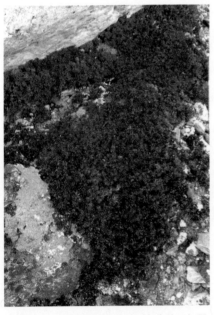

히말라야 해발 5000미터 위에서 핀 꽃

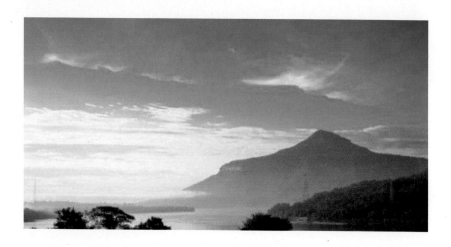

　하지만 만성 보균자들은 간염이 진행되어 간경화나 간암으로 발전할 수 있으므로 사는 동안 계속적인 주의가 요망된다.

　B형 만성 간염 보균자의 경우 대개 15년에서 30년 간은 별 증상 없이 살다가 갑자기 간염이 진행되게 되는데 치료의 시기를 놓치지 않고 이때 잘 치료해야만 간경화나 간암으로 악화되는 것을 최소화 할 수 있다.

　따라서 만성 보균자나 만성 간염환자는 6개월에 1회 정도는 정기적인 진찰과 간 기능검사를 하는것으로 합병증을 조기에 발견하여 간경화나 간암으로의 진행을 늦출 수 있다.

　한국에서는 간암 발생 중 70% 이상이 B형 간염 만성 보균자에서 발생되고 있는 실정이다. 우리나라 성인 남성에게 위암에 이어 두번째로 높은 빈도로 발생하는 암이 간암이다. 2011년 통계에 의하면 국민의 5~8%인 약 350만 명이 바이러스 보균자이니 얼마나 많은 사람이 B형 간염에 감염되어 있는지를 알 수 있다.

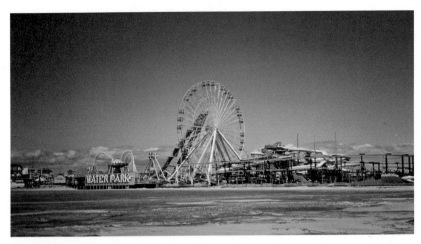
워터파크

　C형 간염(Hepatitis C virus)도 간암의 중요 원인이지만 C형의 경우에는 1% 정도만 감염되어 있어서 B형에 비해 상대적으로 낮은 비율이다.

　C형 간염 만성보균자에 의한 간암 발생이 전체 간암 발생의 15%, 그리고 간경화 환자의 12%나 되니 B형보다도 C형간염이 상대적으로 간암이나 간경화로 더 많이 진행된다는 것을 알 수 있다. 그런데 이 C형 간염은 B형 간염과 달리 예방 백신이 개발되어 있지 않다. 또한 C형 간염바이러스에 감염되면 자연적으로 치료되는 경우는 1% 미만으로 일단 C형 간염에 감염되면 대부분 만성 C형 간염으로 진행된다.

　75% 이상이 20~25년간의 기간이 지나면서 5~20%가 간경화로 가고 이 간경화로 진행된 환자중 연간 1~5%가 간암으로 발전한다. 그러므로 예방이 중요하다. 혈액이나 체액을 통해 감염되기 때문에 주사바늘이나 면도기, 칫솔 사용시 주의가 요망된다. 특히 최근에 문신이나 피어싱 등을 많이 하는데 이때도 C형 간염의 감염에 주의해야 한다.

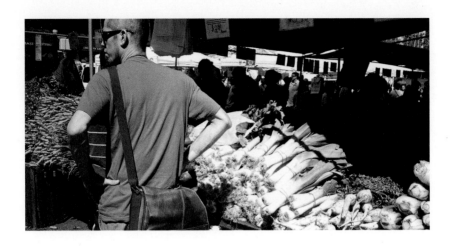

　B형 간염 바이러스를 치료해 낼 수 있다면 간암 치료에도 획기적인 전기를 맞이할 수 있을 것이다.

　인 유두종 바이러스(Human papilloma virus)라는 이름은 이 바이러스가 젖꼭지 모양의 종양을 발생시키는 데서 유래되었다.

　인 유두종 바이러스(Human papilloma virus)는 자궁경부암(Uterine cervical cancer)의 중요 원인으로 알려져 있는 이중 나선형 DNA 바이러스이다. 100여 종의 인 유두종 바이러스 중 40여 종이 생식 기관이나 항문, 목, 구강에서 뿐 아니라 자궁 경부 상피 내에서 암을 발생시킨다.

　인 유두종 바이러스에 감염되어도 1년 이내에 70%, 2년 이내에 90% 이상이 저절로 낫는다. 하지만 감염 여성의 5~10%에서는 계속 감염 상태가 지속되고 이것이 자궁경부 상피 내 종양(Cervical intraepithelial neoplasia of uterus)을 발생시킨다.

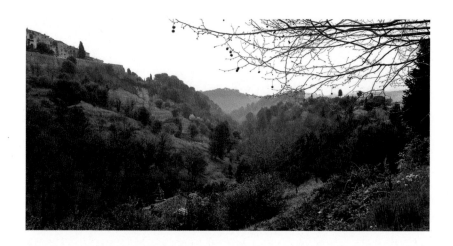

　그리고 자궁경부 상피내 종양(Cervical intraepithelial neoplasia of uterus)은 침윤성 자궁경부암(Invasive cervical cancer)으로 진행된다.

　이 과정이 대개 15년에서 20년 가까이 소요되기 때문에 미리 발견하여 치료하는 것이 중요하다. 인 유두종 바이러스 16, 18번이 전 세계에서 발생되는 자궁경부암의 70% 이상에서 발견된다.

　인 유두종 바이러스에 대한 예방백신이 개발되어 미국 소아과학회(AAP: American Academy of Pediatrics)에서는 11세~12세 소녀에게 의무적으로 예방백신을 접종 하도록 권한다.

　한국에서는 15~17세 여성이 접종 권장연령이다. 18세에서 26세 사이의 여성에게는 감염되기 전에 예방을 추천한다. 이 예방백신은 인 유두종 바이러스에 감염된 적이 없다면 효과가 있으므로 의사의 진단에 따라 나이가 있어도 예방백신을 맞는 것이 좋다. 총 3번에 걸쳐 예방백신을 맞는다. 첫 접종 후 2개월 후 그리고 6개월 후에 접종한다.

남자도 인 유두종 바이러스 백신 예방 주사를 맞도록 권장하는데 11세 ~12세가 적기이며 13세~21세나 22세~26세에서도 접종 가능하다.

인 유두종 바이러스(HPV)는 피부의 상피세포에 살면서 작고 강한 껍질을 가지고 있는 생명력이 강한 바이러스이다. 전 세계 여성의 6억 명이나 인 유두종 바이러스(Human papilloma virus)를 보균하는 것으로 추정된다.

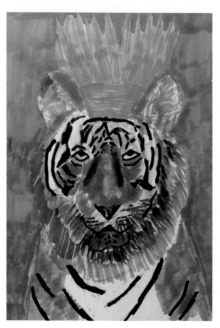

나무왕관을 쓴 호랑이

인 유두종 바이러스는 감염되어도 95% 이상은 저절로 낫는다. 80% 이상의 여성이 한 번쯤은 인 유두종 바이러스에 감염되었다가 나았다.

문제는 인 유두종 바이러스가 여성에서는 자궁경부암을 남성에서는 외성기암을 일으킨다는 것이다.

핵 내의 이중나선구조인 DNA와 동일한 구조로 이루어진 DNA 바이러스는 자신이 감염시킨 세포 내의 핵 속으로 들어간다.

핵 속으로 들어간 바이러스는 세포 내의 유전정보 사슬인 DNA에 끼어 들어가서 세포의 단백질 합성에 개입하여 암을 발생시킨다.

여성암 중 자궁경부암은 인 유두종 바이러스(Human papilloma virus- HPV)가 이렇게 세포핵 내의 염색체 DNA에 삽입되어 암을 발생시키는 경우가 무려 99.7% 이상이나 된다.

인간에서 암을 일으키는 DNA바이러스 중에 헤르페스 바이러스(Herpes virus)가 있다. 이 헤르페스 바이러스는 임파종이나 비인강 악성 종양(Malignant tumor of nasopharynx)을 일으킬 수 있다. RNA바이러스도 암을 일으킬 수 있다는 것이 밝혀졌다. RNA 바이러스는 역전사과정(Reverse transcription)으로 DNA를 만들어 암을 유발한다.

원래 인간의 유전자는 핵 내의 DNA에서 RNA로 유전정보가 전달되어 단백질을 만드는데, 거꾸로 RNA에서 DNA를 만들어 내어 핵 내의 염색체에 끼어들어 암을 유발한다. 여기에서 매우 놀라운 사실이 알려지게 된다.

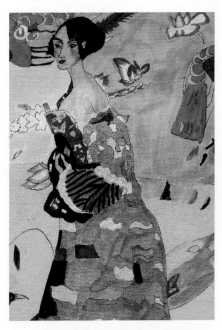

구스타프 클림트의 〈부채 든 여인〉

바이러스가 암을 일으키기 위해서 사용하는 유전자, 즉 바이러스 내에 존재하는 유전자가 사실은 인간 같은 척추 동물에서도 정상적으로 존재한다는 것이다.

다시 말해 먼 옛날 바이러스가 세포 내로 들어왔다가 나가면서 그 유전자를 가지고 나갔다는 것이다. 그리고 다시 돌아온 이 바이러스는 이 유전자를 가지고 있는 세포핵 내의 부위에 접근하여 자신이 원하는 대로 세포의 유전자를 조작하여 세포를 변형시키는 것이다.

이러한 방법을 쓰는 바이러스는 스스로 생각하는 능력이 있다는 것인가? 인간과 바이러스의 전쟁은 계속 될 것이고, 이 전쟁에서 인간이 살아남기 위해서 인류는 최선을 다해야 할 것이다.

메르스 바이러스가 지금 한국에 상륙하여 우리나라 국민들을 공포에 떨게 하고 있다. 큰 대학병원에는 방문하는 사람이 한 명도 없는 실정이다. 길거리에 마스크를 끼고 다니는 사람들이 점차 늘어가고 지하철에서 기침을 하는 승객이 있으면 옆에 있는 승객들이 자리를 피하는 상황이다.

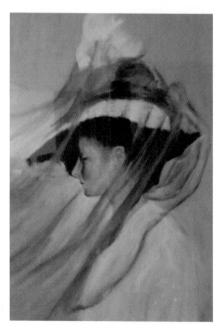

박지순 님 作

에볼라 바이러스(Ebola hemorrhagic fever), 사스 바이러스(Severe acute respiratory syndrome), 에이즈 바이러스(AIDS) 등 현대에 치료가 불가능한 바이러스들이 늘어가고 있다.

이럴 때일수록 우리는 서로에 대한 신뢰가 요구된다. 서로 하나의 공동운명체라는 마음으로 이 어려운 상황을 헤쳐 나가야 할 것이다.

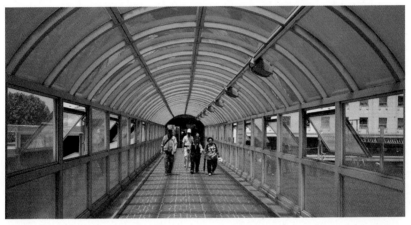

서빙고역

척추동물은 세포의 핵 내에
원암 유전자(Proto-oncogene)를 가지고 있다

척추동물은 세포의 핵 내에 이렇게 암 유전자로 변할 수 있는 유전자를 많이 가지고 있다.

이 유전자를 원암 유전자(Proto-oncogene)라고 한다.

우리가 바이러스에 감염되고 이 바이러스는 세포의 핵 내에 생명을 유지하기 위해 꼭 필요한 유전정보를 바이러스가 자신의 의도대로 사용하여 암을 발생시킬 수 있다는 것이다.

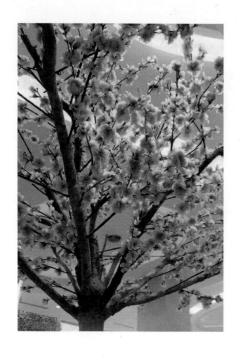

척추 동물은 새나 개, 고양이, 돼지 등 척추를 가지고 있는 동물을 말하는 것으로 거의 비슷한 유전자로 구성되어 있다.

암을 일으킬 수 있는 유전자를 가지고 있지 않는 바이러스가 암을 유발하는 경우도 있다.

이런 경우는 바이러스가 정상세포 핵 내의 염색체 유전 정보 옆으로 끼어 들어가서 이 바이러스가 유전정보에 대한 조절을 세포 대신 하게 되고 바이러스 마음대로 세포를 증식시켜서 암을 유발하게 된다. 화학 물질이나 방사선도 이러한 바이러스와 비슷한 메카니즘으로 암을 생성할 수도 있다고 생각하고 있다. 마지막으로 바이러스가 암을 일으키는 경우는 바이러스가 세포의 유전자를 이용하지도 않고 끼어들지도 않는데 암을 유발시키는 경우도 있다.

이 경우는 바이러스가 원래부터 암을 일으키는 유전자를 가지고 있는 경우이다.

스티븐 스필버그의 '우주전쟁'

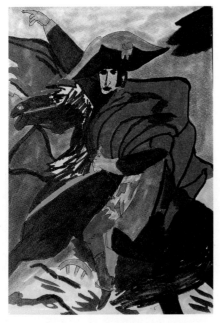

예전 스티븐 스필버그 감독의 '우주전쟁'이라는 영화가 2005년도에 나왔었다.

톰 크루즈가 주연으로 우주인이 지구를 침공해 들어와 지구보다 더 뛰어난 과학력으로 거의 지구를 점령할 순간이었는데 갑자기 우주인들이 하나둘 씩 병에 걸려 죽게 되면서 지구인의 승리로 끝난다는 내용의 영화였다.

이 때 마지막 장면은 우주인들을 죽인 미생물에 초점이 맞

자크 루이 다비드의
〈알프스 산맥을 넘는 나폴레옹〉

추어 진다. 지구인들은 이 미생물과 같이 오랜시간 살아오면서 면역력을 획득했지만 우주에서 온 우주인들에게는 이 보이지 않는 생명체가 생명을 앗아갈 정도로 치명적인 것이었다.

만성염증은 암을 발생시킨다

전 세계에서 암으로 죽어가는 사람들 100명 중 여섯 명은 간암에 의해

죽어 가는데, 이 간암의 대부분은 B형과 C형 간염 바이러스에 의한 것이다.

간염 바이러스에 의해 간암이 발생하는 기전은 앞에서 살펴본 것과는 다르게, 이 간염 바이러스가 간세포 내로 들어가면 우리 몸의 면역체계는 이 간세포를 공격하기 시작한다.

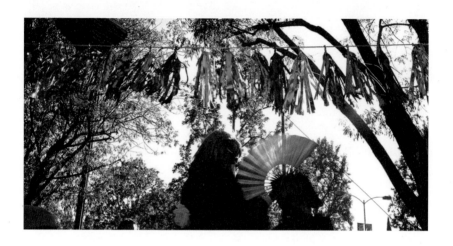

이러한 자가 면역반응이 오랜 기간동안 계속되게 되면 이 간세포 내의 유전정보가 손상되어 암 세포가 발생하게 된다. 이렇게 만성염증 (Chronic inflammation)에 의해 암 세포가 발생될 확률이 증가하므로 몸 안에서 일어나는 염증반응을 감소시키는 것이 암을 예방할 수 있는 방법이라 하겠다.

전 세계에서 위암으로 죽어가는 암 환자 중 9%는 헬리코박터 파일로리(Helicobacter pylori)의 오랜 감염과 관계되고 자궁 경부암으로 죽는 여성의 5%는 인 유두종 바이러스(Human papilloma virus, HPV)의 감염이 원인이다.

암은 절대 전염병이 아니다

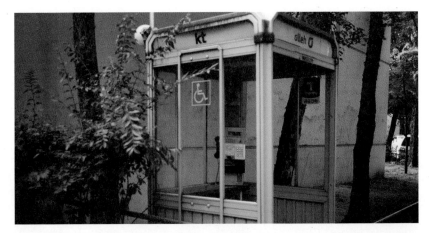

집 앞 전화박스

암은 전염이 되는 병은 아니다. 하지만 암에 걸린 세포의 암 유전자를 다른 사람에게 주입하거나 다른 동물, 예를 들어 닭이나 개에게 주입하면 암을 유발시킬 수 있다.

바이러스가 아닌 암을 유발하는 물질들을 발암물질(Carcinogen)이라고 하는데, 담배 연기나 미세 먼지에 있는 화학 물질일 수도 있고, 방사선일 수도 있다.

담배연기나 미세먼지에 있는 발암물질의 경우에는 호흡기를 통하여 폐로 들어가게 되고, 폐로 들어간 이 물질들은 폐에서 혈관을 타고 몸 전체로 퍼지게 되는데, 세포 내의 핵에 존재하는 DNA 즉, 유전자를 공격하게 된다.

제 4장 _ 암과 유전자 그리고 단백질

· 유전암호에 따라 단백질이 합성된다
· 염기가 변하면 염색체의 구조와 기능이 변한다
· 단백질
· 단백질의 구조나 기능이 변하면 암이 발생할 수 있다
· 조직 내의 세포는 서로 대화한다
· 세포와 세포끼리는 단백질을 이용하여 대화한다
· 의사소통이 안되면 병이 생긴다
· 의사소통에 사용되는 단백질은 대부분 성장인자이다
· 세포의 대화의 목표는 생존이다
· 대화에 불응하는 세포는 암 세포로 변한다

유전암호에 따라 단백질이 합성된다

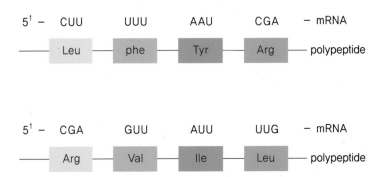

3개의 base로 이루어진 codon은 하나의 아미노산(Amino acid)을 만들어 이것을 연결하여 단백질(Protein)을 만든다. 위에서 보듯이 Leu 라는 아미노산을 만드는 codon은 3가지 염기가 다를 수 있다.

염기 몇 개가 배열되어 유전암호를 만들고, 이 유전암호에 따라서 단백질이 합성된다. 아데닌, 우라실, 구아닌(AUG)은 메티오닌(Methionine)이라는 아미노산을 만드는 유전암호이면서, DNA의 유전 암호를 풀어 단백질을 만들기 시작하라는 시작신호 코돈(Codon)이기도하다.

UAA와 UAG는 끝내라고 명령하는 코돈(Codon)이다. 코돈(Codon)이라는 것은 이렇게 염기 3개로 이루어진 유전 암호로 거기에 맞추어 아미노산의 종류가 결정되는 것이다. 그런데 이 염기 중에 하나가 다른 염기로 바뀌면 예를 들어 구아닌(G)이 티민(T)으로 바뀐다면 이것이 점 돌연변이(Point mutation)이다.

염기가 변하면 단백질의 구조와 기능이 변한다

　이렇게 한 부위의 염기가 변하면 단백질의 구조와 기능에 변화가 올
수 있다. 이때 변한 단백질에 의하여 암이 발생할 수 있다. 또한 암을 유
발 가능한 기전은 염색체의 일부가 서로 교환되어 붙는 경우이다.

단백질

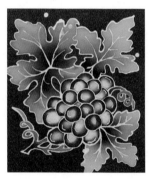

포도

　유전자는 결국 단백질을 만든다. 암 유전
자는 암 단백질을 만든다.

　암 유전자가 만든 암 단백질은 비정상적
기능을 하게 된다. 세포의 정상적인 메카니
즘이 하나씩 하나씩 무너져 내리게 되어 결
국에는 암 세포가 만들어지게 되는 것이다.

　유전자의 DNA에 있는 염기 4개의 배열에
따라 단백질의 초기 단계인 아미노산(Amino acid)이 만들어진다. 이 아
미노산(Amino acid)이 연결되어 있는 상태가 단백질의 1차 구조이다. 인
간에 있는 아미노산의 종류는 20개 밖에 없다. 하지만 이 20개의 아미
노산이 모여 수 만개의 단백질을 만든다. 이 아미노산이 모여서 단백질
의 2차 구조인 여러 형태로 접힌 구조가 나타난다. 단백질의 2차 구조는
α 나선구조나 β 병풍구조를 취한다.

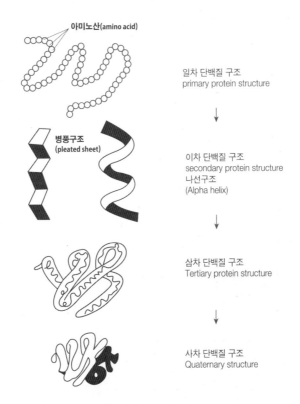

아미노산(amino acid)

일차 단백질 구조
primary protein structure

병풍구조
(pleated sheet)

이차 단백질 구조
secondary protein structure
나선구조
(Alpha helix)

삼차 단백질 구조
Tertiary protein structure

사차 단백질 구조
Quaternary structure

Protein structure

단백질의 3차 구조는 2차 구조에서 보다 더 많이 구겨지고 그러면 그럴수록 단백질의 구조가 더 안정된다.

이 3차 구조는 여러가지 상호 작용에 의해 유지된다. 이온결합(Ionic bond) 소수성 상호작용(Hydrophobic interaction), 이황화결합(Disulfide linkage) 그리고 마지막으로 수소 결합이 이 3차 구조를 유지한다. 단백질의 4차 구조는 대개는 1개의 폴리펩타이드(Polypeptide)로 구성되는데 간혹 2개 이상의 폴리펩타이드로 구성된 단백질이 있다.

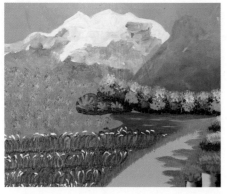
한라산

이렇게 폴리펩타이드간의 결합이 단백질 4차 구조이다.

다시 말하지만 핵 내의 유전자들이 만드는 것이 단백질이다.

이 단백질을 가지고 세포가 기능을 하는 것이다. 이 단백질이 만들어지는 가장 처음 단계의 물질이 아미노산(Amino acid)이다. 이 아미노산 한 개가 만들어지려 최소한으로 염기가 3개 필요하다. 앞에서 설명했듯이 핵 내의 유전자 DNA는 당, 인산 그리고 염기 여기서 당과 인산은 변하는 것이 아니고 염기만 4개가 돌아가면서 변한다. 아미노산은 인체 내에 20개 밖에 없고 이 20개의 아미노산이 배열이 변하면서 수많은 종류의 단백질을 만든다.

(A) 소수성 아미노산

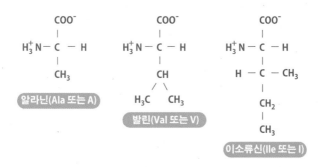

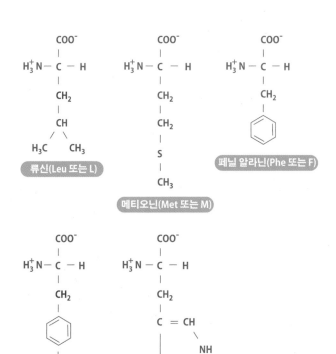

류신(Leu 또는 L)

메티오닌(Met 또는 M)

페닐 알라닌(Phe 또는 F)

티로신(Tyr 또는 Y)

트립토판(Trp 또는 W)

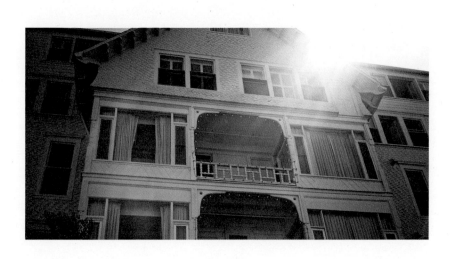

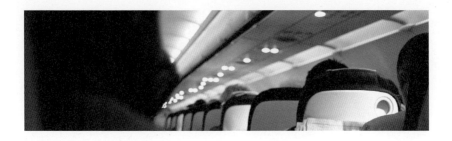

(B) 친수성 아미노산

[염기성 아미노산]

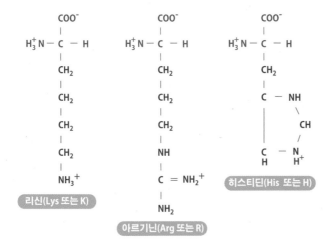

리신(Lys 또는 K)

아르기닌(Arg 또는 R)

히스티딘(His 또는 H)

[산성 아미노산]   [극성 아미노산(하전되지 않은 곁사슬 함유)]

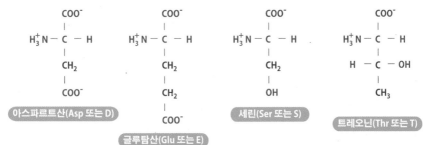

아스파르트산(Asp 또는 D)

글루탐산(Glu 또는 E)

세린(Ser 또는 S)

트레오닌(Thr 또는 T)

페닐알라닌(Phenylalanine)의 경우를 보면 염기 배열이 uuu또는 uuc 가 이 아미노산을 만드는 유전암호 속 염기배열이다.

그러니까 당과 인산은 같고, 염기인 우라실(u), 우라실(u), 우라실(u) 또는 우라실(u), 우라실(u), 사토신(c)이 배열되면 이 유전암호에 의하여 전령 RNA(Messenger RNA)가 DNA를 복사하고 복사된 전령 RNA(Messenger RNA)에 맞추어 운반 RNA(Transfer RNA)가 리보솜(Ribosome)으로 물질을 운반하여 페닐알라닌(아미노산)을 만든다.

그런데 이 유전정보인 uuu 또는 uuc 중 어느 하나가 다른 것으로 치환되면 페닐알라닌이 만들어질 수 없게 된다.

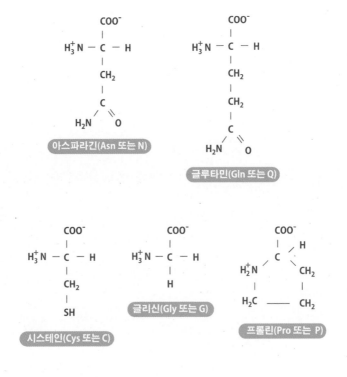

단백질의 구조나 기능이 변하면 암이 발생할 수 있다

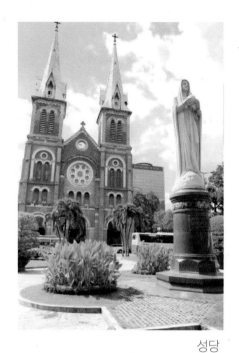

성당

1차 구조에 보듯이 아미노산 (Amino acid)이 일렬로 늘어서 있는데 이 중 어느 하나가 잘못 되고 그것이 2차 3차 구조로 넘 어가면서 단백질의 기능 이상 을 가져오게 된다. 그것이 쌓여 가다가 결국 암으로까지 진행 하게 된다.

단백질의 구조변화도 암 발 생으로 이어질 수 있다. 위암과 유방암에서 발견되는 경우로 구조가 변한 단백질이 정상 단

백질을 대체하여 성장인자를 마구 분비하게 하여 세포의 과도한 증식을 유도한다.

조직 내의 세포는 서로 대화한다

정상세포는 자신이 살고있는 조직 내의 다른 세포로부터 서로 신호를 주고 받으며 성장한다. 세포 수를 증가시켜 나가는 것이 자신에게 그리 고 그 세포가 속해 있는 조직에게 유리한 지에 따라서 세포는 성장하고

증식하거나 하지 않는다. 이 때 세포 자체 내로 전달하는 신호를 받아들이는 세포막이 있다. 이 세포막은 2개의 층으로 되어 있는 막으로, 세포를 보호하는 기능을 하고 있다. 이 세포막이 있기 때문에 세포 내부와 세포 외부 사이에 전압차가 생기게 되고, 이것에 의해 신호 전달이 가능해진다.

세포와 세포끼리는 단백질을 이용하여 대화한다

세포와 세포 사이의 의사소통은 단백질을 이용하여 한다.

이러한 신호를 서로 주고받으면서 세포들은 자신을 침입한 병원균을 막아내고, 상처받은 부위를 치료한다.

그리고 수명을 다한 쓸모없어진 세포는 폐기처분하는 등의 일을 서로 의논해가면서 해 나간다.

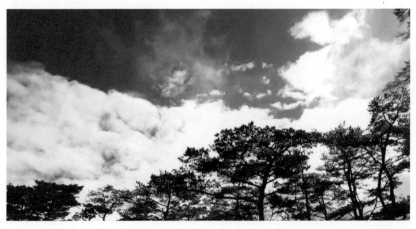

한라산의 가을하늘

의사소통이 안되면 병이 생긴다

　만약 이러한 대화를 지속하지 못하거나 잘못된 의사소통 즉, A를 이야기했는데 B로 전달되는 일이 생기면 세포 뿐 아니라 조직에 병이 생기고 자신을 보호할 수 없게 된다.

의사소통에 사용되는 단백질은 대부분 성장인자이다

　세포와 세포간의 대화를 할 때, 사용되는 대부분이 성장인자(Growth factor, GF)라는 단백질이다.

세포 대화의 목표는 생존이다

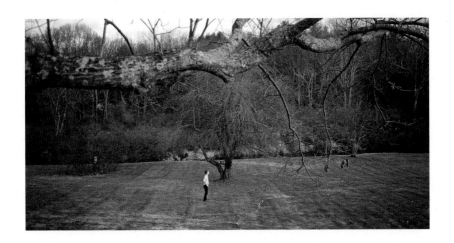

이 세포들은 대화를 통해 하나의 목표, 즉 생존을 위한 목표를 위해 계속 대화해 나간다.

그 세포가 속해 있는 조직, 예를 들면 간에 있는 간세포는 간의 전체적인 상황에 따라 자신이 어떤 행동을 해야 할지를 결정한다. 하나의 세포가 혼자 결정하는 것이 아니라 작게는 간, 크게는 전체인 그 사람의 상태에 따라 계속 성장할 것인가 아닌가를 선택한다. 그런데 이러한 조직 내에서 암 세포가 발생하는 것은 자신만 계속 살아가겠다고, 자신만 살면 전체가 어찌되어도 아무 상관 없다라는 세포가 발생한 것이다.

대화에 불응하는 세포는 암 세포로 변한다

주위 세포들이 아무리 대화를 시도해도 전혀 대화에 응하지도, 그리고 자신의 태도를 바꾸지 않는 세포는 결국 암 세포로 변한다.

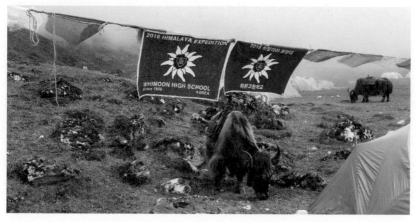

휘문고 히말라야 원정

제 5장 _ 암과 성장인자 그리고 신호전달체계

· 암 세포는 빠른 세포 분열을 위해 스스로 분열 자극인자를 분비한다
· 성장인자의 발견
· 자가분비 신호체계(Autocrine signaling)
· 성장인자는 핵속의 유전자를 자극하여 단백질을 만든다
· 만들어지는 단백질의 구조가 달라지면 암이 생긴다

암 세포는 빠른 세포분열을 위해 스스로 분열 자극인자를 분비한다

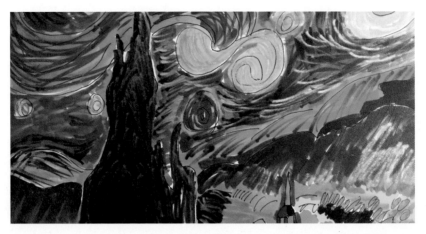

빈센트 반 고흐의 〈별이 빛나는 밤〉(1889년)

암 세포가 다른 정상세포에 비해 빠르게 세포분열을 하는 것은 암 세포 스스로 자신이 분열 증식하도록 유도하는 세포분열 자극인자를 분비하기 때문이다.

성장인자의 발견

세포의 성장을 촉진하는 성장인자의 발견으로 1986년도에 스탠리 코헌(Stanley cohen 1922~ , 미국 생화학자)과 리타 레비몬탈치니(Rita Levi-Montalcini 1909~2012, 미국 신경생물학자)는 노벨 생리학상을 받는다.

표피 성장인자(EGF, epidermal growth factor)와 신경 성장인자(NGF,

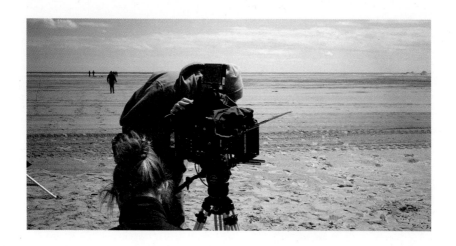

nerve growth factor)를 발견한다. 그리고 성장인자의 작용 메카니즘을
처음으로 알아 내었다. 그들은 세포 성장의 이상으로 나타나는 암이나
발육 기형에 대한 원인을 발견함으로써 의학 발전에 기여한다. 이 이후
에도 다양한 성장인자들이 계속 밝혀진다.

자가분비 신호체계(Autocrine signaling)

암의 경우에는 자가분비 시그날링(Autocrine signaling)이라 하여 암
세포 스스로 성장인자를 분비하여 자체 수용체를 통하여 받아들인다.

성장인자의 주된 기능은 세포로 하여금 성장 분열하도록 하는 것이다.

그런데 성장인자도 아닌 단백질이 마치 자신이 성장인자 단백질인양
행세하도록 암 유전자에 의해 만들어지고 이렇게 만들어진 가짜 성장인
자 단백질이 세포들로 하여금 과도한 성장과 분열을 하도록 한다.

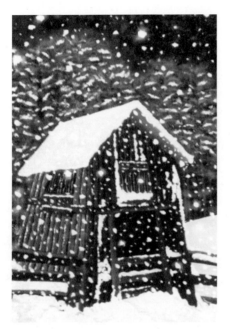
눈내리는 숲속의 오두막

폐암에서도 이런 성장인자를 분비하여 암 세포를 급속히 증식하는 경우인데 폐암의 경우에는 3가지 종류의 자가 성장인자를 만들어 폐암세포를 급속히 증식시킨다.

카포시 육종(Kaposi sarcoma)이라는 암도 자가 성장인자 분비로 자신의 상피세포에 있는 암 세포를 증식한다.

이 암의 원인인 헤르페스 바이러스(Herpes Simplex virus) 유전자에 의해 성장인자가 과다 생산된다. 스스로 증식한다는 것은 매우 위험한 상황을 초래한다.

우리는 주변 상황이나 주변 조직상태에 따라 세포를 증식시켜야 하는데, 자기 스스로 성장인자를 생산하고 이 인자를 자기 자신에게 적용시켜 매우 빠른 속도로 증식하는 것은 암 세포의 특징 중 하나이다.

성장인자는 핵 속의 유전자를 자극하여 단백질을 만든다

성장인자는 핵 속에 존재하는 유전자를 자극하여 단백질을 만들게 하는 물질이다. 잠자는 유전자를 성장인자가 자극하여 단백질을 만들기 시작한다.

만들어지는 단백질의 구조가 달라지면 암이 생긴다

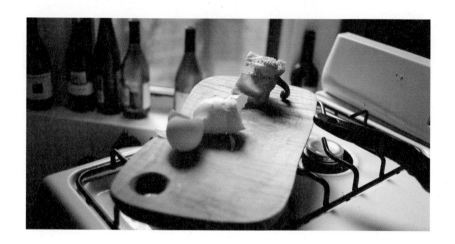

그런데 이 유전자, 그러니까 암 유전자가 만든 단백질은 정상 단백질과 구조가 달라진다. 즉 생김새가 바뀌게 되고, 정확한 신호 전달을 할 수 없게 되면서 암을 유발시키는 것이다.

성장인자는 단백질을 만드는 속도에도 관여한다. 또 어떤 경우에는 이 성장인자가 정상적인 세포의 죽음을 방해한다.

제 6장 _ 세포자살 프로그램(Apoptosis)과
   암 억제 단백질

· 죽는 프로그램(Apoptosis)
· 죽어야 할 때 죽는 것이 생명체에 필수조건이다
· 죽는 연습

죽는 프로그램(Apoptosis)

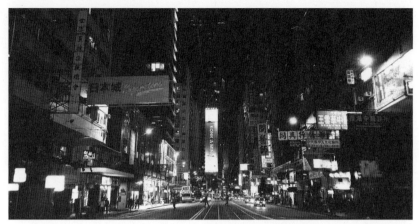

동경의 밤

  세포는 자신이 죽어야 할 시기가 되면 죽는 프로그램으로 되어 있다.

  초당 수천 만 개의 세포가 죽고, 다시 새로운 세포가 생겨나는 매우 역동적 생명 현상이 매 순간 우리 몸에서 일어난다.

죽어야 할 때 죽는 것이 생명체에 필수조건이다

  죽어야 할 때 죽는 것이 전체를 위해서, 즉 하나의 생명체가 살아가기 위해서는 반드시 필요하다.

  예전에 목사님으로부터 들은 설교내용 중 **'왜 기독교인들이 열심히 신앙생활을 하는가? '**라는 질문에서 죽을 때 잘 죽기 위해 열심히 한다는 설교를 들은 적이 있다.

죽음은 누구에게나 오는 것이고, 피할 수 없는 것이라면 죽는 것도 연습하여 잘 죽는 것이 좋겠다.

죽는 연습

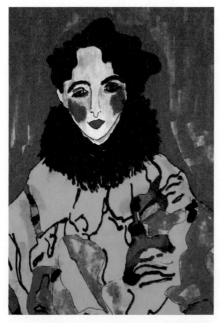

구스타프 클림트의
〈요한나 슈타우데의 초상〉(1918년)

먼저 자신이 10분 뒤 죽는다고 가정한다.

정말로 10분 뒤에 죽는다고 믿는다. 이 죽는 과정을 해 보면 누구나 다 죽는다는 것 누구나 죽을 때는 다 놓고 가야 한다는 것이 삶이라는 것을 현실감있게 느껴지게 된다.

하고 싶은 이야기와 마음을 정리한다. 죽기 직전의 호흡을 하기 시작한다. 마지막 호흡을 어떻게 할지를 결정하는 것이 가장 중요하다. 불가의 이론에서는 죽기 직전의 의식상태가 다음 생의 의식에 크게 관여한다고 한다.

이런 죽는 연습을 하게 되면 짧은 시간이지만 자신이 살아온 동안의 일들이 주마등 같이 지나간다.

'다 내려놓고 가야하는 인생길에 너무 많이 집착하면서 산것이 아닌가.'

반대로 죽음이 다가오는데 너무 나태하게 해야 할 일을 등한시 한 것은 아닌가 한번쯤은 죽기전에 임종연습이 필요하다.

'오늘이 내 생애의 마지막 날이다' 라는 생각으로 하루를 사는 것은 하루 하루가 내게 얼마나 소중한 날인지 깨닫게 하고 현재 이 순간에 충실할 수 있도록 해 줄 것이다.

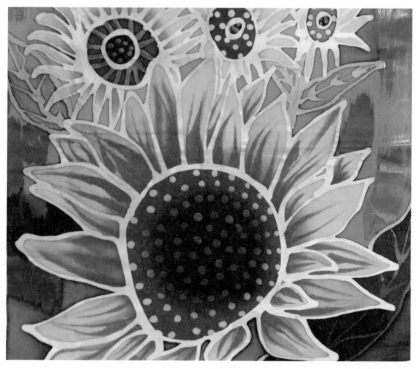

해바라기

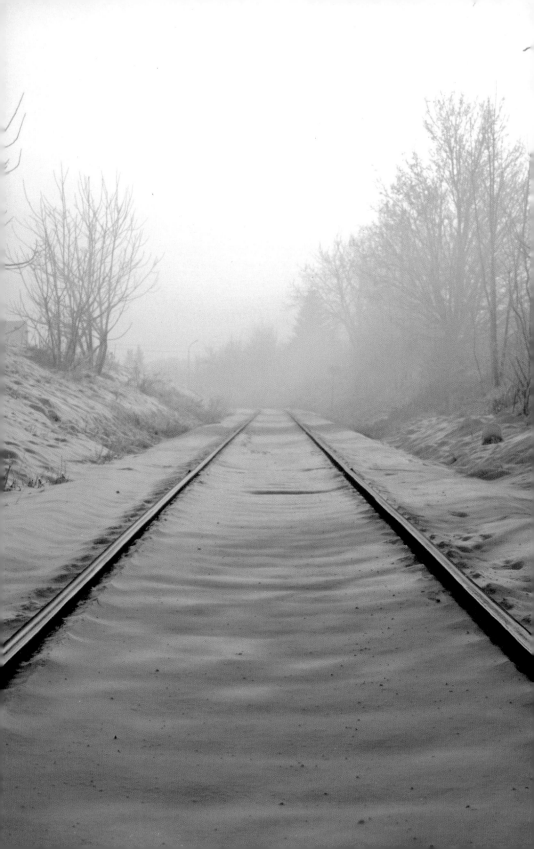

제 7장 _ 세포분열과 텔로미어(Telomere)

· 세포분열 횟수는 정해져 있다

· 1cm^3 정도의 부피의 암은 10억 개 세포로 이루어져 있다

· 핵 내에서 작동하는 시한폭탄 유전자

· 텔로미어(Telomero)

· 텔로미어의 핵산 반복 구조

· 더 이상 분열하지 못하면 세포는 죽는다

· 암 세포는 텔로미어를 재생한다

· 텔로미어를 복구시키는 효소가 텔로메라제이다

· 엘리자베스 블랙번

· 텔로미어는 염색체를 보호한다

· 텔로미어가 짧아져서 염색체의 끝이 합쳐지면
  세포자살 프로그램이 작동한다

· 텔로메라제(Telomerase)의 과발현은 암을 발생시킨다

· 나이가 들수록 암 발생률은 증가한다

· 텔로미어가 짧아지는 속도는 조직마다 다르다
  그리고 개인마다 다 다르다

· 수명의 모래시계 텔로미어

세포분열 횟수는 정해져 있다

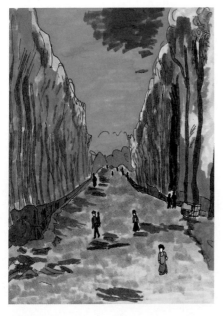

빈센트 반 고흐의 〈레잘리스캉〉(1888년)

정상적인 인간의 세포들은 인간이 살아있는 동안은 성장과 분열을 계속적으로 반복하게 된다. 정상적인 세포는 분열하는 횟수가 정해져 있다. 하지만 암 세포의 경우는 분열횟수가 정해져 있지 않고, 계속해서 끊임없이 분열하게 된다. 결국 암 세포는 죽지 않는 세포인 것이다.

모든 동물들은 난자와 정자가 만나서 된 하나의 세포가 분열하고 분열하여 하나의 개체가 된다. 사람의 개체는 10^{14}개의 세포가 서로 어울려서 된 것이고, 세포분열을 반복하여 인간의 형태를 이룬 것이다.

세포 분열의 횟수가 정해져 있는 인간의 세포는 분열이 시작되면 노화 과정도 같이 시작된다. 인간의 세포분열 횟수는 대개 50번에서 60번 정도이다. 하지만 인간의 발생과정 중, 수정란에서 배아(Embryo)의 상태, 수정 후 8주 까지의 인간세포는 무한증식이 가능한 시기이다. 이때의 세포가 어떤 특정한 세포로 되는 것이 정해지면 예를 들어 뼈세포, 신경세포 등으로 정해지면 분열 횟수도 정해지는 것이다.

헬라세포(Hela cell)_ 1951년도 미국의 한 여성의 자궁경부암에서 추출한 암 세포는 지금까지도 전 세계의 실험실에서 사용하고 있는 세포로, 이 세포를 헬라세포(Hela cell)라 칭하며 아직까지도 죽지 않고 계속 하루에 한 번씩 분열하고 있다고 한다. 이렇게 암 세포는 무한히 분열할 수 있는 능력이 있다.

1cm³ 정도의 부피의 암은 10억 개 세포로 이루어져 있다

암의 크기가 $1cm^3$정도의 부피로 크려면 대개 약 10억(10^9)개의 세포가 필요하다. 암 세포가 너무 많이 증식하여 우리 생명을 위협할 정도의 암의 크기인 $10cm^3$이 되려면 1조 개 즉, 10^{12}개 세포가 있어야 한다.

이 정도의 크기의 암 조직을 형성하려면 하나의 암 세포가 40회 정도는 성장과 분열을 반복해야 한다.

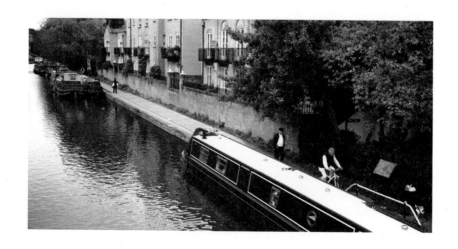

암의 발생 초기에는 그 암이 발생한 조직에서 암이 커지는 것을 막는다. 암이 커지기 위해서는 영양 물질을 혈관을 통하여 활발히 공급 받아야 한다. 그런데 이 암이 발생한 조직에서는 암 조직으로의 혈관 공급을 차단하여 암의 성장을 막는다. 그래서 암이 커지려면 암 스스로 신생 혈관을 만들어 내야 한다.

핵 내에서 작동하는 시한폭탄 유전자

인간의 세포가 계속 성장을 못하고 멈추는 이유는 어느정도 충분히 세포가 성장분열한 뒤에는 핵 내에 시한폭탄같이 작동하는 유전자가 있다. 세포가 분열을 마칠 시기가 오면 이 유전자가 작동하여 세포의 종말, 즉 세포가 사멸하도록 한다.

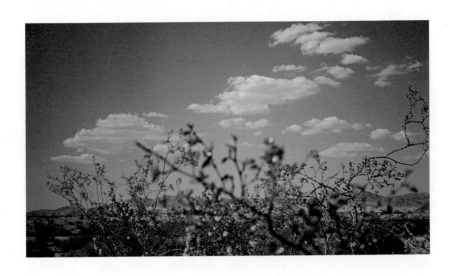

텔로미어(Telomere)

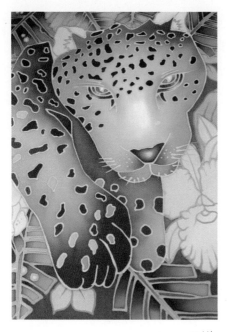

표범

텔로미어(Telomere)는 세포 핵 내의 유전정보가 있는 염색체 말단을 지칭한다. 텔로미어는 DNA가 반복 배열함으로써 염색체 말단을 보호하는 구조로 되어있다.

이렇게 염색체 말단에서 염기배열을 반복함으로써 핵 내의 유전 정보를 보호한다.

텔로미어의 핵산 반복구조

TTAGGG염기 배열이 250번에서 2천번 정도 계속 반복되는 염색체 말단에 있는 핵산 반복구조이다.

더 이상 분열하지 못하면 세포는 죽는다

인간의 정상적인 체세포는 대략 50~60번 정도 분열하는데 분열할 때마다 이 염기배열이 떨어져 나간다.

점점 짧아지게 되고 결국 더 이상 짧아지지 못하게 되면 세포가 분열하는 것을 멈추게 되고 세포는 죽게 된다.

암 세포는 텔로미어를 재생한다

그런데 암 세포의 대부분에서는 이 텔로미어를 재생시키는 능력이 있다. 그렇게 해서 텔로미어가 다 닳아 염색체를 보호하지 못하고 붕괴신호가 유발되는 것을 막는다.

정상적인 세포 내에서도 이 텔로미어를 재생시키는 작업을 하는 시기나 세포가 있다. 어머니의 뱃속에 아기가 만들어지는 시기와 정자와 난자를 만드는 생식선에 있는 세포들 그리고 일부의 임파조직 세포에서 이런 현상이 나타난다.

그런데 이 시기와 이런 세포조직 이외의 정상세포에서 염색체를 계속 보호하여 무한 증식시키려는 성질은 암 세포로 변하려는 세포들 사이에서 나타나는 것이다. 이 중 몇몇 세포는 이 텔로미어를 완전히 재생시킬 수 있는 능력을 획득하고 무한증식 능력을 얻게 되는데 이런 세포가 암 세포가 된다.

텔로미어를 복구시키는 효소가 텔로메라제이다

텔로미어를 복구시키는 효소를 텔로메라제(Telomerase)라고 한다.

하지만 반대로 텔로메라제의 기능을 억제하여 암 세포가 계속 분열하는 것을 막아 암을 치료하는 방법도 가능할 것이다.

엘리자베스 블랙번

2009년도 엘리자베스 블랙번 이하 3명의 과학자는 텔로미어와 텔로메라제(Telomerase)를 발견하여 노벨 생리학상을 받는다.

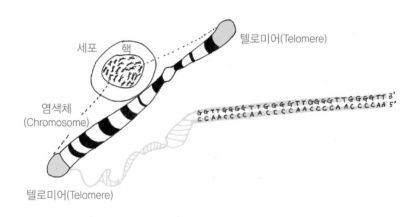

텔로미어는 염색체를 보호한다

사람의 텔로미어에는 염기서열 TTAGGG 6개가 수백에서 수천 번 반복되면서 염색체 말단에 위치한다.

이 텔로미어 염색체가 세포분열될 때 염색체를 보호한다. 한번 분열할 때 염색체 말단에서 텔로미어는 50~200개의 DNA를 잃어버린다. 텔로미어가 짧아진다는 것은 그만큼 세포가 노화한다는 것이다.

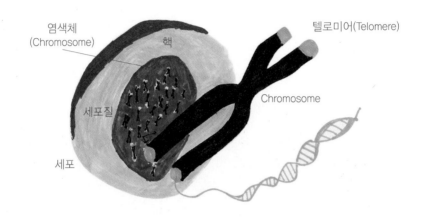

텔로미어가 짧아져서 염색체의 끝이 합쳐지면
세포자살 프로그램이 작동한다

세포가 수명이 다하면 염색체의 말단인 이 텔로미어(Telomere)가 짧아지면서 염색체의 끝이 합쳐지는 현상(End-End fusion)이 나타난다.

이것은 세포자살(Apoptosis)을 작동시킨다. 그런데 이 텔로미어의 길이를 유지시켜 줄 수 있는 텔로메라제(Telomerase)의 과발현으로 세포가 계속 분열하게 되면 세포는 죽지 않게 되고 암을 발생시킬 수 있다.

반대로 텔로미어가 짧아지면 세포가 노화하게 된다.

짧아진 텔로미어가 더 이상 염색체를 보호할 수 없게 되면 세포는 죽는다.

텔로메라제(Telomerase)의 과발현은 암을 발생시킨다

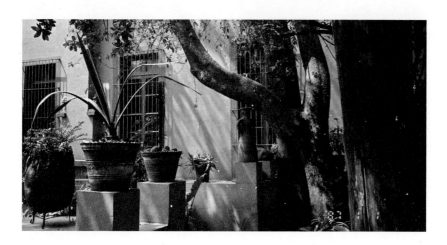

이 텔로메라제(Telomerase)는 정자나 난자의 생식세포와 줄기세포에서는 드물게 관찰되지만 암 세포에서는 약 80~90% 정도 관찰된다.

10~15%의 암 조직에서는 텔로메라제(Telomerase)없이도 텔로미어의 길이를 유지하여 분열과 성장을 지속한다.

이것은 골육종(Osteosarcoma)이나 대다수 교모세포종(Glioblastoma) 과반수의 육종(Sarcoma)같은 결체조직에서 주로 발생하는 암에서 나타나는 현상이다.

나이가 들어갈수록 암 발생률은 증가한다

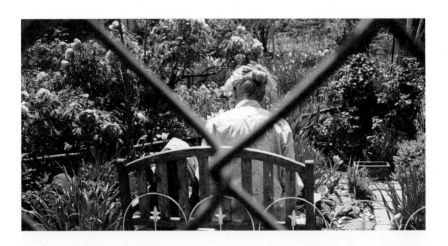

나이가 들어감에 따라 즉, 노인이 되어감에 따라 암 발생률은 증가한다.

암 발생이 증가하는 이유로는 노화에 따른 신체기능의 감소와 면역기능의 감소, 뇌기능의 감소, 그리고 핵 내의 염색체 내 유전손상의 축적, 등 여러 가지가 있다. 텔로미어의 길이가 점점 짧아져 염색체의 안정성을 유지 못하는 것도 한 요인이다.

이 텔로미어가 짧아지는 속도는 각 조직마다 다르다. 예를 들어 간이나 신장에서는 텔로미어가 짧아지는 속도에 차이가 있다.

텔로미어가 짧아지는 속도는 조직마다 다르다
그리고 개인마다 다 다르다

그리고 이 텔로미어를 이루고 있는 유전정보의 양, 즉 DNA의 길이도 개인마다 다 다르며, 감소하는 속도도 다 다르다. 그래서 노화가 빠르게 진행되는 사람이 있는가하면 매우 더디게 노화가 진행되는 사람도 있다.

수명의 모래시계 텔로미어

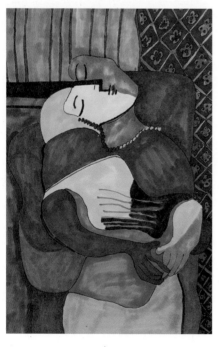

파블로 피카소의 〈꿈〉(1932년)

인간은 누구나 젊음을 원한다. 인간은 누구나 아름답고, 건강하고, 생기있는 신체를 유지하고 싶어 한다. 텔로메라제를 이용하여 노화를 억제하는 방법은 획기적이지만 한편으로는 이 텔로미어가 세포에 작동하는 수명의 모래시계를 멈추게 하여 암 세포를 발생시킬 수 있다는 것은 인간사를 살아가면서 **'중용'**의 중요성을 다시한 번 생각하게 한다.

제 8장 _ 암 억제 단백질

· P^{53}(암 억제 단백질, Tumor suppressor protein)
· 암이 발생하였다면 이미 수십 년 전부터 암 세포가
  몸 속에서 생존분열한 것이다

P53 암 억제 단백질(Tumor suppressor protein)

2002년도 노벨 의학상은 세포자살 메카니즘을 규명한 시드니 브레너 (Sydney Brenner, 1927년 1월 13일~), 존 에드워드 설스턴(John Edward Sulston, 1942~), 로버트 호비츠(H. Robert Horvitz, 1947~)에게 돌아 갔다. 암 억제 유전자는 17번 염색체 단완(short arm)에 위치한다.

53이라는 이름은 이 유전자에 의해 만들어진 단백질의 무게가 53,000 달톤 정도여서 붙여진 이름이다. P^{53}이 돌연변이를 예방하고 유전자를 보호하기 때문에 유전자의 수호자, 암 억제 단백질이라고 한다.

Apoptosis, 즉 세포자살 메카니즘은 세포가 회복 불가능 할 정도로 손 상 받으면 스스로 자살하여 개체 전체를 보호한다. 이 메카니즘은 암 발 생을 억제하기도 하지만 우리의 인체가 태아에서 형성될 때 불필요한 조 직을 제거할 때도 작동한다.

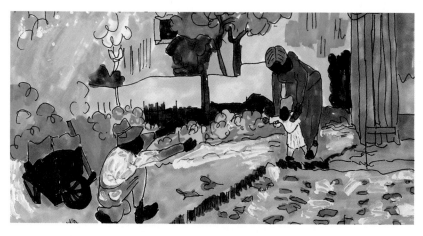

빈센트 반 고흐(Vincent willem van Gogh)의 〈첫걸음〉

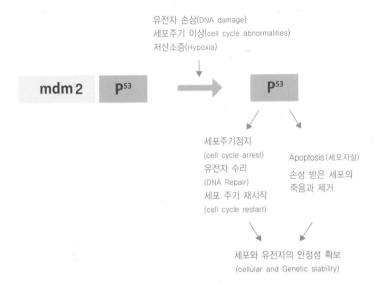

유전자 손상(DNA damage)
세포주기 이상(cell cycle abnormalities)
저산소증(Hypoxia)

mdm2 P^{53} → P^{53}

세포주기정지
(cell cycle arrest)
유전자 수리
(DNA Repair)
세포 주기 재시작
(cell cycle restart)

Apoptosis (세포자살)
손상 받은 세포의
죽음과 제거

세포와 유전자의 안정성 확보
(cellular and Genetic stability)

만약 이런 메카니즘이 없다면 우리 손(Hand)이나 발(Foot)이 오리 발 같이 생길 수도 있다. 이런 자살 메카니즘을 피하는 기작이 암 세포에 있다.

반대로 파킨슨(Parkinson disease)같이 뇌의 흑질(Substantia nigra)에서 세포자살(Apoptosis)이 활발히 일어나 도파민(Dopamine)을 분비하는 세포가 급속히 감소하는 질병도 있다. 정상세포에서 P^{53}은 mdm2에 붙어 있으면서 작동 하지 않고 있다. 그러다가 세포나 유전자 손상에 의해 mdm2에서 P^{53}이 분리되어 나온다. 분리되어 나온 P^{53}은 유전자를 복구하고 세포 주기를 멈추게 한다.

이 모든 것은 유전자와 개체의 안정을 지키기 위한 메카니즘이다.

P^{53}은 바이러스에 있는 암 유전자가 우리 세포 내의 DNA와 RNA에 결합하는 것을 막는다. P^{53}은 세포가 죽을 때 죽도록 한다.

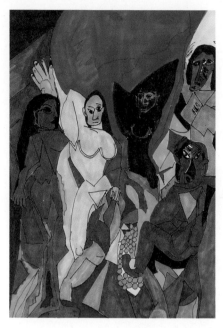

파블로 피카소의
〈아비뇽의 처녀들〉(1907년)

P[53]은 세포의 성장을 막는 기능이 있다. P[53]은 인간에게 암을 막아주는 파수꾼으로서의 역할을 한다. P[53]의 기능이 어떤지는 유전자 검사로 알 수 있다.

2002년부터 암 환자들의 유전자검사를 해본 결과, 약 30~35%에서 P[53]에 돌연변이가 있었다.

암의 초기에 세포의 형태나 기능면에서 이상이 생기면 이 P[53]이 작동되어 세포가 완전히 암 세포로 변하는 것을 막는다. 쉬고 있던 P[53]은 세포가 이상해지면 일을 개시한다. 세포가 암이 되려면 이 P[53]을 통과하여야 한다.

다른 암 억제 유전자는 대부분 양 쪽의 염기가 모두 변해야 기능을 못하여 암이 발생할 확률이 높아지는데, 이 P[53]은 한쪽 염기에서 이상이 생겨도 암이 발생할 확률이 증가한다.

P[53]은 거의 대부분의 세포 내에 존재한다. P[53]을 필요로 하는 경우가 생기게 되면 P[53]이 분해되는 것을 억제하여 P[53]이 급격히 늘어나서 20분 만에 P[53]은 그 양이 2배로 증가한다.

항암제를 먹게 되면 환자 몸속의 P^{53}의 양이 빠른 속도로 증가하게 된다. 세포가 산소공급을 받지 못하는 상황에서도 P^{53}은 증가한다. 하여간 핵 내의 염색체에 나타나는 생화학적 반응이 비정상적이거나 핵 내의 유전자 합성이 억제되는 경우, 이 핵 내에 공급되는 영양물질의 부족 등도 P^{53}의 증가를 야기한다.

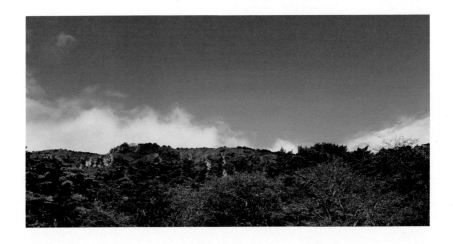

이렇게 세포의 핵 내의 유전정보에 가해지는 손상은 세포가 그 손상 당시에서 성장을 멈추거나 세포가 스스로 죽도록 유도하는 경우에서 P^{53}은 증가한다. 성장의 멈춤이나 세포가 스스로 죽는 것보다 더 큰 문제인 것은 세포가 암 세포로 변하는 것을 막는 것일 것이다.

이 두 작용 모두에 P^{53}이 관여하고 있다. 그래서 P^{53}은 세포 내에서 일어나는 모든 상황을 예의 주시하다가 세포가 견디기 어려운 충격이나 손상으로 세포가 암 세포로 변할 가능성이 있는 핵 내의 유전자 손상이 감지되면 세포의 성장을 멈추게 하거나 세포의 자살 프로그램을 작동시키는 일을 한다. 암 세포에게 가장 무서운 적은 P^{53}이다.

암 세포가 살아가고 자기 세상을 만들려면 P^{53}을 죽이거나 꼼짝 못 하도록 해야 한다.

P^{53}이 사라지면 핵 내의 유전자에 손상이 가더라도 죽지 않고 살 수 있게 되어 계속하여 세포들을 분열시키고 더 많은 암 세포를 만드는 과정에 진입을 할 수 있는 것이다. 지난 2011년 후쿠시마(Fukushima , 福島 (복도)) 원자력 발전소 폭발사고로 방사능이 주변 지역으로 누출되었다.

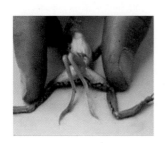

원전 사고 반경 110km에 이르는 지역에 돌연변이 동·식물이 나타나고 있다. 발이 4개인 개구리, 뱀, 그리고 거대한 감자, 쌍으로 태어나는 나비, 원전 사고 때 누출된 방사능은 핵 내의 유전자인 DNA를 손상시켰다.

한국에도 역시 원자력 발전소가 있기에 후쿠시마와 같은 원전 사고를 막기 위한 안전대책이 필요하다. 이런 방사능은 핵 속의 유전정보를 가지고 있는 DNA를 손상시켜 끊어 낼 수 있다.

이렇게 손상된 DNA를 가지고 있는 세포는 암 세포로 변할 수 있다. 이것을 P^{53}이 방지하고 있다.

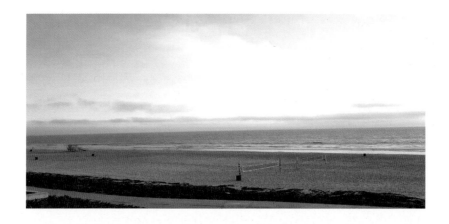

항암제나 다른 유전자 손상물질들도 P^{53}을 증가시키고 비정상적으로 증가한 성장신호들도 P^{53}의 증가를 야기시킨다. 그런데 이러한 모든 신호가 P^{53}이라는 하나의 단백질이 관할하여 모두 처리하고 정리하여야 한다면 P^{53}은 상당히 힘들고 고된 일에 지치게 된다. P^{53}에게 가해지는 손상이 누적되어 P^{53}이 자신의 임무를 못하게 된다면 핵 내의 유전자 손상이 축척되어 점차 돌연변이 세포가 출현하게 되면서 결국에는 암 세포로 변하게 되는 것이다.

P^{53}의 기능을 억제하는 단백질(MDM2)이 있다. 정상세포에서 P^{53}이 너무 많아지게 되면 정상세포의 성장이 정지되고 세포가 자살하는 경우가 생기기 때문이다.

하지만 이 단백질(MDM2)이 너무 많아져서 P^{53}의 기능을 너무 억제하게 되면 이것 때문에 암 세포가 발생 할 수도 있다. 이 세포자살 프로그램(Apoptosis)은 암의 발생을 억제하는 우리 몸의 방어기제이다.

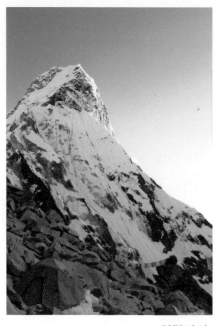
히말라야

이 방어기제는 P^{53}에 의해서만 일어나는 것이 아니고 다양한 방법으로도 일어난다.

예를 들면 세포는 자신이 정착할 수 있는 조직에 뿌리를 내릴 수 없게 되면 죽게 된다.

세포자살 프로그램(Apoptosis)은 P^{53}에서 시작한다.

P^{53}이 미토콘드리아(Mitochondria)를 작동시켜 이 미토콘드리아 안에 있는 단백질을 내보내게 된다. 세포질로 나간 이 단백질이 세포자살 프로그램(Apoptosis)을 작동시킨다. 최근 시도되는 암 치료제는 암 세포 내에 존재하는 세포자살 프로그램을 활성화하여 암을 치료하는 것이다.

암이 발생하였다면 이미 수십 년 전부터 암 세포가 몸속에서 생존분열한 것이다

대부분의 암은 암이 걸린 것으로 인식할 정도가 되는 데에 수십 년이라는 오랜 세월이 필요하다.

그래서 대개 나이가 들어서 암이라는 진단을 받게 된다. 이것은 이미 수십 년 전부터 우리 몸속에서 암 세포들이 생존하며 분열해 왔다는 것을 의미한다.

대장암의 예를 들면 70살 먹은 노인이 대장암으로 사망할 확률이 10살 소년이 대장암으로 죽을 확률보다 1000배나 높다는 것을 보면 암 발병까지 오랜 시간이 걸린다는 것을 알 수 있다.

암 발생율의 증가는 노인 인구의 급증이 크게 기여한 것으로 본다.

남성 중 폐암으로 사망하는 인구는 전 세계적으로 매년 100만명 이상으로, 1990년에 전 세계 흡연율이 최고치를 이루었고 2020년 경에는 흡연으로 인한 폐암 사망률이 최고치에 이를것이다.

그러니까 최고의 흡연율이었던 1990년도에서 이 흡연으로 인한 최고의 사망률이 발생하는 2020년까지 대략 30년의 기간이 걸리는 것을 알 수 있다.

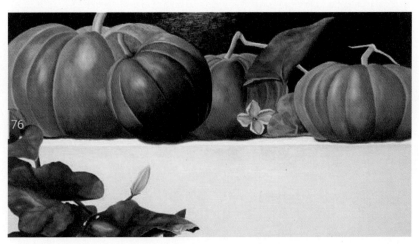

호박

제 9장 _ 암과 담배

니코틴의 유해성

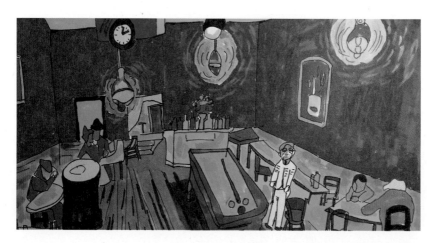

빈센트 반 고흐의 〈밤의 카페〉(1888년)

담배에는 수천 종의 독성물질 그리고 60여가지의 발암물질과 방사능 물질이 있다. 담배에 있는 니코틴과 타르는 중독성 화학물질이며 발암물질이다. 니코틴은 뇌를 흥분시키고 뇌세포 사이의 정보전달을 방해한다.

말초 혈관을 수축시키고 콜레스테롤을 증가시켜 동맥경화를 유발한다. 담배에는 일산화탄소 성분이 있다.

일산화탄소는 헤모글로빈과 산소보다 240배 정도 잘 결합한다. 산소가 조직으로 공급되지 않아 조직은 산소 부족 상태에 빠지게 되어 세포 손상이 일어난다.

담배의 전설

옛날 옛날에 한 인디언 소녀가 있었다. 그 소녀는 마음이 착하고 순수했지만 너무 추한 얼굴로 인해 단 한번의 연애도 할 수 없었다.

그 소녀는 **"다음 생엔 세상의 모든 남자와 키스하고 싶어요"** 라는 말을 남기고 이생을 등졌다. 그 소녀가 죽은 자리에 풀이 하나 돋아났다. 그 풀이 바로 담배잎이다. 그 소녀의 소원은 성취되었다. 요즘에는 여성 흡연자도 늘고 있다. 이 소녀는 여자와도 요즘 키스하느라 바쁘다.

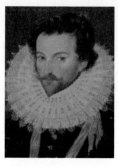

월터 롤리의 초상화

최초로 법으로 금연 지역을 지정한 영국 국왕 제임스 1세는 담배 연기에 대해 이렇게 말한다.

"담배 연기는 마치 바닥이 어딘지 모르는 깊은 갱속에서 뿜어져 나오는 검고 악취나는 지옥의 연기이다"

월터 롤리는 영국 최초로 영국의 식민지를 세운 탐험가이며 작가이다. 그 월터 롤리는 담배를 피운 영국 최초의 흡연자이다. 담배를 법으로 금지한 제임스 1세에 항거하여 담배를 피다가 참수 당한다.

조선의 왕 광해군

조선시대 광해군은 자신 앞에서 담배 피우는 것을 금지시켰다. 그 이후로 왕 앞에서는 담배를 못 피우게 되었다. 어른 앞에서 담배를 피우지 않는 것이 예의가 된 이유이다.

오스만 제국의 무라드 4세

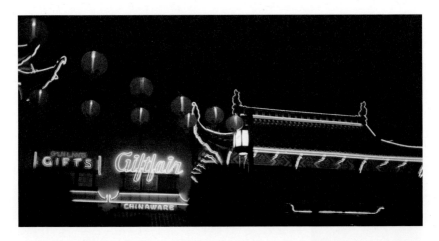

오스만 제국의 무라드 4세는 담배를 핀 흡연자 3만 명을 죽였다. 이때 이 왕에게 걸리면 귀족이든 외국인이든 다 죽었다. 무라드 4세는 거지로 분장하고 담배 피우는 사람을 색출하여 저승으로 보냈다.

오스만 제국의 후예인 터키는 세계 제일의 흡연국

아무리 그래도 담배 피우는 사람들은 목숨을 걸고 피웠고, 나중에 오스만 국가의 후예인 터키는 세계 제일의 골초국가가 되었다. 17세기 독일에서도 공공장소에서 흡연하면 구속되거나 심하면 사형까지 당했다.

독일에서 혁명이 1848년에 일어났는데 이때 쟁취한 것이 공공장소에서 흡연을 할 수 있는 권리였다.

정조대왕

　정조대왕은 담배가 덕이 있고 공이 크다 해서 몸에 좋다는 주장을 한 왕이다. 민간에서는 이 담배가 약(만병통치약)으로 여겨졌고, 머리아픈 아이에게 담배를 피게 하였다.

정신분석학의 아버지 프로이트

　정신 분석학의 아버지 프로이트는 담배를 끊으려다가 우울증으로 마약류인 코카인을 복용했다. 이 당시에는 코카인이 합법이었다. 그리고 코카인을 끊으려고 담배를 다시 피우게 되었고 결국 구강암으로 세상을 떠난다.

담배에는 발암물질이 있다

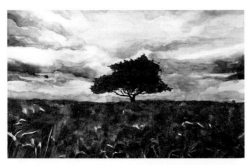
붉은 나무

　담배에 있는 타르성분은 발암물질이다.

　일산화탄소가 체내로 들어가게 되면 숨이 차게 되면서 호흡이 불편해지는 일산화탄소 중독증, 즉

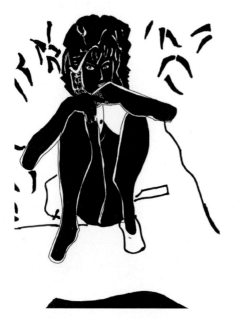

파블로 피카소

연탄가스 중독증상이 나타날 수 있다. 이 일산화탄소는 산소 공급력을 감소시킨다.

피 속의 헤모글로빈이 산소와 결합해야 하는데 일산화탄소가 헤모글로빈 즉 적혈구 내 산소운반 물질과의 결합력이 산소보다 뛰어나 산소 대신에 일산화탄소가 결합하게 되면서 조직 내의 산소 공급이 이루어지지 않게 된다.

심해지면 저산소증 증상이 나타나고 어지러움증, 머리아픔, 구토증상이 나타나며 더욱 심해지면 호흡장애까지 나타나게 된다.

담배에는 약 4천가지의 화학물질이 들어있고 약 60여개의 발암물질과 방사능 물질까지 함유하고 있다. 타르에만 2천여 종의 독성물질과 약 20여 가지의 발암물질이 있다.

이 독성 물질과 발암물질은 폐 뿐 아니라 다른 모든 조직에 염증을 일으키고 세포를 파괴하며 암을 유발시킬 수 있다.

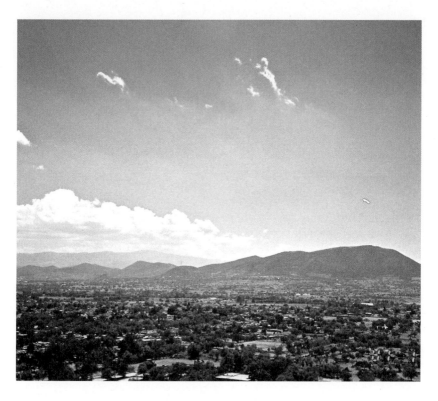

　담배를 피우던 사람이 금연을 하여 니코틴 공급이 중단되면 뇌에 대한 자극이 약해져 불안, 초초, 불안 증상 등이 나타날 수 있다.

　담배는 의지를 가지고 끊을 수 있을 정도의 기호식품이므로 백해무익한 담배를 건강을 위해서 끊는 것이 좋다. 담배는 피우는 사람뿐 아니라 옆에 있는 사람들에게도 간접흡연으로 피해를 줄 수 있는 심각한 발암물질이다. 이런 담배와 같은 강력한 발암물질(Carcinogen)에 얼마나 노출되는가에 따라 암의 발생 비율이 증가한다.

제 10장 _ 상피조직과 암

· 장의 피부조직인 상피

· 대장암의 시초; 폴립(Polyp)

· 내시경의 중요성

· 다윈의 진화론에 입각한 암 세포

· 변이가 한 번 발생하는 데는 오랜 시간이 걸린다

· 음식물에 있는 변이 유도물질과 대장에 있는 균에서
  생성되는 변이 유도물질

장의 피부조직인 상피

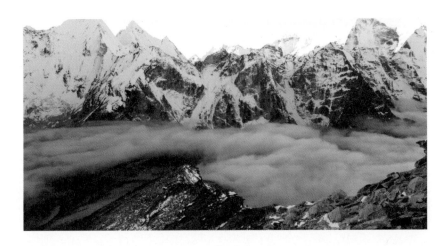

　장의 표면을 이루고 있는 피부 조직인 상피는 음식물이 들어와서 지
나가는 곳으로 한층의 세포들이 쭉 늘어서 있는 구조로 되어있다.

　소장의 십이지장 부분에서만 분당 2천 만에서 5천 만 개의 표피세포
가 죽고 다른 세포로 대치된다. 대장에서는 매 분당 2억 개에서 5억 개의
세포가 죽고 새로운 세포가 생긴다. 우리가 먹는 음식물에 의해 장의 표
면을 이루는 상피조직이 손상을 당하고 이런 손상이 계속되면 이렇게 일
렬로 늘어서 있는 세포 조직에 비정상적인 세포들이 나타나게 된다.

대장암의 시초; 폴립(Polyp)

　처음에는 이 표피세포가 부풀어 오르는 모습을 보이는데 표피세포가

정상세포보다 분열을 더하여 더 두꺼워지는 모습을 하게 된다.

이보다 더 커져서 장의 밖으로 돌출되게 나오면 이것을 폴립(Polyp)이라고 한다. 이것을 대장 내시경으로 검사하여 발견하고 필요하면 제거한다.

여기까지는 그래도 피부에만 국한되어 세포의 변화가 있는 것이고 이 세포가 표피에서 안으로 깊숙히 침투하여 들어가면 악성으로 암이라 진단되는 단계로 가게 된다. 이렇게 암의 발생은 단계별로 암으로 가는 다단계를 밟아가는 과정이다.

대장 내시경을 주기적으로 함으로서 대장에 생긴 이러한 폴립(Polyp)을 제거하면 대장암의 발생을 약 80% 가량 예방할 수 있다. 간단한 대장 내시경을 통하여 대장암의 발생을 이 정도로 예방할 수 있다면 대장 내시경을 반드시 하는 것이 필요하겠다.

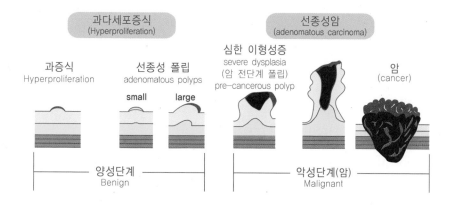

40세가 넘어가면 적어도 5년에 한번 정도는 검사하는 것이 좋다.

만약 이상 소견이 나오면 더 자주 검사해야 하는데 크기가 1cm미만의 폴립이 있으면 3년 이내에 검사해야하고, 그 보다 큰 폴립(용종)이 있거나 이러한 폴립들이 여러 개 나타나면 1년 내에 검사하는 것이 좋다.

내시경의 중요성

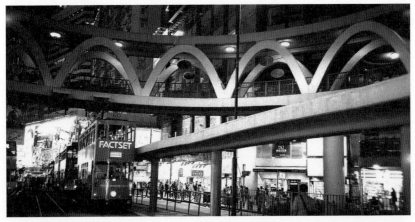

동경의 밤

대장 내시경은 위 내시경과 함께 특수한 카메라를 사람 몸에 삽입하여 병변 부위를 관찰하고 이상 부위가 관찰되면 조직을 떼어내어 병리학적 검사를 하는 진단 방법이다.

대장 내시경은 이렇게 대장암을 검사하기 위해서도 하지만 대변에 혈액이 묻어나오는 경우에도 시행한다.

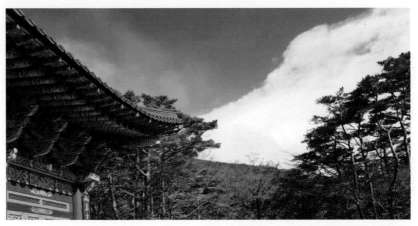

한라산 영실에 있는 사찰의 가을

대변색이 자장면 색이면 대개 이런 경우는 위쪽, 즉 소장 쪽에서 출혈이 있는 경우이고 좀 더 밝은 색깔의 경우에는 아래쪽 대장에서 출혈이 있는 경우이다.

빈혈이 심하여 이것이 출혈 때문이라고 의심될 때도 시행한다. 배변 습관이 변하는 경우에도 대장 내시경을 해보는 것이 좋다.

설사와 변비가 계속되는데도 원인을 알 수 없는 경우, 갑자기 체중이 빠지면서 복통 등 복부증상이 있는 경우 등 이렇게 만성적으로 복통이 있다면 대장 내시경을 반드시 해야 한다.

유전에 의하여 대장에 용종이 무수히 돋아나는 질환이 가족성 선종 용종증(Familial adenomatous polyposis, FAP)이다. 가족성 선종 용종은 대장 내부 거의 다가 용종으로 덮인다. 암으로 발전할 확률이 100%이므로 내시경을 했을 때 발견되면 대장 절제를 받는다.

다윈의 진화론에 입각한 암 세포

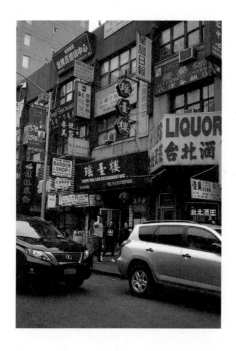

세포가 주변의 다른 세포보다 성장과 생존에 유리한 조건을 갖추게 되면 살아남게 되어 계속 분열할 수 있게 되고, 약 100만 개 정도의 세포로 분열한 이 세포 중에서 다시 한번 유전적 변이를 일으키는 세포가 출현하게 되고 이렇게 되면 이제 이 세포는 주변 세포보다 훨씬 강력하게 성장분열을 할 수 있게 된다.

이렇게 우리 몸의 기관들 즉 위나 폐, 전립선, 유방 등에서도 암이 생기기 전에 세포들의 점차적인 변화가 나타나고 시간이 지나면서 이들 중 몇몇이 암 세포로 변하고 자라서 암이라는 진단이 내려지게 된다.

위나 대장의 경우에는 내시경을 통하여 정기적으로 검사하는 것이 가능하지만 간이나 폐 같은 기관들은 직접 눈으로 확인하여 검사하는 것이 어렵다. 특히 뇌의 경우에는 더욱 그렇다.

변이가 한 번 발생하는 데는 오랜 시간이 걸린다

변이가 한 번 발생되는 데는 10년 이상이 걸릴 수도 있다. 따라서 암으로 진행되어 우리가 검사하여 진단할 정도가 되려면 100년 이상 걸릴 수도 있는 과정이다.

음식물에 있는 변이 유도물질과
대장에 있는 균에서 생성되는 변이 유도물질

하지만 이보다 빠르게 진행되어 암이 발생하게 되는 경우가 생기는데, 빠른 진행을 유도하는 물질 중에 대장암의 경우에는 특정 음식물에 들어있는 성분이 변이 속도를 빠르게 일어나게 하여 100년이 걸릴 암 발생 시간을 30년 내외로 단축시킬 수 있다.

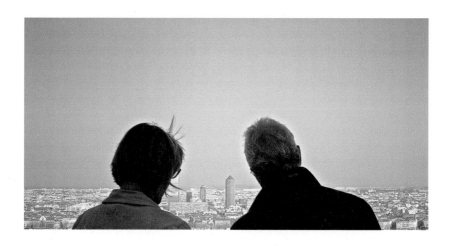

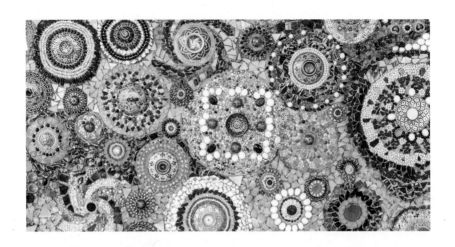

특히 대장의 경우에는 대장에 상주하고 있는 여러 균들이 있는데 이 중에 음식물을 분해하면서 여러 종류의 암을 발생시킬 수 있는 화학성분을 만들어 내는 균들이 있다.

우리가 먹는 음식물에는 5천~1만 종류의 다른 생화학성분이 있으니 나라마다 식사하는 음식물의 차이에 따라 대장암이 발생하는 빈도에서도 상당한 차이가 날 수 있다. 음식물 내의 암 유발 물질이 세포 내의 유전자를 손상시키는 과정이 계속 축적되면 손상된 유전자에 의해 돌연변이 세포가 늘어나게 되어 결국에 암이 발생하게 된다.

고형암은 유방암, 간암, 자궁암 같은 단단한 조직에 생기는 암이고, 혈액암은 고정되어 있는 것이 아니라 혈관을 타고 움직이는 혈액 세포에 발생하는 암이다.

그림의 세포 내 신경전달회로에서 보면 암을 유발하는 암 세포 침습 과정(Cancer cell invasiveness, 노란색)과 세포의 분열 신경전달 회로(Mitogenic signaling circuit, 분홍색)가 서로 공통으로 사용하고 있는 회로가 있다.

분홍색이 세포의 성장과 분열 신호전달회로(Mitogenic signaling circuit), 파란색은 성장 억제와 분화 신호 전달회로(Growth inhibition and differentiation signaling circuit), 녹색은 세포자살 신호전달회로(Apoptosis signaling circuit), 노란색은 암 세포의 침습과 전이 전달회로(Invasiveness and metastasis signaling circuit)이다.

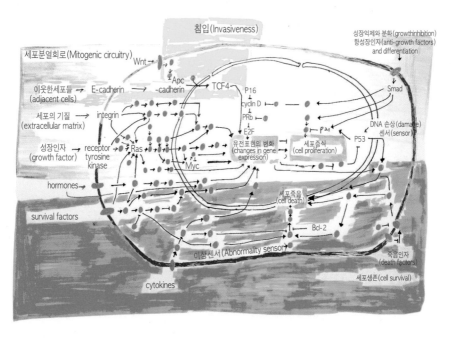

세포 내에서 신호전달회로와 암 연관 유전자 사이에서 나타나는 신호 변화회로
(Robert Weinberg의 the biology of cancer 에서 인용)

제 11장 _ 만성염증과 암

- 만성염증(Chronic inflammation)은 암을 발생시킨다
- 아플라톡신(Aflatoxin)
- 결석과 암
- 대장염증과 대장암
- 헬리코박터 파일로리와 위암 그리고 자궁경부암과
  인 유두종 바이러스

만성염증(Chronic inflammation)은 암을 발생시킨다

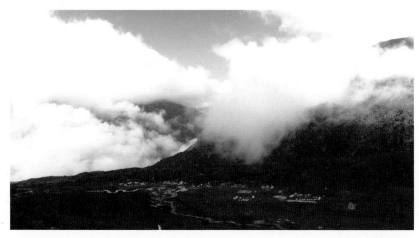

히말라야

2011년 통계에 의하면 한국인구의 5~8%인 약 350만명이 B형 간염 보균자인것으로 조사되었다. 바이러스에 감염된 간세포(Liver cell, hepatocyte)를 우리 몸의 면역체계가 공격하여 감염된 간세포(Liver cell)를 제거하는 과정 중에 간에 만성염증 상태가 나타난다.

그리고 이렇게 제거된 간세포(Liver cell)를 대체하기 위하여 간은 새로운 간세포(Liver cell)를 빠르고 계속적으로 증식시키게 되는데 이것도 암이 발생될 가능성을 높이게 된다.

만성적으로 간에 손상을 주는 것으로 알코올 중독이 있다.

술을 계속적으로 거의 매일 마시게 되면 이 알코올에 의한 간 손상이 지속되고 이것이 누적되면 간경화(Liver cirrhosis)로 진행되고 다시 이 간경화 환자 중에서 간암이 발생한다.

아플라톡신(Aflatoxin)

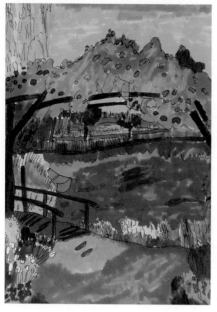

호숫가

아플라톡신(Aflatoxin)은 곰팡이 독소이다. 자연에 존재하는 가장 강력한 간암 유발물질인 아플라톡신은 B형 만성간염자에게는 치명적으로 작용하여 간암을 유발할 가능성이 높아진다.

만성 B형간염이 있는 사람에게 간암이 발생할 확률은 정상인에서보다 7배 이상 높고 아플라톡신이라는 곰팡이 독소에 계속적으로 노출되는 식습관을 보이는 사람들에게서는 약 3배 정도 간암 발생률이 증가한다.

이 두가지를 다 함께 하는 사람에게는 무려 약 60배 가량 간암 발생률이 증가한다. 아스피린같은 항염증성 약물을 소량 섭취할 경우, 대장암은 65%, 유방암은 30%, 폐암은 32% 가량 감소한다는 연구가 있다. 췌장암의 빈도도 약 반으로 감소한다는 조사결과가 있다. 그리고 헬리코박터 파일로리에 감염된 경우에도 아스피린 같은 항 염증성 약물을 소량 섭취하면 약 40%가량 위암의 발생이 억제된다. 하지만 이러한 항 염증 약물을 복용하는 것에 의하여 위장 출혈 등의 부작용이 발생할 수 있다.

결석과 암

결석같이 몸안에 돌이 생기는 경우에도 만성염증이 발생한다. 신장결석(Kidney stone)은 신장(Kidney)조직 내에 돌이 생긴 것이고 담석(Gall stone)은 담낭(Gall bladder)에 돌(Stone)이 생기는 경우이다.

이 경우 담낭암이나 신장암의 발생은 이 돌에 의해 유발되는 만성염증과 연관성이 아주 크다.

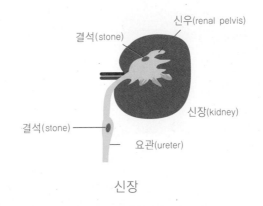

신장

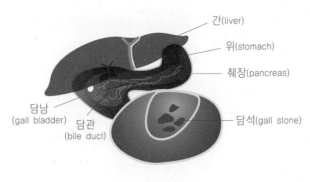

담낭(Gall bladder)

대장염증과 대장암

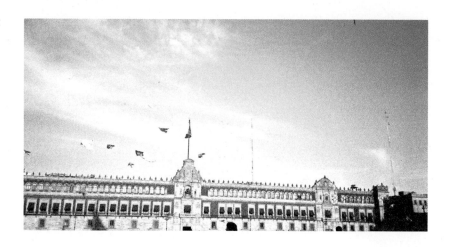

대장에서는 대장 내의 세균총에 의해 유발되는 만성염증에 의하여 대장암이 유발될 가능성이 있다.

궤양성 대장염같이 대장에 생기는 궤양에 의해 유발되는 만성염증이 폴립(용종)이나 대장암으로 진행될 가능성이 매우 높다는 것이다. 만성염증은 세포분열을 촉진하고 이러한 세포증식 과정에서 돌연변이가 발생할 가능성이 높아진다.

이렇게 정상을 벗어난 분열증식은 텔로미어의 길이를 빠르게 감소시켜 유전자에 이상을 초래하여 돌연변이를 일으킬 가능성이 상승한다.

또한 염증에 의해 발생된 활성 산소는 유전자를 손상시키고 이것에 의하여 돌연변이가 발생되고, 암 발생의 확률이 증가한다.

만성염증 같은 암을 촉진하는 상황은 돌연변이 유발물질 만큼이나 암을 유발할 가능성이 있다.

헬리코박터 파일로리와 위암 그리고 자궁경부암과 인 유두종 바이러스

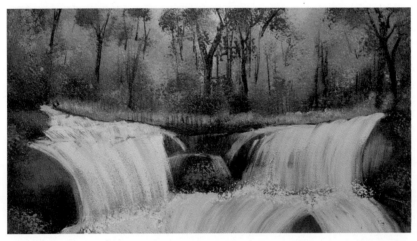

숲과 계곡

전 세계적으로 암으로 사망하는 사망자 중 약 9%는 헬리코박터 파일로리(Helicobacter pylori)균에 의해 생기는 위암(Stomach cancer)이고, 전체 암 환자 사망자 중 약 5%는 자궁경부암(Uterine cervical cancer)으로 사망하는데 이 자궁경부암은 약 70% 이상에서 인 유두종(Human papillona virus)바이러스가 발견된다. 또한 전체 암 사망자의 약 6%는 간염 바이러스(Hepatitis virus)에서 시작한 염증(Inflammation)이 간암으로 진행되어 사망하는 경우이다.

제 12장 _ 종양발생에 관계되는 물질들

· 세포 내의 유전자에서는 하루에 1만 번 이상의 화학작용이
  일어난다. 돌연변이 유도 물질(Mutagen)

· 종양 발생물질(Carcinogen)

· 여성 호르몬과 여성암(유방암과 자궁암)

· 인슐린양 성장인자 1번(Insulin –like growth factor–1, IGF–1)

· 알킬화제(Alkylating agent)

· 석탄

· 돌연변이 물질 타르와 아플라톡신

세포 내의 유전자에서는 하루에 1만 번 이상의 화학 작용이 일어난다

돌연변이 유도 물질(Mutagen)

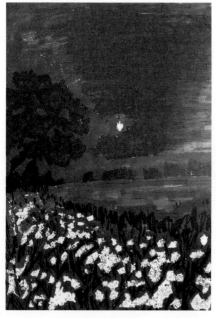

붉은 하늘과 흰 꽃

세포 내의 유전체는 하루에 만 1만 번 이상의 화학 작용이 일어나고 수많은 대사과정이 진행된다. 이 수많은 대사작용에서 발생하는 활성산소는 돌연변이 유도물질(Mutagen)로 작용한다. 우리 인체 내의 복구시스템은 매일 일어나는 유전체 손상을 수리하나 어느 정도는 완전히 손상을 복구시키지 못하게 되고 이것이 그대로 유전체 내에 남게 된다.

이것이 계속 매일 쌓여 다음 세대 세포로 넘어가게 된다. 또한 이런 내부 유전자 손상 기전에 더하여 외부에서 들어오는 돌연변이 유도 물질들이 같이 더해져서 암을 일으킬 수 있는 가능성이 높아진다.

종양 발생물질(Carcinogen)

감염증말고도 내부와 외부에서 발생하는 종양 발생물질(Carcinogen)

이 암의 원인이 되기도 하고 바이러스의 감염이 더해져서 정상세포를 암세포로 변화시킬 가능성이 높아진다.

여성 호르몬과 여성암(유방암과 자궁암)

　여성들에게 잘 발생하는 유방암(Breast cancer)와 자궁암(Uterine cancer)은 여성호르몬과 밀접한 관계가 있다. 여성 호르몬인 에스트로겐(Estrogen)은 유방 상피조직 세포의 증식을 촉진시킨다. 또한 남성 호르몬인 안드로겐(Androgen)은 남성의 전립선 조직의 상피세포의 증식을 촉진시킨다.

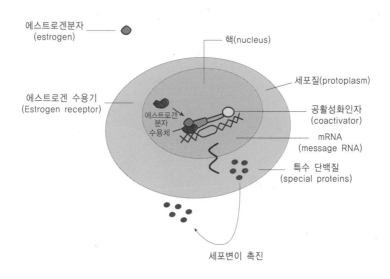

에스트로겐 호르몬(Estrogen)에 의한 세포변이 촉진 과정

인슐린양 성장인자 1번(Insulin –like growth factor–1, IGF–1)

전신 호르몬인 인슐린 유사성장인자 1번(Insulin –like growth factor –1, IGF-1)도 암의 진행에 중요한 역할을 한다. 왜냐하면 이 IGF-1은 세포가 암 세포로 변하려는 시기에 초기 암 세포가 자연사하는 것을 억제하고 이 초기 암 세포의 분열을 촉진하기 때문이다.

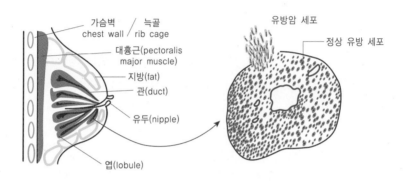

유방과 유방암

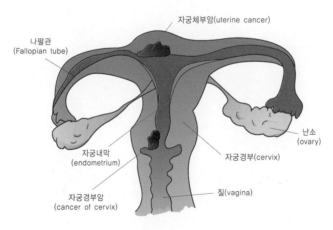

자궁과 자궁암

여성 호르몬인 에스트로겐과 프로게스트론 그리고 남성호르몬인 안드로겐 그리고 전신호르몬인 인슐린양 성장인자 1번(IGF-1)은 암의 발생을 촉진시킬 뿐 아니라 발생된 암 세포를 더욱 증식시키고 유지시키는 역할을 한다. 이와 유사하게 암을 유발한 암 유전자도 암의 발생뿐 아니라 암의 유지를 위해 필요한 경우가 많다.

알킬화제(Alkylating agent)

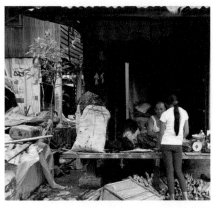
캄보디아

알킬화제(Alkylating agent)는 분자에 알킬기를 붙이는 능력이 있는 물질이다.

이러한 알킬기를 분자에 붙이는 대부분의 알킬화제는 강력한 발암물질(Carcinogen)이다.

이런 알킬화제는 핵 내의 유전자를 이루고 있는 염기와 당 사이의 공유결합(Covalent bond)을 공격하여 염기가 당에서 분리되게 유도한다. 알킬화제에 의해 DNA가 파괴되거나 DNA내 유전자는 손상된다.

이런 DNA를 가지고 있는 세포는 돌연변이 세포로 변하거나 세포자살 프로그램이 작동되어 스스로 죽는다. DNA 유전자가 알킬화되는 과정은 현미경으로 관찰 가능할 정도로 염색체 구조의 변형을 가져온다.

알킬화는 인체 내에 들어온 화학성분에 의해서도 일어 날 수 있다.

석탄

석탄은 난방을 하거나 음식을 요리할 때 연료로 전 세계적으로 사용되고 있다. 석탄에 의해 발생되는 타르는 강력한 발암물질이다.

이러한 발암 물질 대부분은 직접적으로 DNA에 있는 염기와 공유결합을 하여 발암성을 나타낸다. 석탄에 존재하는 타르는 기호식품인 담배에도 많이 존재한다.

돌연변이 물질 타르와 아플라톡신

이 타르가 연기를 타고 폐 속으로 들어가 폐조직 가장 표면의 상피세포의 유전자를 공격하여 암 억제 단백질 P^{53}에 돌연변이를 일으킨다.

우리가 먹다 남은 음식이나 땅콩을 냉장고에 보관하지 않고 실온에 오랜시간 방치하다보면 누룩 곰팡이가 발생하여 아플라톡신(Aflatoxin)이라는 독소가 생긴다. 이 독소는 간염 바이러스와 합동으로 간암을 발생시키는 강력한 발암원이 된다. 간염 바이러스와 아플라톡신이 같이 작용하면 간암 발병 가능성이 60배나 상승한다. 아플라톡신의 화학성분과 세포내 DNA의 염기가 공유결합을 하여 돌연변이를 일으킨다.

제 13장 _ 암 줄기세포

· 암 줄기세포(Cancer stem cell)
· 줄기세포(Stem cell)는 전체 세포수의 0.1%에서 1%로
  매우 적은 비율로 존재한다
· 줄기세포를 보호하는 생물학적 메카니즘
· 소장의 상피세포(Enterocyte)
· 종양 줄기세포에 대한 치료의 중요성

암 줄기세포(Cancer stem cell)

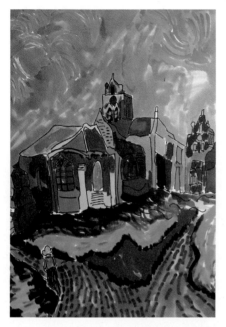

빈센트 반 고흐의
〈오베르의 교회〉(1890년)

암 줄기세포는 무한 증식하는 암 세포이다. 암 줄기세포(Cancer stem cell)는 자손 암 세포(Cancer progenitor cell)를 만들어 내고 암 줄기세포 자신은 쉬고 그 자손 암 세포가 유한 증식하여 암의 크기를 키운다.

항암제로 암의 크기를 줄이더라도 암줄기세포를 죽이지 못해서 결국 다시 재발하는 것은 암 줄기세포가 죽지 않기 때문이다.

암 줄기세포는 극소수로 존재하며 이 암 줄기세포는 일반 암 세포와 에너지 생성 과정도 다르다. 암 줄기세포는 미토콘드리아의 전자 전달계를 이용하여 에너지를 생성한다. 보통 암 세포는 세포질 내에서 포도당을 이용하여 에너지를 만들어 에너지 효율이 떨어지는데 암 줄기세포는 미토콘드리아의 전자 전달계를 사용하여 에너지 효율을 높인다. 암 줄기세포에서 분화되어 나온 암 자손 세포(Cancer progenitor cell)는 성장이 완전히 끝난 암 세포와 성장이 중간 단계에서 멈추어서 휴지 상태에 있는 암 세포들로 나눈다.

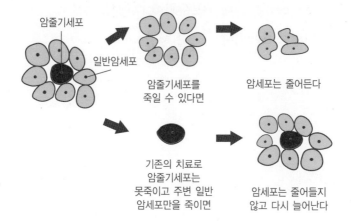

암 줄기세포(Cancer stem cell)

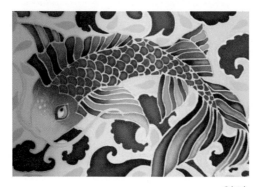

잉어

이 자손 암 세포들에게 돌연변이가 일어난다고 하여도 이 돌연변이 형질이 다음 세대로 전달 되지 않는다. 하지만 암 줄기세포(Cancer stem cell)에 돌연변이가 일어나면 그 돌연변이 형질이 다음 세대로 전달된다. 마치 체세포에 돌연변이가 일어났다 하더라도 그 형질이 자손에게 전달되지 않지만 생식세포에 돌연변이가 생기면 돌연변이 형질이 자손들에게까지 전달되는 것과 같다.

암 줄기세포에 생긴 돌연변이 형질만이 다음 세대의 암 세포로 전달되고 이것에 의해 암 세포는 계속적으로 돌연변이 형질이 축적된다.

줄기세포(Stem cell)는 전체 세포수의 0.1%에서 1%로
매우 적은 비율로 존재한다

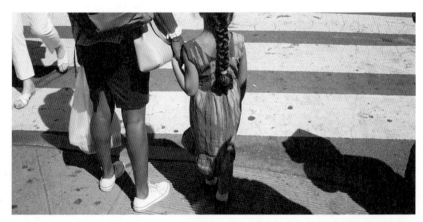

엄마와 딸

우리 인체 내에는 스스로 복제가능한 세포인 줄기세포가 모든 조직세포들 사이에 흩어져 존재하는데, 그 비율은 전체 세포 수의 0.1%에서 1%로 매우 적은 비율로 존재하고 있다. 줄기세포 수는 약 600억 개에서 6000억 개 정도 된다.

줄기세포는 직접 분열하는 방식대신 하나의 자손세포(Progenitor cell)를 만들고 그 자손세포로 하여금 수많은 세포를 만든다.

줄기세포를 보호하는 생물학적 메카니즘

이런 방식으로 하는 이유는 줄기세포를 보호하기 위한 인체의 생존

방식이다. 대장의 관을 이루는 표피세포들은 대장을 지나는 중 독성 물질을 만나서 손상을 받게 된다.

　하지만 이 표피세포의 대부분은 더 이상 세포분열을 할 수 없는 분화가 끝난 세포들이기 때문에 손상을 받은 유전자가 있더라도 세포는 죽음을 맞이하게 되어 암 세포가 발생하지 않는다. 대장 뿐만 아니라 폐의 경우에도 공기 중의 유독물질들에 의해 폐의 표피세포들은 손상되지만 줄기세포는 보호되어 암 세포가 생기지 않는다.

　피부의 경우에도 마찬가지이고, 간이나 담낭과 같은 조직의 세포에서도 독성 물질에 간세포와 담낭세포는 손상되어도 그 안의 줄기세포는 보호된다.

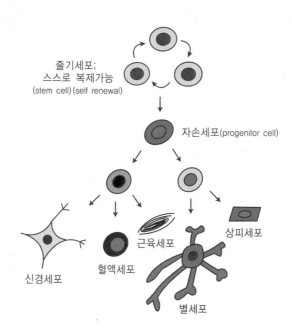

줄기세포; 스스로 복제 가능

소장의 상피세포(Enterocyte)

    붉은색의 줄기세포는 아래 부분에서 보호되고 옆에 있는 분비 세포인 파네스 세포(Paneth cell)에서 줄기세포를 보호하기 위해 분비물을 줄기세포 주위로 분비한다. 한 개의 줄기세포는 증식(Proliferation)하여 전이세포를 약 150개 정도 만들고 이 전이세포(Transit-amplifying cell) 한 개는 장세포를 약 3,500개 정도 만든다.

    이 장세포들은 분화(Differentiation)되면서 융모끝으로 계속 움직이면서 수명이 다하면 세포사(Apoptosis)가 일어나서 소장(Small intestine)의 관(Lumen)안으로 떨어져 나간다.

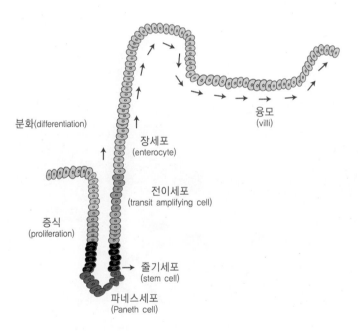

소장의 상피세포(Enterocyte)

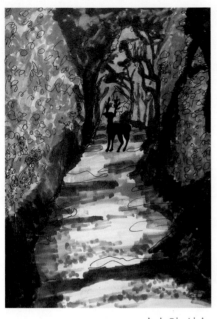
숲속의 사슴

이렇게 마지막까지 분화된 세포들이 대부분의 조직을 이루고 있기 때문에 이 세포의 유전자에 손상을 받더라도 이 세포는 수명을 다하게 되어 사멸하게 되는데 이러한 메카니즘으로 인하여 암 세포 발생을 막고 있다. 이러한 세포들은 유전체 손상이 없더라도 단지 노화되고 기능이 나빠지면 세포가 죽어서 떨어져 나간다.

이런 방식에 의하여 돌연변이 성향이 세포에 축척되더라도 암이 발생할 가능성은 없다. 왜냐하면 세포가 죽으면 더 이상은 돌연변이가 조직 전체에 영향을 줄 수 없기 때문이다. 장에 있는 분비세포가 만들어 내는 분비물이 줄기세포를 두껍게 둘러싸서 줄기세포를 보호하게 된다.

이러한 분비물들이 줄기세포를 보호하는 방어벽으로 작용하게 된다. 외부에서 들어온 암 유발 물질이 줄기세포를 공격하지 못하도록 방어벽을 형성하여 줄기세포의 유전자를 보호하는 것이다. 이 줄기세포의 유전자가 손상되면 이것이 암 세포로 변하게 되어 암이 발생 가능하므로 우리 인체는 이 줄기세포를 보호하기 위해 모든 방법을 강구한다.

그래서 고안된 방법이 이 줄기세포는 되도록 적게 분열하는 방식을 택하여 유전자를 보호한다. 줄기세포는 최소한으로 분열하여 자손세포를 만들고 이 자손세포가 엄청나게 분열증식한다. 이러한 방식으로 줄기세포 스스로를 보호한다. 다른 전략은 위에서 설명한 것 같이 이 줄기세포를 안전한 장소에서 보호막을 형성하여 보호하는 방식이다. 그래도 DNA가 손상되면 줄기세포는 스스로 자살 프로그램을 작동시켜 돌연변이 유전자의 축척을 막는다.

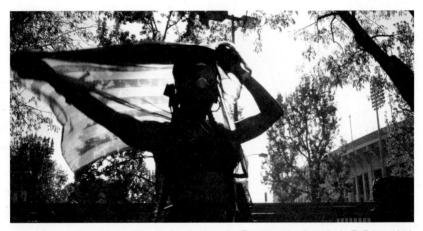

뉴욕 센트럴 파크에서 춤추는 여인

줄기세포의 유전자가 손상되면 우리 몸은 위의 방식 이외에도 이 유전자를 치료하는 메카니즘이 작동한다. DNA 즉 유전자를 치료하는 단백질의 집합체가 있다. 이 집합체는 유전자를 계속 교정 확인하여 잘못된 유전자가 있으면 그 유전자를 전체 유전자에서 빼내어 제거하는 일을 한다. 그리고 DNA의 유전자가 잘 짝을 맞추어 배열되어 있는지를 보는 효소 복합체가 있다.

이렇게 단백질 복합체에서 한번, 효소 복합체에서 또 한번 잘못된 유전자를 확인한다.

종양 줄기세포에 대한 치료의 중요성

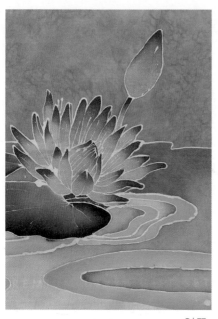
연꽃

치료에 대한 패러다임이 바뀌어야 생존율이 높아질 수 있을 것이다. 이미 발생하여 커진 종양을 제거하는 치료도 중요하겠지만 무한정 자가 재생 능력이 있는 종양 줄기세포에 대한 치료가 되어야 하는 것이다.

이 암 줄기세포(Cancer stem cell)는 종양조직 내에 숨어 있고 대부분은 분열하지 않고 휴지 상태로 있기 때문에 찾아 내기도 힘들고 찾아 냈어도 이 암 줄기세포에 반응하여 이 암 줄기세포를 제거할 수 있는 약품 개발이 안되고 있는 실정이다. 의학적 진보가 있어 더 좋은 획기적 방법을 찾기까지 우리는 우리의 면역기능과 생명력을 계속 유지하고 향상시켜 나가는 것이 최선일 것이다.

제 14장 _ 암은 내부의 문제이다

- 암 세포에서 나타나는 공통된 표현형(Phenotype)
- 사실 유전자 DNA는 우리 세포 내 구성 물질중 가장 안정적인 물질이다
- 암은 내부의 문제이다
- 에너지 생산이 원활하지 않으면 암이 발생한다
- 에너지 생산(ATP)
- 크렙스회로(Krebs cycle, TCA cycle)
- 크렙스회로와 전자전달계 모두 미토콘드리아에서 일어나는 반응이다
- 루돌프 마커스의 전자전달계
- 암 발생의 중요한 원인 중에 산소결핍이 있다
- 분노(火)는 암을 발생시킨다
- 자비명상(慈悲冥想)
- 매일 생기는 암 세포를 면역계가 제거한다
- 나이가 들어감에 따라 매일 생기는 암 세포는 늘어만 간다

암 세포에서 나타나는 공통된 표현형(Phenotype)

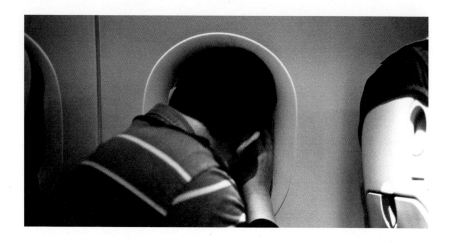

정상적인 세포가 암 세포가 되려면 유전적 변이를 축척하여 암 세포를 형성할 수 있는 공통된 표현형을 획득하여야 한다.

암 세포로 변한 세포들은 공통적으로 다음과 같은 획득성질이 있다.

1. 인체 내의 면역시스템(Immune system)을 방어하는 회피기전이 있어야 한다.

2. 스스로 성장하기 위해서 분열 성장인자를 스스로 만들어 내고 그 인자에 스스로 반응하여 성장할 수 있어야 한다.

3. 인체 내에서 작동되는 이러한 성장 억제 시도를 효과적으로 피하는 성장억제 저항성이 있어야 한다.

4. 세포분열을 계속할 수 있는 능력이 있어야 한다.

5. 인체 내에서 손상받은 유전자를 가지고 있는 이상 세포가 있으면 스스로 죽게 하는 자살 프로그램이 작동되는데 이것을 피할 수 있는 능력이 있어야 한다.

6. 그리고 암 세포는 정상세포에 비해 에너지를 만드는 능력이 떨어져 있어 더 많은 영양공급을 받아야 하므로 새로운 혈관을 만들어 영양분을 암 세포로 끌어들일 수 있는 신생 혈관 생성 능력이 있어야 한다.

7. 암 세포가 혈관이나 임파 조직으로 이동하여 다른 조직으로 파고들어가 거기에 생존하여 다시 분열 증식하는 능력인 전이(Metastasis) 능력이 있어야 한다.

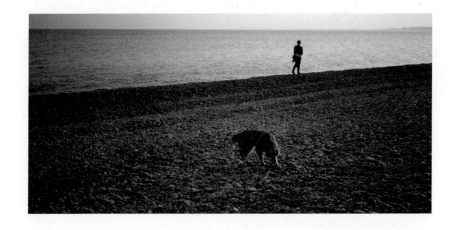

사실 유전자 DNA는 우리 세포내 구성물질 중
가장 안정적인 물질이다

　암이 발생하려면 유전자의 손상이 있어야 하는데 이런 유전자인 DNA
는 사실 우리 세포의 구성물질 중에서 가장 안정적인 물질이다.

　그럼에도 불구하고 이 유전자에 이상이 발생하여 암이라는 질병에 걸
리는 것은 돌연변이가 오랜 세월에 걸쳐 줄기세포 내에 축척되기 때문
이다.

암은 내부의 문제이다

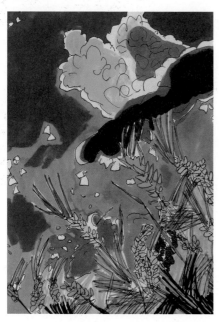

수풀속에서 바라본 뭉게구름

　우리는 이제까지 외부에서
들어온 돌연변이 유도물질에
의하여 암이 유발되는 것으로
믿어 왔다.

　하지만 계속되는 실험과 관
찰로 외부의 돌연변이 유도물
질에 노출되지 않은 정상적인
세포 내의 유전자에서도 돌연
변이가 발생하여 암이 발생한
다는 것을 알게되었다.

아니 외부 보다 내부의 생화학적 과정이 더욱 많이 돌연변이를 유도
한다는 것이다. 이러한 연구 결과는 우리 내부의 원인이 외부보다 암
을 발생시키는 더 큰 원인이라는 것을 알게 되었다. 우리 유전자 DNA
가 복제되는 과정 중에 발생하는 오류와 이 오류를 감지하지 못하여 발
생하는 유전자의 돌연변이는 내부의 원인에 의한 암 발생이다.

하지만 세포 내부의 유전자에 가장 치명적인 위험은 산화과정 중에
일어난다.

에너지 생산이 원활하지 않으면 암이 발생한다

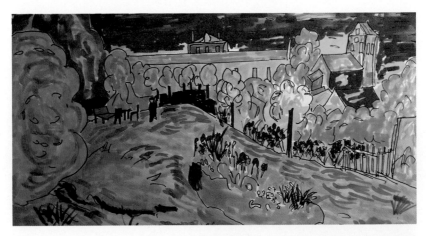

빈센트 반 고흐의 〈도비니의 정원〉(1890년)

인체 내에서 에너지가 생성되는 과정은 반드시 알아야 한다.

그 이유는 유전자만큼이나 생명에 중요한 과정이 에너지 생산이기 때

문이다. 생명체가 움직이고 생각하고 어떤 것을 하는 모든 것에 에너지가 필요하다. 이 에너지 생산이 원활히 되지 않을때는 암이 발생한다.

그 과정이 비록 복잡하지만 매우 중요하기에 알아보자.

에너지 생산(ATP)

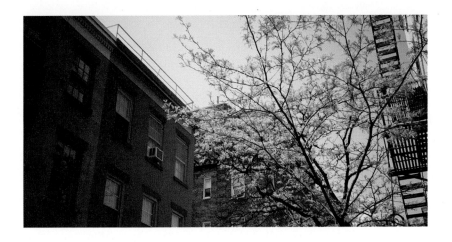

우리가 에너지를 만들려면 음식물을 섭취하여야 하고 이 음식물이 분해되어 탄수화물의 최소 단위인 포도당(Glucose, $C_6H_{12}O_6$)이 세포 내로 들어가게 되며 이것이 여러단계를 거치면서 에너지인 아데노신 삼인산(Adenosine triphosphate, ATP)을 만든다. 생명체가 살아가려면 그 생명체를 움직일 수 있는 에너지를 만들어 내야 하는데 그 에너지는 전부 다 태양에서 오는 빛 에너지를 식물이 받아들여 엽록체에서 탄수화물을 만들고 그것을 동물들이 섭취하여 에너지원으로 사용한다.

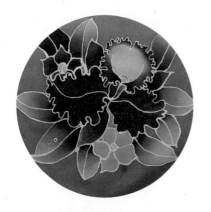

이 포도당을 이용하여 에너지인 ATP를 생산한다. 이것이 가장 근본적인 에너지 생성 순환회로이다. 포도당은 탄소와 수소, 그리고 산소로 이루어져 있다. 포도당(Glucose)의 분자식은 $C_6H_{12}O_6$이다.

1단계 해당과정(Glycolysis)

에너지인 ATP가 생성되는 단계는 3단계이다. 산소의 유무에 따라 산소가 없는 무산소 단계 그리고 산소가 있는 유산소 단계로 나뉜다.

체내에 들어온 음식물은 소화 효소에 의해 단당류인 포도당(Glucose)이 되어 세포 내로 흡수된다. 포도당($C_6H_{12}O_6$)이 세포질에서 무산소 상태에서 에너지를 만드는 과정이 해당과정(Glycolysis)이다. 이 과정은 2ATP가 소비되고 4ATP가 생산된다. 2ATP를 소모하고 4ATP를 생산하니 결국 2ATP만 남는다. 해당과정에서 생성되는 에너지는 2ATP이다.

2ATP가 공급되면 포도당(Glucose)에 인산기가 붙는다.

포도당(Glucose)에 인산기가 붙으면 포도당이 불안정해져서 반응이 유도된다. 이것이 해당 과정의 시작이다.

ATP ADP

Hexokinase
효소(HK)

HO — O
OH OH
OH

P — O — O
OH OH
OH

D-glucose(Glc)

α -D-glucose-6
phosphate

포도당($C_6H_{12}O_6$)에 효소 헥소키나제(Hexokinase)와 ATP가 작용하여 포도당 6인산(G6P)이 된다.

이렇게 인산기(P)가 붙으면 이 포도당이 세포질 밖으로 못나간다.

인산기가 붙은 글루코오스-6-인산(Glucose-6-phosphate)은 글루코오스(Glucose)보다 불안정해진다.

역반응은 단지 간과 신장에 있는 세포에서만 가능하다.

그래서 간에서는 당신생과정(Gluconeogenesis)이 일어난다.

P-O ─┐ O
      │   OH
  OH │ OH
     OH

phosphogluco
isomerase

P-O ─┐ O
      │   ─OH
  OH OH
     OH

α-D-Glucose-6-phosphate(G6P)　　　　β-D-Fructose 6 phosphate(F6P)

글루코오스-6-인산(Glucose-6-phosphate)는 isomerase 효소에 의해 푸룩토스-6-인산으로 변하고

P-O ─┐ O
      │   ─OH
  OH OH
     OH

ADP

PFK-1
(phosphofructokinase-1)

P-O ─┐ O
      │   ─O-P
  OH OH
     OH

β-D-Fructose 6-phosphate(F6P)　β-D-Fructose 1,6-biphosphate(F1, 6BP)
　　　과당-6-인산　　　　　　　　(Fructose-1,6-biphosphate)

Fructose-6-phosphate는 PFK-1이라는 효소에 의해 과당-1, 6-이 인산(Fructose-1, 6-biphosphate)이 된다.

β-D-Fructose 1,
6-biphosphate(F1, 6BP)

fructose
-biphosphate
(ALDO)
Aldolase

CH₂— OH
|
C = O   O
| ||
CH₂—O — P — O⁻
|
DHAP   O⁻

(Dihydroxyacetone
phosphate, DHAP)

CH₂— OH
|
C = O   O
| ||
CH₂—O — P — O⁻
|
DHAP   O⁻

triphosphate

isomerase
(TPI)

H
|
C = O
|
CH — OH   O
| ||
CH₂—O — P — O⁻
|
O⁻

디하이드록시 아세톤 포스페이트
(Dihydroxyacetone phosphate, DHAP)

글리세르 알데하이드 3인산
(D-glyceraldehyde-3-phosphate,
GAP)

5각고리가 깨지면서 3탄당 2개가 된다. 3탄당인 글리세르 알데 하이 드 3인산(Glyceraldebyde-3-phosghate, GAP)와 디하이드록시 아세톤 포스페이트(Dihydroxyacetone phosphate, DHAP)가 생성된다.

이 이후의 반응은 에너지인 ATP를 생산하는 과정이다. 2개의 ATP를 이미 썼으나 글리세르 알데하이드-3-인산(GAP)에서 피부르산(Pyruvic acid)이 생성되면서 2ATP를 생산한다.

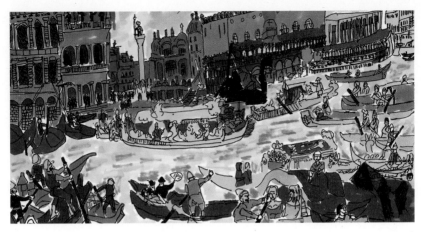

윌리엄 터너(William Turner, 1775~1851년)의 〈베네치아를 기념하며〉

포도당 한 개가 2개의 피부르산을 만드니 4ATP가 생긴다. 이 과정중에 NADH를 생산하는데 이것은 ATP보다도 높은 에너지를 가지고 있다. 디하이드록시 아세톤 포스페이트(Dihydroxyacetone phosphate, DHAP)는 이 형태로 있으면 쓸모가 없어서 트리 포스페이트 아이소메라제(Triphosphate isomerase)효소의 작용으로 글리세르알데하이드 3인산(Glyceraldehyde-3-phosphate, GAP)으로 변하여 해당작용에 이용된다.

$$
\begin{array}{l}
H \\
| \\
C = O \\
| \\
CH - OH \quad O \\
| \qquad\qquad \parallel \\
CH_2 - O - P - O^- \\
\qquad\qquad | \\
\qquad\qquad O^-
\end{array}
\quad
\xrightarrow[\textbf{Dehydrogenase}]{\text{Pi, NAD}^+}
\xrightarrow[\textbf{glyceraldehyde phosphate}]{}
\quad
\begin{array}{l}
O - P \\
| \\
C \\
| \\
CH - OH \\
| \\
CH - OH \\
| \\
CH_2 - O - P
\end{array}
\quad + \text{ NADH} + \text{H}^+
$$

글리세르 알데하이드-3-인산(GAPDH)   1,3-이인산글리세르산(1,3-BPG)
(Glyceraldehyde 3-phosphate)   (1,3-Biphosphoglycerate)

글리세르 알데하이드-3-인산(GAP)이 탈수소효소, 인산기, NAD⁺의
작용으로 고 에너지원인 NADH와 1,3 BPG을 만든다.

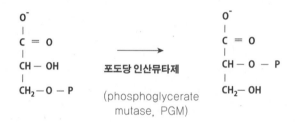

```
     O — P                                              O⁻
     |                                                  |
     C = O          Phosphoglycerate                    C = O
     |                Kinase(PGK)                        |              + ATP
     CH — OH        ─────────────→                      CH — OH
     |                                                  |
     CH₂— O — P       ADP    ATP                         CH₂— O — P
```

     1,3-BPG   3-phosphoglyceric acid

1,3BPG는 효소에 의해 3PGA와 ATP를 생성한다.

```
     O⁻                                                 O⁻
     |                                                  |
     C = O                                              C = O
     |               ─────────────→                     |
     CH — OH         포도당 인산뮤타제                    CH — O — P
     |                                                  |
     CH₂— O — P      (phosphoglycerate                   CH₂— OH
                       mutase, PGM)
```

3-Phosphoglyceglyceric   2-phosphoglycerate(2-PG)
acid(3PGA)

여기에서 2-PGA에 붙는 P는 새롭게 들어온 인산기이다.

```
     O⁻                                                 O⁻
     |                                                  |
     C = O                                              C = O
     |               ─────────────→                     |
     CH — O — P       enolase(ENO)                       C — O — P
     |                                                  |
     CH₂— OH                                             CH₃
```

   2-phosphoglycerate   phosphoenolpyruvate
       (2PG)   (PEP)

엔돌라제에 의해 2-PGA는 H_2O가 제거되어 PEP가 된다.

$$
\begin{array}{ccc}
\text{O}^- & & \text{O}^- \\
| & \text{ADP \quad ATP} & | \\
\text{C} = \text{O} & \nearrow & \text{C} = \text{O} \\
| & \longrightarrow & | \\
\text{CH} - \text{O} - \text{P} & \text{pyruvate kinase} & \text{C} = \text{O} \\
| & \text{(pk)} & | \\
\text{CH}_3 & & \text{CH}_3
\end{array}
$$

phosphoenol pyruvate(PEP)   피루브산(pyruvate, pyr)

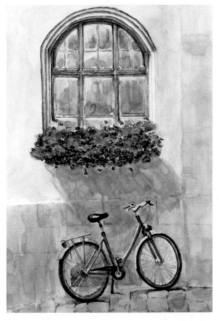

PEP는 pyruvate kinase에 의해 피부르산(Pyruvic acid)으로 되고 다시 1ATP 더 만든다.

이 피루베이트 카이나제(Pyruvate Kinase)에 의해 피루브산이 형성되고 역반응이 일어나지 않는다.

이 과정이 해당과정에서 제일 중요한 과정이다.

결국 $C_6H_{12}O_6 + 2ATP \rightarrow 2C_3H_4O_3 + 4ATP + 2NADH + 2H^+$이 된다.

포도당(Glucose)에서 합성된 피루브산($C_3H_4O_3$)은 미토콘드리아의 내막 기질로 들어가 TCA회로(크렙스회로)를 거친다.

창가의 자전거

앞의 해당과정으로 1개의 포도당(Glucose)이 2개의 피루브산(Pyruvate)이 되고 이 피루브산(Pyruvate)은 크렙스회로를 돌기 위해 미토콘드리아(Mitochondria)로 이동한다.

크렙스라는 이름은 이 과정을 밝힌 독일의 생화학자 한스 아돌프 크렙스(Hans Adolf Krebs, 1900~1981)의 이름을 따서 붙인 것이다.

1953년도 노벨 생리학상은 이것을 밝힌 업적으로 한스 아돌프 크렙스가 받는다. 이 과정은 유산소 과정으로 산소를 이용하여 미토콘드리아에서 에너지를 만드는 시트르산 회로(TCA, Tricarboxylic Acid Cycle)이다. 크렙스 회로의 다른 이름이 TCA 사이클이다.

이 과정을 지나면서 전자전달계로 NAD^+, FAD 등의 형태로 전달된다. 탄수화물과 지방, 아미노산(단백질)이 ATP 에너지를 생산하고 NAD^+, FAD는 전자전달계로 이동한다.

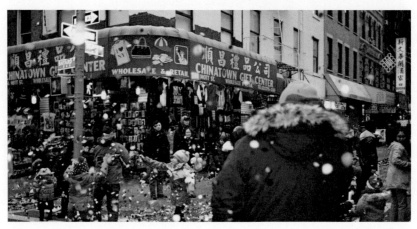

뉴욕의 차이나타운

크렙스회로(Krebs cycle, TCA cycle)

 다시 한 번 설명하면 당을 분해하여 에너지를 얻는 과정을 해당(Glyco lysis)작용이라 한다. 포도당($C_6H_{12}O_6$)을 피루브산으로 분해하면서 에너지인 ATP을 합성한다. 해당과정은 세포질에서 일어나며 에너지 투자기와 에너지 회수기로 구분되는데 포도당 한 분자당 2ATP가 소모되고 에너지 회수기에는 포도당 한 분자당 APT 4분자 NADH 두분자 그리고 2분자의 피루브산과 2분자의 물이 생성된다.

 $C_6H_{12}O_6$ (포도당) + 2ATP + 2Pi + 2NAD$^+$ → 2$C_3H_4O_3$(피루브산) + 4ATP + 2NADH + 2H$_2$O 이때 생성된 피루브산($C_3H_4O_3$)은 산화되어 아세틸 −COA가 된후 TCA회로로 들어간다. 산소가 있으면 세포질에 있는 피루브산이 미토콘드리아 안으로 들어가면서 아세틸코에이(ACetyl-coA)가 되고 이것이 크렙스회로를 돈다. TCA회로가 돌면 한분자의 피루브산은 1ATP와 3NADH 그리고 1FADH$_2$을 만든다. 포도당 1분자가 2개의 피루브산을 만든다. 결국 1분자의 포도당은 2ATP와 6NADH 그리고 2FADH$_2$가 이 회로에서 만들어진다.

 2ATP   6NADH   2FADH$_2$

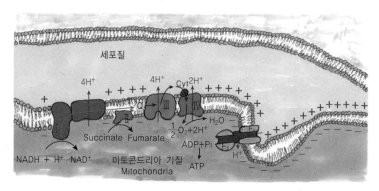

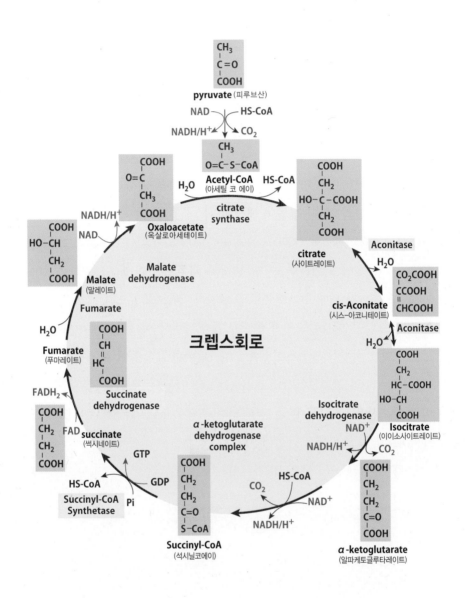

크렙스회로(Krebs cycle, TCA cycle)

크렙스회로와 전자전달계 모두
미토콘드리아에서 일어나는 반응이다

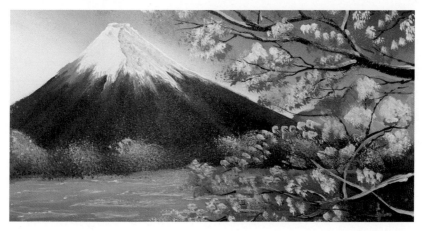

후지산

3단계과정

전자전달계에 의한 ATP합성(Electron Transport System)

세포호흡의 마지막 단계는 전자전달계이다.

루돌프 마커스의 전자전달계

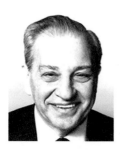

루돌프 마커스

루돌프 마커스는 전자전달계의 과정을 알아 내어 1978년 노벨화학상을 수상한다. 이 과정을 살펴보면 앞에서 생산된 전자를 받은 NADH와 $FADH_2$는 고 에너지 물질로 ATP를 만들어 낼 수 있는 힘이 있다.

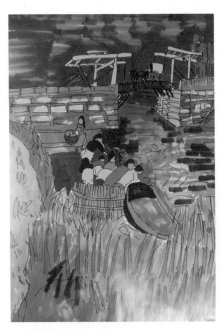

빈센트 반 고흐의
〈아를의 다리와 빨래 하는 여인들〉

전자가 수소이온을 미토콘드리아의 기질에서 세포질로 이동시키고 이때 생기는 수소이온 농도차에 의해서 수소가 다시 미토콘드리아 내의 기질로 들어오는 것에 의하여 ATP가 만들어진다. 피루브산은 산소가 있으면 TCA회로와 전자전달계를 통과하면서 24ATP가 추가로 더 생긴다.

산소가 공급되지 않으면 피루브산(Pyruvate)은 젖산(Lactic acid)으로 변하고 더 이상의 ATP 생산은 되지 않는다. 수소이온의 농도 기울기가 발생하고 이 수소이온이 다시 미토콘드리아 내막으로 들어오는 힘을 이용하여 ATP를 합성한다. NADH 한 분자당 3ATP $FADH_2$ 한 분자당 2ATP가 생성된다.

NADH 10분자가 생성되었으니 30ATP $FADH_2$는 2분자 생성되었으니 4ATP 합이 34ATP가 생성된다. 다시 정리해보면 음식물로 섭취한 탄수화물인 포도당(Glucose)한분자는 무기호흡인 해당작용(Glycolysis)을 세포질에서 해서 2ATP 소모하고 4ATP생성하여 결국 2ATP을 생성하고 더불어 2NADH를 생성한다.

이것이 세포질에서 일어나는 해당작용(Glycolysis)이다. 포도당이 피루브산(pyruvic acdi)이 되어 미토콘드리아 기질로 들어가서 아세틸 COA가 되기전에 NADH를 1개 더 생성한다. 포도당 1분자가 2개의 피루브산을 만드니 2개의 NADH가 생긴다.

여기서 다시 6ATP 생기고 크렙스회로로 들어간 피루브산 1분자는 1ATP와 3NADH 그리고 1FADH$_2$을 만든다. 2분자의 피루브산이 2ATP와 6NADH 2FADH$_2$를 생성한다.

NADH는 1분자당 3ATP를 생성하고 FADH$_2$는 1분자당 2ATP를 생성하므로 2분자의 피루브산에서 생기는 ATP는 2ATP, 18ATP(NADH에서 생성) 그리고 4ATP(FADH$_2$에서 생성)이다.

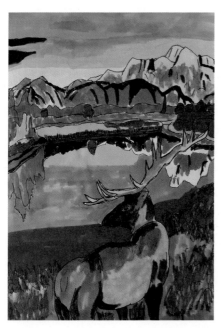

호수와 사슴

해당 작용에서 2ATP 소모하고 4ATP를 생성해서 2ATP 남았고 이때 같이 생성된 2분자의 NADH에서 6ATP가 생산된다.

그리고 포도당이 피루브산이 되는 해당 작용을 끝내고 이 피루부산이 전자전달계 즉 크렙스회로로 들어가는 과정에서 생기는 2NADH에서 6ATP 생성된다.

그리고 포도당(x)에서 생성된 2개의 피루브산에서 24ATP를 만든다. 결국 2ATP+6ATP+6ATP+24ATP 이것을 다 합치면 38ATP이다. 무산소호흡시에는 해당작용시 발생한 2ATP 만으로 우리몸에 필요한 에너지를 쓰게 된다. 해당작용으로 발생한 NADH는 전자전달계에 산소가 없으면 들어갈 수 없다.

산소가 없으면 같은 탄수화물 1분자에서 뽑아낼 수 있는 에너지가 2ATP 뿐이다. 산소 공급부족이 암의 원인이라고 주장한 과학자들이 여러 명 되는 것이 당연한 결과다.

암의 발생의 중요한 원인 중에 산소결핍이 있다

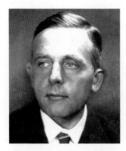

노벨의학상 수상자 오토바르부르크 박사(독일 생화학자, 1883~1970)는 암은 산소부족이 가장 큰 원인이라고 주장한다.

노벨의학상 수상자 워벅 박사도 암의 발생원인을 산소결핍이라고 보았다.

오토바르부르크 박사

우리 주위에 있는 산화제(Oxidant)는 다른 물질을 산화시키면서 자신은 환원되는 물질로 상대에게 산소를 주거나 상대로부터 수소나 전자를 빼앗는 물질이다. 우리는 잠시도 산소를 호흡하지 않으면 우리 세포에 심각한 손상이 간다. 우리가 섭취한 유기물들은 세포 내 미토콘드리아에서 에너지로 변한다.

이 과정중에 발생하는 전자는 산소를 만나서 물이 된다. 하지만 모두 물이 되지 못하고 전자만 받아 래디칼(Radical)상태가 되기도 한다. 래디칼 상태는 전자 궤도에 쌍을 이루지 않은 전자가 있어 반응성이 크다.

$$O_2 + e^- \rightarrow O_2^-$$

$O_2^- + e^- + 2H^+ \rightarrow H_2O_2$ 같이 산소가 물이 되지 못하고 활성산소가 되면 불안정하고 높은 에너지를 갖게 된다.

이것이 암이나 다른 성인병의 주요원인중 하나이다. 세포질로 들어간 활성산소는 이곳에서 다시 다른 세포부위 즉 세포핵이나 골지체 등으로 퍼져 들어간다.

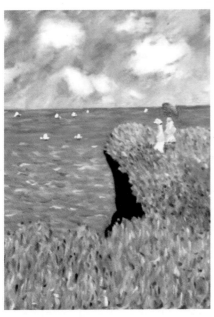

모네의 〈절벽위의 산책〉(1882년)

이러한 활성산소는 여러 종류가 있는데 초과산소이온, 과산화수소, 수산화래디칼 등이 있다. 이렇게 전자를 중화하면서 발생한 산화제(Oxidant)는 돌연변이를 유발시키고 더 나아가 암 발생의 원인이 될 수 있다.

이러한 산화제는 염증반응이 몸에서 일어날 때도 발생하게 되는데 앞에서 설명한 것 같이 만성염증이 돌연변이를 발생시키고 나아가 암 발생을 유도할 수 있다는 이유이다.

B형 간염바이러스, C형 간염바이러스는 간세포(Hepatocyte)내에 염증(Inflammation)을 일으킨다. 위(Stomach)의 점막을 이루고 있는 상피세포에 헬리코박터 파일로리균(Helicobacter pyloir)균이 염증을 일으킨다. 또한 자궁경부(Uterine cervix)의 점막상피에 인 유두종 바이러스(Human papilloma virus)도 염증을 일으킨다.

이들 바이러스에 의하여 일어난 염증은 면역세포들이 이물질인 바이러스를 제거하기 위한 반응이다. 면역세포들은 바이러스에 감염된 세포에게 강력한 산화제(Oxidant)를 발사하여 바이러스를 죽이게 된다.

문제는 이 강력한 산화제가 바이러스에 감염된 세포뿐 만 아니라 그 주위 세포에까지 퍼지면서 유전자에 손상을 일으키는 것이다. 항암제 같은 약물에 의해서 발생하는 세포 내의 유전자 손상도 있다.

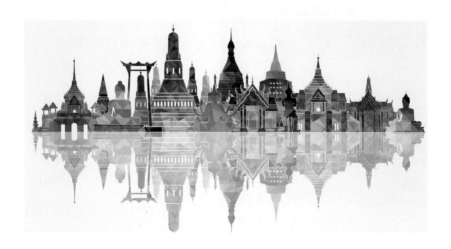

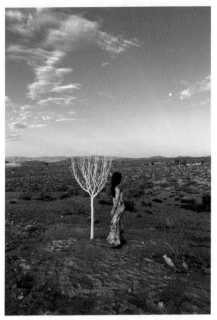
캘리포니아 사막

항암제는 강력한 독성물질이다. 이 독성물질은 암 세포뿐 아니라 주위의 정상세포까지도 손상시킨다. 이러한 바이러스 감염과 이것에 동반된 면역반응 그리고 항암제 등에 의하여 정상 줄기세포의 유전자가 손상되면 이 줄기세포가 암 줄기세포로 변화하게 된다.

전신적으로도 일어나는 염증반응이 있다. 인체는 무슨 스트레스이건 그것이 정신적이건 물리적인건 화학적이건 아니면 에너지적이건 스트레스가 가해지면 염증 반응이 일어난다.

분노(火)는 암(Cancer)을 발생시킨다

예를 들어 감정적인 스트레스 중에 화가 나는 경우가 있다.

분노, 즉 분노(火)만큼 암하고 밀접한 연관이 있는 감정이 없을 것이다.

감정은 중독된다. 분노는 점차 커져가고 이 분노를 제어 하기가 힘들어져 간다.

분노라는 감정이 일어나면 신체에 염증반응이 일어나고 이 염증반응을 가라앉히기 위해 부신에서 항 염증호르몬이 코티졸(Cortisol)이 분비된다. 이 코티졸이라는 부신피질 호르몬은 스트레스에 대항 하기 위해서 분비되지만 분비되게 되면 염증은 감소하지만 면역 기능이 나빠진다.

피부를 이루는 상피조직은 약해지고 얇아지며 인대조직과 관절조직도 다 약해진다. 면역력이 어느정도 이하로 떨어지게 되면 신체 내에 정상적으로 살아가고 있는 균들이 염증을 일으키기 시작한다.

이 정도가 되면 염증반응이 염증반응을 일으키는 악순환이 일어난다. 부신의 기능이 결국 고갈되어 염증반응도 막을 수 없게 되면 우리 인체는 돌연변이 세포가 발생할 가능성이 높은 즉 암 발생 가능성이 높아진 신체가 된 것이다.

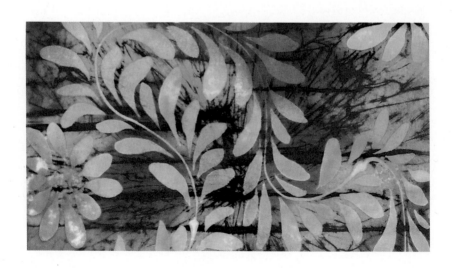

자비명상(慈悲冥想)

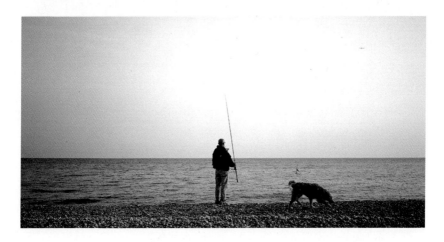

　감정중독을 이길 수 있는 가장 좋은 방법 중 하나는 불가에서 내려오는 자비명상이다. 사랑의 감정, 자비의 감정을 연습하는 수행법이다.

　긍정적인 감정인 사랑을 깨울수 있다면 어두움과 밝음이 함께 있을 수 없듯이 사랑의 감정이 내안에서 밝게 빛나기 시작하면 부정적인 감정인 분노와 슬픔, 두려움이 가라앉는다. 자비명상의 처음 시작은 자신이 가장 애처롭고 불쌍하게 여길 수 있는 무엇을 떠올린다. 그것이 동물이건 식물이건 사람이건 어떤 것이라도 상관없다.

　아잔 브람 스님의 '놓아버리기'에 나오는 내용을 보면 아기 고양이를 예를 들고 있다. 비를 맞고 떨고 있는 길 잃은 아기 고양이를 떠올려 보자. 이 아기 고양이는 이미 오래 먹지 못했고 지쳐 있으며 너무 약해져서 내가 돌보아 주고 사랑해 주지 않으면 죽을 수 밖에 없는 운명이다.

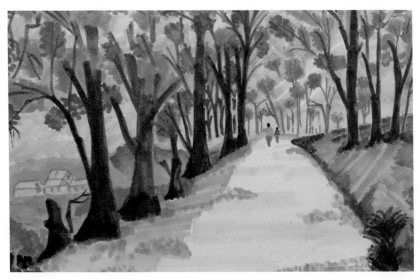

나는 이 아기 고양이에 대해 불쌍히 여기는 마음을 만든다. 자비의 마음을 성냥으로 마른 풀에 불을 붙이듯이 작은 불길이지만 서서히 붙여서 키워 나가는 것이다. 이제 이 불길이 커지면 사랑과 자비의 마음을 점차 확장하여 내가족 내 이웃으로 키워간다.

불꽃이 커져 무엇이든 다 그 안에서 불을 붙일 수 있을 정도가 되면 물 묻은 장작까지도 태울 정도가 되면 이제는 나에게 상처를 주고 고통을 준 사람이나 사건을 사랑한다.

그리고 가장 마지막에는 자신에 대한 사랑을 한다. 자신에 대한 사랑이 그만큼 어렵다. 자신의 잘못을 너무도 자신이 잘 알기에 그렇다. 하지만 반드시 자신을 사랑해야 한다. 이것이 끝나야 자비명상이 마무리 된다.

매일 생기는 암 세포를 면역계가 제거한다

암이 신체 내에서 발견될 정도로 몸안에서 성장하려면 대개 수십 년 간의 세월이 걸리는 매우 긴 여정이다. 신체 내에서는 매일 암 세포가 생기지만 우리 면역체계가 효과적으로 암 세포를 제거하고 있다.

나이가 들어감에 따라 매일 생기는 암 세포는 늘어만 간다

나이가 들어감에 따라 우리 몸의 더 많은 조직에서 더 많은 암 세포들이 발생해 간다. 나이가 들어감에 더 많은 돌연변이 형질이 유전자 내에 축척되어 정상세포가 암 세포로 변할 가능성이 점차로 커져 가는 것이다.

이런 돌연변이 형질이 핵 내에 축척되어 가는 양상은 각 사람마다 다 다르다.

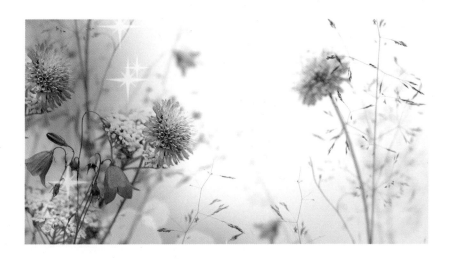

제 15장 _ 태양과 암

태양(太陽, SUN)

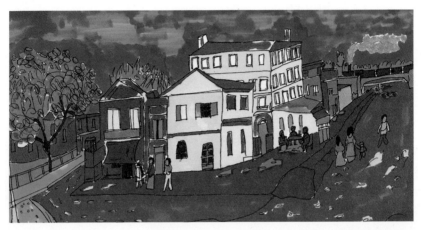

빈센트 반 고흐의 〈노란집〉(1888년)

태양은 태양계를 거느리고 있는 유일한 별(Star)이다. 지구에서 가장 가까운 별이다. 태양은 원자 핵융합으로 에너지를 생산한다.

태양은 태양의 중심핵에서 초당 약 5억톤의 수소를 핵융합(Nuclear fusion)시킨다. 태양은 지름이 지구의 109배로 약 139만 킬로미터이며 무게는 지구의 33만배 정도이다. 태양은 3/4은 수소 1/4은 헬륨 나머지는 산소와 탄소 등으로 구성되어 있다. 태양은 백색광을 낸다.

지구에서 보면 지구대기 때문에 태양이 노란색으로 보인다. 지구에서 1억 4,960만km 떨어져 있다. 온도의 국제 단위는 켈빈(k)이다. 절대온도 k는 켈빈 경(Lord kelvin:1824~1907)에서 온 k이다.

섭씨 0도는 절대온도로 273.15k이다. 절대온도의 의미는 영하 273.15도에서는 분자운동이 없는 상태라는 것이고, 그 이하의 온도는 지구상에 없다는 것이다.

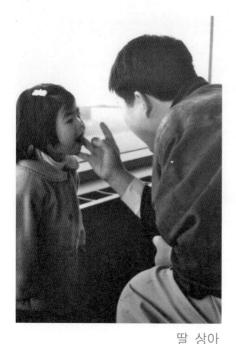
딸 상아

그 온도를 절대온도 0이라고 한다. 태양은 가까운 곳에서 발생한 하나 혹은 그 이상의 초신성(Supernova)의 폭발로 태양이 탄생되었다고 추측한다.

태양계에는 금이나 우라늄 같은 무거운 원소가 풍부한데 이는 초신성의 폭발시 핵반응으로 만들어졌거나 핵 변환으로 생성된 것으로 생각된다.

태양 중심부에서 일어나는 핵융합에 의해 생성되는 에너지는 m³당 276.5와트 정도이다. 1마리의 말이 평균적으로 낼수 있는 일률이 1마력이라고 한다. 이것은 735.49875 와트(0.735kw)이다.

따라서 태양의 에너지 발생 효율성은 낮다. 그래도 막대한 에너지를 태양이 낼 수 있는 것은 태양의 크기 때문이다. 태양은 태양계 전체 무게의 99.86%를 차지하고 있다. 우리 우주의 85%는 태양보다 작고 어두운 적색 왜성으로 되어 있다.

태양은 이보다 큰 주계열성 별이다. 핵 융합 작용으로 풀려난 고 에너지 양성자인 감마선이 태양 표면까지 가는데는 1만에서 1만 7천년이라는 기간이 걸린다. 광자(빛)는 가시광선 형태로 태양을 나온다.

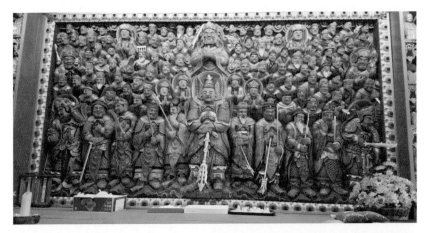

한라산 영실의 사찰

　우주로 나오기 직전의 광자는 수백만 개 형태의 빛으로 변한다. 태양
핵 바로 위의 태양 반지름의 25%~70%에 이르는 지역은 내부 물질이
농축되어 뜨거운 열을 낸다. 이 열이 태양 밖으로 방출되고 복사된다.
　태양의 표면은 온도가 5,700k정도이며 밀도는 지구 공기밀도의 1만
분의 1정도인 0.2g/m³이다. 대류층에서는 상승류가 발생하여 다이나모
(Dynamo)가 생겨난다. 다이나모(Dynamo)는 태양에 남극과 북극을 만든
다. 다이나모(Dynamo)는 지구나 태양이 자기장을 띄게 되는 원인을 설
명하는 이론이다. 광구는 우리눈에 보이는 태양의 표면을 이르는 말이
다. 가시광선 에너지는 광구를 벗어나 우주로 뻗어나간다. 우리 눈에 보
이는 가시광은 전자가 수소원자와 반응한 결과 수소 이온이 만들어지면
서 나타난다. 태양의 상층부가 더 어둡게 보인다. 광구는 500km에 이른
다. 대기 흑점은 나비형태로 생긴다. 적도에서 ±30°내에생긴다. 흑점이
나타나지 않은 시기에 소빙하기가 지구에 나타났다.

광구위에 있는 태양 대기는 극저온층, 채층, 천이영역, 코로나, 태양권으로 나뉘는데 외곽대기인 태양권은 명왕성 궤도 넘어까지 뻗어있다. 코로나(Corona)에서는 2천만도에 육박하는 온도지역이 있다.

태양은 주계열성 별이다

태양(Sun)은 핵에 있는 수소가 핵 융합하는 주 계열성 별이다. 시간이 지나면서 태양은 커진다. 약 50억 년 정도 지나면 지구도 태양 내로 들어간다. 태양의 100배, 200배 되는 별들이 초기 우주에 많이 존재했고, 이렇게 큰 별들은 짧은 시간 내에 폭발하여 블랙홀(Black hole)이 되었다.

별의 구성원소

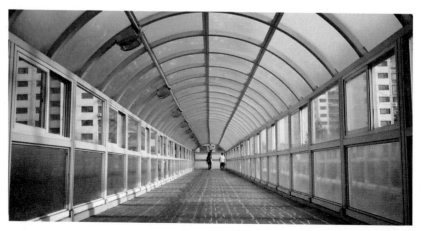

서빙고역

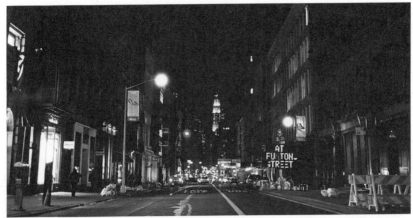
동경의 밤

우리 태양은 지금 거의 대부분 수소(Hydrogen, 기호H)이지만 나중에 헬륨(Helium, 기호He)이 많아진다. 큰 별의 원소 구성을 보면 가장 안쪽이 Fe(철)이고 그 다음이 Si(규소), 그 다음이 O(산소), 그다음이 C(탄소), 그 다음이 He(헬륨) 그 다음이 H(수소)이다. 헬륨(He)과 헬륨(He)이 결합하여 베릴륨(Be)이생성되고 이것이 다음 단계의 원소들을 만든다.

초신성(Supernova)

초신성(Supernova)이 폭발하여 우주에 원소들을 흩뿌리고 이것이 다시 별을 만들었다. 이 초신성은 에너지가 너무 커서 1개의 초신성이 폭팔하면 은하 1개 전체에 맞먹는 밝기로 수주 혹은 수개월까지 우주를 밝힌다. 이 짧은 기간동안에 초신성이 우주를 밝히는 빛은 수백억 년 동안 태양의 빛을 다 합친것 만큼의 빛을 발산한다.

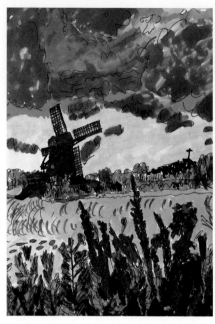

풍차와 교회

우리 은하에서는 케플러 초신성이 발견되었다. 태양의 질량이 지구 질양의 33만배 정도 된다 했는데 태양의 100배의 크기이면 지구(Earth)의 천만 배 이상의 크기의 별이 존재한다는 것이다.

우리 은하에 1000억 개의 별이 있고 지구는 태양이라는 별을 도는 혹성(Planet)일 뿐이다. 이런 작은 지구에서 우리의 존재에 대한 생각을 하면 겸손해지지 않을 수 없다. 가진 것이, 아는 것이 아주 미미한 것이 아니겠는가. 숭산 스님의 **"오직 모를 뿐"** 소크라테스의 **"내가 아는 것은 오직 하나, 내가 모른다는 것이다."** 의미가 새삼 다가온다.

오존층(Ozone layer)은 약 6억 년 전에 지구내에서 발생한 풍부한 산소가 농축되면서 생성되었다. 이 오존층은 태양에서 오는 자외선이 지구 표면에 닿기 전에 어느 정도 차단하는 보호막으로 작용한다.

오존층이 파괴되면서 많은 양의 자외선이 지구 표면에 도달하게 되고 지구 표면에 도달한 많은 양의 태양광자는 세포의 유전자와 반응한다.

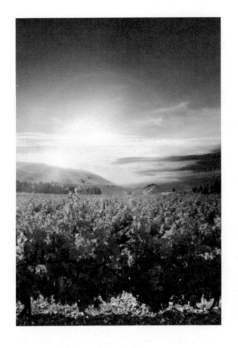

유전자 DNA의 염기들은 수소결합이라는 비교적 약한 결합으로 서로 연결되어 있다. 태양의 광자 에너지가 들어와서 이 수소 결합을 더 강력한 결합력이 있는 공유결합으로 만든다.

이렇게 태양의 자외선 광자에 의해 만들어진 공유결합으로 결합되어 있는 염기에서는 돌연변이가 잘 생긴다. 광자에 의해 암 억제 유전자인 P^{53}유전자에 돌연변이가 유발 될 수 있다. 자외선을 많이 쬔 피부에 피부암이 유발되는 것이 P^{53}유전자의 돌연변이와 연관된다. 자외선의 강도는 적도 부근으로 갈수록 강해진다.

위도와 피부암

위도가 내려 갈수록 피부암의 빈도는 증가한다. 대개 위도가 10도 내려 갈 때마다 피부암 발생빈도는 2배가 된다.

태양광선(太陽光線)

　태양광선은 지구상에 생명을 만들고 유지시키는 에너지이다.

　태양광선에서 나오는 자외선(Ultraviolet rays)은 태양광선 중 눈에 보이는 가시광선보다 파장이 짧은 파장이다. 눈에는 보이지 않는 짧은 파장의 빛으로 파장이 100~380nm(Nano meter)의 전자기파이다.

　이 자외선 파장은 화학작용이 강하다. 그리고 매우 짧은 자외선은 거의 X-ray광선과 같다.

　성층권은 지구대기권 중에서 대류권 위에 위치한다. 성층권은 지상에서 약 10~50km까지 존재하는 대기권이다. 이곳에 있는 오존층은 태양에서 오는 자외선을 흡수한다.

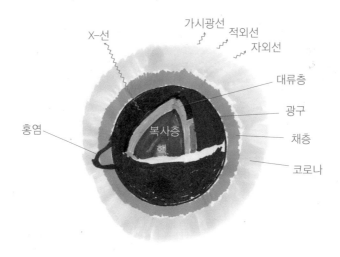

태양(Sun)

방사선은 돌연변이 유도 물질이다

가장 흔하게 접할 수 있는 돌연변이 유도물질 중에는 방사선(Radio active rays)이 있다. 방사능을 가진 원자에서 발생하는 빛이나 물질을 말하는 것이다. 방사능이 인체를 통과하면서 인체 내의 분자와 공명반응을 일으킨다. 이 공명반응에 의하여 세포가 파괴될 수도 있다. 또 방사능이 유전자 내의 DNA 또는 RNA의 수소결합을 자른다. 방사능은 약한 상호작용에 의해서 원자가 붕괴되면서 발생한다.

병원에서 X-RAY를 찍어서 흉부사진이나 척추 사진을 찍는데 이 x-ray(엑스선)은 자외선 보다 파장이 짧은 전자기파이다. 독일의 물리학자 빌헬름 콘라트 뢴드겐이 처음 발견하여 뢴트겐선이라고 부른다.

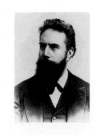

빌헬름 콘라트 뢴트겐(Wilhelm Conrad Röntgen, 1845년 3월 27일~1923년 2월 10일)은 독일의 물리학자이다. 최초의 노벨 물리학상을 뢴트겐은 x-ray선의 발견으로 수상한다. 엑스선은 파장이 짧은 전자기파이기 때문에 물질을 잘 통과한다. x-ray에서 나오는 방사선 물질은 화학적으로 반응성이 있는 이온화 물질이다.

빌헬름 콘라트 뢴트겐

이 화학적으로 반응성이 있는 이온화 물질이 세포내부로 들어가면 전자기 에너지(Electro magnetic energy)를 만들어 내는데, 이 때 발생되는 전자기 에너지는 물(H_2O)에서부터 전자(Electron)를 분리시킨다.

이때 분리된 자유전자에 의해 산화제(Oxidant)가 만들어진다. 이온 에너지인 x-ray는 산화제를 만들어 내어 세포핵 내의 유전자인 DNA와 RNA를 손상시켜 염색체의 변형을 만든다.

원자(Atom)

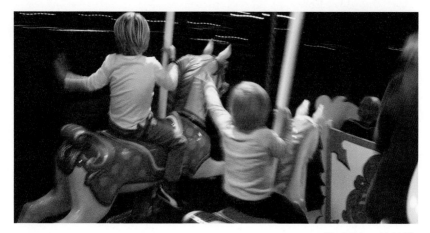

목마타는 아이들

원자는 더 이상 나뉠 수 없는(a:없다(부정), b:toms(쪼갬))이라는 뜻의 그리스어에서 왔다. 원자는 한 가운데 원자핵이 있고 전자가 전자 구름 안에서 돌고 있다. 전자는 빛의 속도로 원자 핵 주위를 돌고 있다. 전자 는 전기적으로 음전기(–)를 띠면 원자핵은 양전기(+)을 띤다.

원자핵은 양성자와 중성자로 되어 있다. 크기로 비교하면 원자핵의 크 기가 농구공만 하면 원자 전체가 차지하는 공간은 서울 정도의 크기이다. 이 공간을 먼지만한 전자가 돌고 있다.

음전기의 전자, 양전기의 원자핵

탄소는 우리가 그냥 C라는 이름을
붙인 것이 탄소인데, 가운데 원자핵
이 있고 그 주위를 전자가 빛의 속도
로 움직인다.

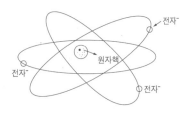

원자

이 전자의 개수에 따라 원소의 이
름이 달라지고 전자는 전기적으로 음전기(-)를 띤다. 양전기(+)를 띠는 원
자핵 속에는 중성자와 소립자, 미립자, 쿼크 등이 있다.

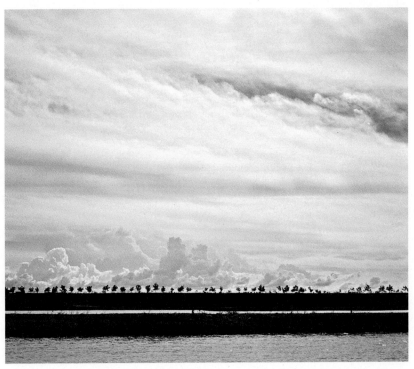

캄보디아 Siem leap

제 16장 _ 암을 억제하는 방법과 물질들

· 세포가 돌연변이 물질에서부터 유전자 DNA를 보호하는
  최고의 방어는 차단이다

· 항산화제는 유전자를 보호한다

· 글루타치온은 활성산소의 독성을 중화시킨다

· 간의 해독과정

· 글루타치온(Glutathione)

· 체온이 유지되면 암이 예방된다

· 유전자를 보호하는 파수꾼 : 효소(Enzyme)

· P^{53} 유전자는 17번 염색체 단완 13.1($_{17}P_{13.1}$)에 위치한다

· 유전자를 수선하는 효소 유전자

· 노화와 효소

세포가 돌연변이 물질에서부터 유전자 DNA를 보호하는 최고의 방어는 차단이다

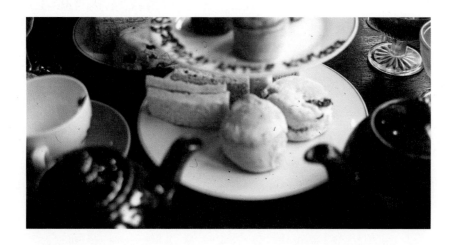

세포가 돌연변이 유발물질로부터 세포를 보호하는 가장 효과적인 방어 기전은 유전자의 DNA를 물리적으로 차단하는 것이다. 예를 들어 자외선으로부터 피부를 보호하기 위해서 멜라닌 색소를 피부에 만들어 낸다.

이 멜라닌 색소가 많은 아프리카 사람들의 검은 피부는 자외선을 차단하여 피부암이 유발되지 않으나 같은 위도에 있는 호주 사람들은 멜라닌 색소가 적어 피부색깔은 하얗고 피부암의 빈도는 높다.

항산화제는 유전자를 보호한다

항산화제는 활성산소로부터 유전자를 보호한다. 비타민 C와 비타민 E, 셀레늄이나 베타카로틴은 음식으로 섭취하는 항산화제이다.

이는 활성산소를 중화시킬 수 있는 능력이 있다. 활성산소 내의 자유전자와 반응을 일으켜 자유전자의 독성을 중화시킨다. 활성산소는 에너지(ATP)를 생성하는 과정에서 발생하고 자외선에 의해서도 발생한다.

그리고 세균을 죽이기 위해서도, 스트레스에 의해서도 발생한다. 이 활성산소가 세포 내 DNA를 공격한다.

글루타치온은 활성산소의 독성을 중화시킨다

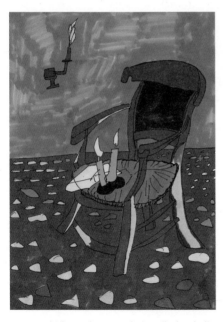

빈센트 반 고흐의 〈고갱의 의자〉

글루타치온(Glutathione)은 반응성이 높은 활성산소가 핵 내의 DNA와 반응하기 전에 반응성을 없애버려서 세포의 유전자를 보호한다. 간에서 생성되는 글루타치온은 발암물질들의 독성을 중화시켜 세포를 보호한다. 몇 몇 암에서는 글루타치온을 생성하는 유전자의 작동을 중지시킨다. 글루타치온(Glutathione)은 간에서 생성되는 가장 강력한 항산화 효소이다.

글루타치온은 간이 해독과정을 하는데 중요한 역할을 한다.

간의 해독과정

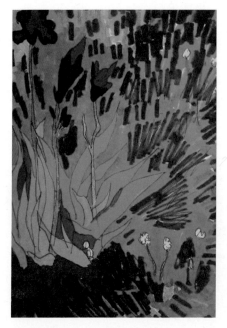

빈센트 반 고흐의 〈붓꽃〉(1889년)

간은 해독과정을 2단계에 걸쳐서 한다. 1단계는 간세포에 존재하는 사이토크롬 450효소로 해독작용을 한다.

우리몸의 대사 산물같은 내부의 독성물질 뿐 아니라 세균의 독소들, 약물들이나 화학물질들 같은 외부에서 들어온 독성 물질들도 중화시킨다.

간의 해독 과정중에 생성된 중간물질은 독성이 더 강할 수 있으므로 2단계 진행이 원활이 이루어져야 한다.

2단계 해독 과정이 원활히 이루어지려면 황 함유 식품, 항산화제의 공급이 필수적이다.

간 해독 2단계에서는 글루타치온과 황을 이용하여 독성물질을 중화시킨다. 이 중화 과정이 접합(Conjugation)이다.

지용성 독성물질을 수용성으로 바뀌어 배출이 쉽게 일어 나도록 유도한다. 이렇게 하여 담즙이나 신장을 통해 배설한다. 지용성 물질을 수용성 물질로 바뀌는데는 글루타치온(Glutathione)과 황산염(Sulfate)이 중요한 역할을 한다.

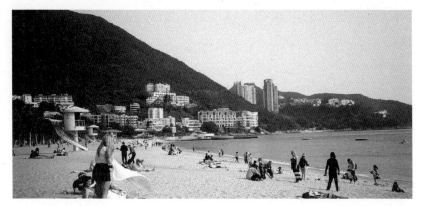

하와이 바닷가

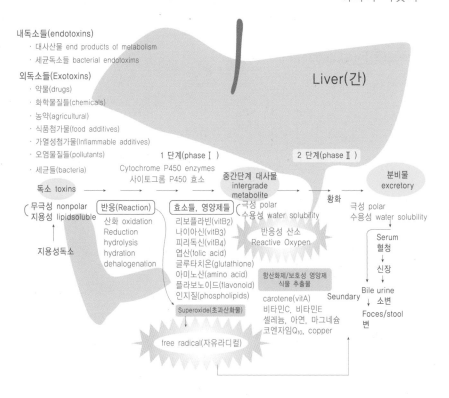

내독소들(endotoxins)
· 대사산물 end products of metabolism
· 세균독소들 bacterial endotoxims

외독소들(Exotoxins)
· 약물(drugs)
· 화학물질들(chemicals)
· 농약(agricultural)
· 식품첨가물(food additives)
· 가열성첨가물(Inflammable additives)
· 오염물질들(pollutants)
· 세균들(bacteria)

Liver(간)

1 단계(phase Ⅰ)　　　　　2 단계(phase Ⅱ)

독소 toxins → Cytochrome P450 enzymes
사이토그롬 P450 효소 → 중간단계 대사물 intergrade metabolite → 황화 → 분비물 excretory

무극성 nonpolar 지용성 lipidsoluble ─ 반응(Reaction) ─ 효소들, 영양제들 ─ 극성 polar 수용성 water solubility ─ 극성 polar 수용성 water solubility

지용성독소

산화 oxidation
Reduction
hydrolysis
hydration
dehalogenation

리보플라빈(vitB2)
나이아신(vitB3)
피리독신(vitB4)
엽산(folic acid)
글루타치온(glutathione)
아미노산(amino acid)
플라보노이드(flavonoid)
인지질(phospholipids)

반응성 산소 Reactive Oxypen

항산화제/보호성 영양제 식물 추출물

carotene(vitA)
비타민C, 비타민E
셀레늄, 아연, 마그네슘
코엔자임Q10, copper

Superoxide(초과산화물)

Serum 혈청
↓
신장
↓
Bile urine 소변
↓
Foces/stool 변

Seundary

free radical(자유라디컬)

간 해독 과정

2단계 해독 과정이 잘 되지 않으면 1단계 해독 과정에서 생성된 중간물질들의 독성이 강하여 이것이 암(Cancer)을 유발시키는 작용을 할 수 있다. 즉 2단계에서 발암 물질의 역할을 하는 과산화물(반응성 산소 중간물)생성이 더 증가할 수 있으니 항산화제나 유기황류의 알릴설파이드(Allyl sulfide), 메틸 설파닐메탄(Methyl sulfonyl-methane)을 섭취한다. 아미노산 종류인 글라이신(Glycine), 타우린(Taurine), 글루타민(Glutamine) 등을 공급하는 것도 중요하다.

글루타치온(Glutathione)

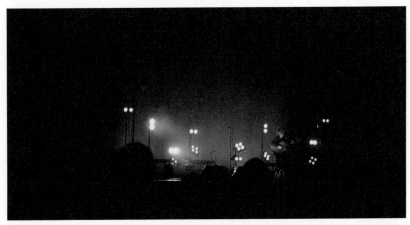

락카페

앞의 그림은 글루타치온의 분자 구조인데 이 글루타치온의 중간부위에 있는 SH라는 설파하이드리기가 산화성이 강한 물질을 중화시켜 더 이상 인체 내에 해를 못 가하도록 한다. 글루타치온은 주사제로도 사용하며, 멜라닌 색소를 억제하여 피부를 하얗게 하는 작용을 하여 미백주사로도 알려져 있다.

글루타치온이 함유된 식품으로는 마늘, 브로컬리, 시금치, 컬리플라워, 양파, 수박, 양배추, 토마토, 아스파라거스, 아보카도 같은 음식이 있다.

핵 내에 DNA의 변형이 왔을때 이것을 고치는 가장 쉬운 방법은 효소를 이용하여 염기에 일어난 화학 반응의 역반응을 일으켜 변형을 정상화시키는 것이다.

앵무새

예를 들어 대장암, 폐암이나 임파암 등에서 유전자 DNA 핵염기에 다른 화학물질이 붙어 암이 발생하는 경우가 있다. 이때 핵염기에 붙어있는 화학물질을 제거하는 효소가 작동하면 염기에 붙어있던 화학물질이 떨어져 나가게 되고 다시 DNA는 정상으로 되어 암발현이 억제된다.

체온이 유지되면 암이 예방된다

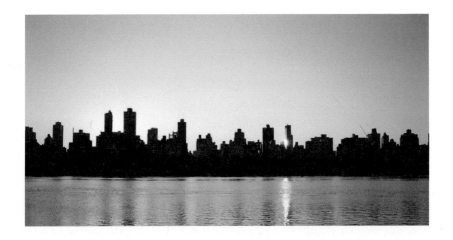

이러한 효소가 제대로 기능하려면 체온이 36.5℃이상으로 유지되는 것이 관건이다. 효소는 낮은 체온보다 37℃정도로 36.5℃ 보다 약간 높은 체온이 유지 될 때 그 반응이 활발하게 일어난다.

암을 예방하는 가장 중요하고 좋은 방법은 체온을 유지 하는 것이다.

유전자를 보호하는 파수꾼; 효소(Enzyme)

이렇게 유전자 DNA에 붙어 유전자를 교란하는 물질을 태워 버리는 효소는 유전자를 보호하는 파수꾼이다.

지방이 산화되면서 만들어지는 과산화물 또한 암 유발 물질이다.

이것을 억제하는 것이 몸안의 효소의 일이다.

효소의 기능을 유지하기 위한 체온을 높여야 한다.

운동이 체온상승에 좋은 방법이다. 수동적인 방법으로는 반신욕, 사우나, 뜸 등의 방법이 있다.

P^{53} 유전자는 17번 염색체 단완 13.1($_{17}P_{13.1}$)에 위치한다

17번 염색체의 단완 13.1(17P 13.1)에 메틸기(CH_3)같은 화학대사물질이 붙은 것을 효소가 제거하지 못하면 정상적인 암 억제 단백질 P^{53}이 생산되지 못하고 기능 이상이 있는 P^{53}이 생산된다.

이것이 암 발생의 가장 큰 원인들 중 하나로 작동하는 것이다.

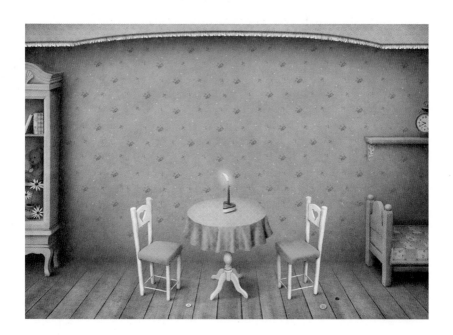

유전자를 수선하는 효소 유전자

이렇게 인간의 유전자를 수선하는 효소 유전자는 2004년도까지 150개 정도 발견 되었다. DNA를 수선하는 효소(단백질)를 만드는 유전자의 이상은 유전자를 정상화시키지 못하게되는데 이것은 급격한 신체의 노화를 가져오게 된다. 사춘기 정도 밖에 안되는 나이 임에도 이런 DNA 수선 결함이 있는 사람은 신체의 여러 군데에 노인의 특성이 나타난다.

노화와 효소

우리 중 누구도 빨리 늙고 싶은 사람은 없을 것이다. 효소의 작용이 튼튼한 사람이 왜 그렇지 않은 사람보다 더 젊음을 유지할 수 있는 지를 위의 내용에서 알 수 있다. 운동을 하거나 반신욕을 하든 정상체온을 유지하는 것이 효소의 활성을 유지하고 이 효소가 DNA를 수선하여 암을 예방하는 것 뿐 아니라 노화의 정도도 늦출 수 있다는 것은 과학적으로 증명된 사실이다.

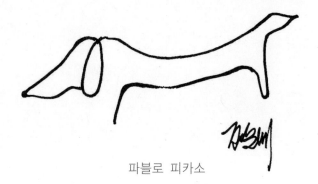

파블로 피카소

제 17장 _ 종양을 이루는 세포들

· 암 덩어리에는 암 세포보다 정상세포가 더 많다
· 종양내 세포의 종류
· 종양은 마치 아물지 않은 상처와 비슷하다
· 근섬유아세포(Myofibroblast)
· 근섬유아세포가 만드는 섬유질은 조직을 단단하게 한다
· 섬유아세포가 만드는 섬유질은 인대와 건을 구성한다
· 인대가 약해지면 관절이 약해진다
· 퇴행성은 근육의 약화에서 시작한다
· 척수는 뇌의 연장이다
· 아탈구(Subluxation)
· 인간은 중력을 이기지 못한다
· 뇌기능이 약해지면 교감신경이 항진된다
· 프롤로테라피(Prolotherapy)
· 내가 졸업한 호주의 RMIT
· 프롤로테라피는 암 치료에도 좋은 치료법이다
· 단단해지는 조직은 나빠지고 있다는 신호이다

암 덩어리에는 암 세포보다 정상세포가 더 많다

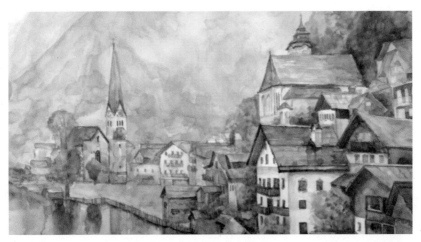

시골교회

　암의 조직을 구성하는 세포들을 살펴보면 종양 덩어리를 이루는 세포 모두가 다 암 세포가 아니라 암 세포가 아닌 수 많은 다른 종류의 세포들이 암 세포들과 어우러져 있다. 유방암이나 위암에서 보면 종양조직의 약 90%가량은 암 세포가 아닌 다른 종류의 세포로 구성되어 있다. 이 암 세포들이 자신의 10배나 되는 규모의 다른 세포들을 데리고 다니는 것은 이 암 세포들이 암 세포끼리뿐 아니라 암 세포가 아닌 다른 세포들과도 서로 대화하고 소통하면서 암을 만들어 간다는 것이다.

종양내 세포의 종류

종양 내의 세포의 종류들로는 섬유아세포(Fibroblast, 콜라겐같은 섬유성분을 만드는 세포), 「내피세포(Endothelial cell, 내면을 덮고 있는 단층의 편평세포, 예)혈관 내피세포」, 혈관주위세포(Pericyte), 근섬유아세포(Myofibroblast, 섬유아세포와 평활근 세포 중간단계의 세포), 지방세포(Fat cell, Adipocyte), 비만세포(Mast cell, 면역세포의 일종/히스타민 분비), 림프구(Lymphocyte) 등 다양한 세포들이 존재한다. 이 세포들은 중배엽(Mesoderm)에서 유래한 세포들이다.

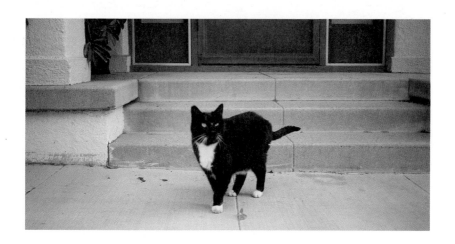

　　신체기관이 발생할 때 배아(Embryo)는 내배엽(Endoderm), 외배엽(Ectoderm), 중배엽(Mesoderm)으로 분화되고 이 배엽에 따라 다시 세포조직들이 발달하는 데 암 세포의 대부분인 표피세포(Epidermal cell, 表皮細胞)는 외배엽에서 유래한 세포이다. 외배엽에서는 표피세포, 신경세포, 뇌세포들이 만들어지고 중배엽에서는 근육, 연골, 뼈, 혈관, 림프계통의 세포들 그리고 혈액세포들이 만들어진다.

종양은 마치 아물지 않은 상처와 비슷하다

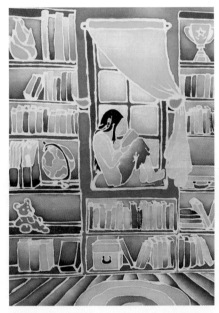

책 읽는 소녀

종양이 형성될때는 마치 아물지 않은 상처와 유사한 점이 많다. 상처가 나면 염증반응이 유발되는데 이때 대식세포(Macrophage), 임파구(Lymphocyte)와 단핵구(Monocyte) 같은 혈액성분과 염증(Inflammation)에 관여하는 호르몬 등이 활동을 개시한다.

이러한 염증반응은 표피세포의 증식을 촉진한다. 상처가 나면 상처가 난 부위로 상처주변에 있는 혈액성분 중 혈소판(Platelet)이 이동한다. 혈소판(Platelet)이 피를 멈추게 하기 위하여 상처 주위에 모여들고 응축 과정이 일어난다. 이렇게 되면 다친 혈관을 막게 되어 출혈을 막을 수 있다.

혈소판은 성장인자(Growth factor)들을 방출할뿐 아니라 상처 주변 혈관을 확장시키는 인자도 분비한다. 확장 혈관에서 분비되는 섬유질이 혈소판을 끈으로 묶듯이 꽉 묶어서 덩어리를 생성하여 상처 부위에서 더 이상의 피가 나지 않도록 막아주는 역할을 한다.

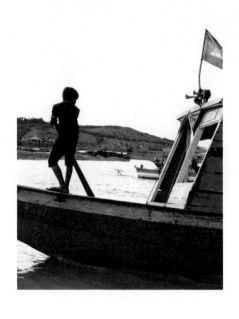

이 혈소판에서 분비되는 성장인자(Growth factor)는 섬유아세포(Fibroblast)을 증식시켜서 많은 섬유질을 만들도록 유도한다.

이 혈소판에서 분비되는 다른 성장인자는 단백질을 분해하는 효소(Enzyme)을 만든다.

이 단백질 분해 효소가 다친 부위 주위를 분해하여 새로운 공간을 확보한다.

상처 부위 공간으로 백혈구와 면역세포등을 끌어 모은다. 이때 모이는 세포는 호중구 백혈구(Neutrophil), 호산구 백혈구(Eosinophil), 임파세포(Lymphocyte), 비만세포(mast cell)들이다.

이 다친 혈관을 치료하기 위하여 동원된 세포들에게는 혈관을 새로 만들 수 있는 인자가 있다. 이 인자들이 다친 혈관으로 분비되어 혈관을 새로 만든다.

이러한 과정의 목표는 다치기 전의 피부와 혈관을 만드는 것이기 때문에 다친 부위 피부는 떨어져 나가야 한다. 다친 피부를 떨어뜨리기 위해 다친 피부를 그 위치에 잡고 있던 조직이 놓아 준다.

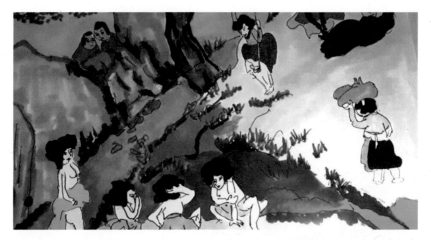

신윤복의 〈단오풍정〉

　이 표피세포는 떨어져 나가고 새로운 표피세포가 다친 부위로 이동하여 그 곳을 채우게 된다. 상처부위 조직에 빠르게 새로운 세포를 채워 넣기 위하여 상처 조직 주변에 있는 정상적인 표피세포를 빠른 속도로 증식시킨다.

　이 표피세포들은 빠르게 성장시키기 위하여 중배엽성단계를 일시적으로 거치게 된다. 암에서는 정상적인 조직과는 다르게 암 안에 있는 혈관들은 투과성이 좋다. 이 혈관 안에 있는 섬유질이 나와서 암 세포와 만나게 된다. 그러면 상처 치유 과정과 같이 성장인자가 분비되고 이 성장인자는 섬유아세포를 자극하여 더 많은 섬유질을 만든다. 근육세포나 섬유아 세포, 림프구 들을 증식시키고 암 조직으로 모이게 한다.

　암이 커질수록 더욱 더 많은 성장인자를 발생시킨다. 이렇게 암 세포에서 분비되는 성장인자는 섬유질을 더욱 많이 만들고 이 섬유질 내로 중배엽 세포들이 모이게 하고 증식하게 하여 하나의 덩어리를 만든다.

근섬유아세포(Myofibroblast)

상처가 난 조직에서는 상처 부위가 더 이상 벌어지는 것을 막기 위한 세포
가 있다.

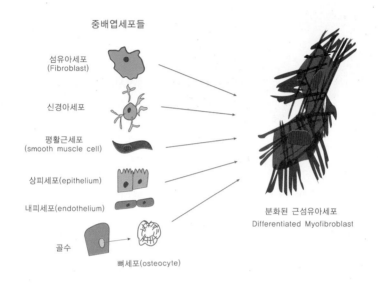

근섬유아세포 전구체들(Myofibroblast progenitors)

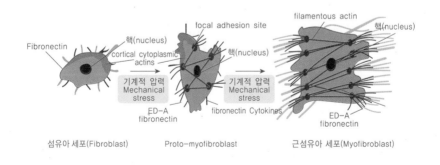

근섬유아세포(Myofibroblast)

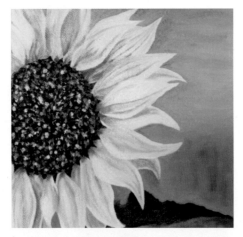
해바라기

근섬유아세포(Myofibroblast)는 상처 부위를 아물게 하기위해 상처 부위를 수축시켜서 더 이상 벌어지는 것을 막는데 이 근섬유아세포가 종양조직에서 많이 보이는 세포이고 이 세포는 섬유아세포(Fibroblast)의 일종이다.

섬유아세포(Fibroblast)는 기계적 압력을 계속받게 되면 proto-myofibroblast를 거쳐 암 조직에서 나타나는 근섬유아세포(Myofibroblast)로 변화한다. 관절주위 인대조직과 근력의 강화는 기계적 압력을 감소시킬 수 있다.

근섬유아세포가 만드는 섬유질은 조직을 단단하게 한다

종양조직 내 밀도가 증가하여 종양 덩어리는 점점 단단해진다. 또한 이 근섬유아세포(Myofibroblast)는 다양한 교원질섬유(Collagen)와 세포내 기질성분(Matrix)을 만들어 낸다.

교원질섬유 성분을 더욱 높은 비율로 만들어내게 되어 세포내 기질성분을 몰아내고 대신 그곳을 섬유질이 차지하게 된다. 이렇게 하여 종양조직이 단단해 지게 되는 것이다. 상처가 나면 이런 과정은 며칠 내에 끝나게 되지만 종양에서는 이런 과정이 몇 달 아니 몇 년이나 긴 시간동안 계속해서 지속적으로 일어난다.

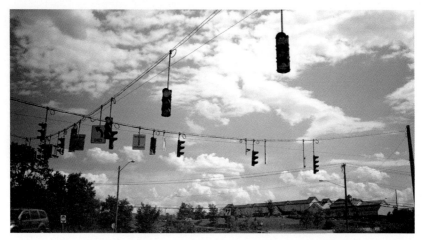

신호등

섬유아세포가 만드는 섬유질은 인대와 건을 구성한다

섬유아세포(Fibroblast)는 우리 몸이 교원질(Collagen)이라는 섬유질을 만들어 내는데 교원질(Collagen)은 인대나 근육의 끝부분인 건(Tendon)의 구성 물질이며 연골의 대부분을 이루고 있는 물질로 우리 몸의 결체조직의 대부분을 이루고 있는 섬유질(Fiber)이다.

인대는 뼈와 뼈를 서로 연결하는 수동적 구조물인데 즉 관절을 그 위치에 있도록 해주는 구조물이다. 그런데 나이가 들어가면서 약해진다.

왜냐하면 노화 작용에 의해서도 그렇게 되지만 살면서 받는 모든 스트레스(정신적, 물질적, 화학적, 전자기적)에 대항하기 위해 부신(Adrenal gland)에서 만들어내는 부신피질호르몬(Cortisol)에 의해서도 약해진다.

인대가 약해지면 관절이 약해진다

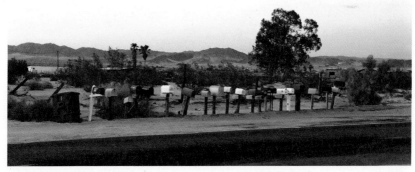

우체통

그렇다고 골격구조가 무너져 내릴 수는 없는 것인데 안 무너져 내리려면 인대에 힘이 빠진 것 대신에 근육에 힘이 들어가야 하고 계속 근육에 힘을 주고 있어야 하니 내 몸에서 사용할 수 있는 에너지원은 한정되어 있고 정작 중요한 곳에 사용하여야 할 에너지는 줄어든다.

퇴행성 변화는 근육의 약화에서 시작한다

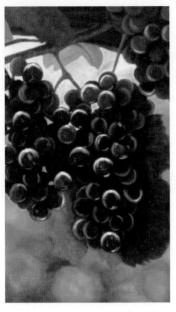

근육이 약해지면 관절 즉 뼈는 퇴행하기 시작한다. 뼈가 퇴행하여 근육이 약해진 것을 보상한다. 뼈가 퇴행한다는 것은 두꺼워지는 것인데 이렇게 되면 척추에는 척추협착증이 생긴다. 무릎이나 어깨 등에는 퇴행성 관절증이 오게 된다.

척수는 뇌의 연장이다

포도

특히 척추는 그 안에 뇌의 연장인 척수(Spinal cord)를 담고 있는 구조이며 근육과 내장의 모든 것을 뇌와 연결하여 최적의 건강상태를 유지하기 위해 서로 소통한다. 척추의 위치를 잡아주는 인대가 약해지면 척추가 불안정해지고 틀어지는 경우가 허다하다.

아탈구(Subluxation)

아탈구(Subluxation)라 하여 위아래의 척추의 정렬이 안 맞게 되면 척추에서 나오는 운동신경이나 자율신경, 감각신경에 압력이 가해지고 이것이 뇌와의 소통을 교란시키고 통증과 장기기능의 약화를 초래한다.

인간은 중력을 이기지 못한다

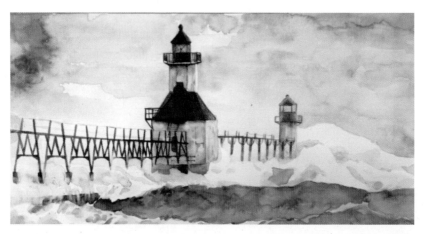

바닷가 등대

중력은 아탈구 된 척추 부위에 더 많은 힘을 요구하고 주위 근육은 중력에 저항하여 더욱 긴장하게 된다.

이때 2가지 과정이 일어나는데 첫번째는 무한정 힘을 주고 있을 수 없으니 뼈가 커져서 그 아탈구(Subluxation) 부위를 안정시키는 퇴행성 변화가 뼈에 일어난다.

두번째는 관절주위의 근육이 딱딱해지는 병리학적 과정이 진행된다.

아탈구 부위를 고정시키는 방법을 인체는 선택하게 되는데 근육에 섬유질의 양을 늘려서 근육을 딱딱하게 만들어 척추를 고정시킨다. 이 두 방법 모두 건강에는 많은 악영향을 주게 된다. 뇌의 가장 큰 기능중 하나는 뇌가 신경을 통하여 그 신경과 연결된 조직들이 긴장하는 것을 억제하여 따뜻하고 부드럽게 하는 것이다.

뇌기능이 약해지면 교감신경이 항진된다

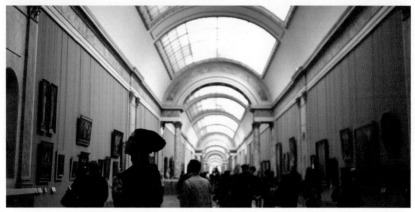

박물관

즉 교감신경이라는 흥분신경을 억제하는 것이다. 이 교감신경이 억제되지 않으면 교감신경이 조직을 긴장 시키고 또한 근육을 수축시킴으로 인하여 조직의 에너지 소모를 증가시킨다.

또한 혈관을 수축시켜 혈액의 순환을 방해한다. 혈액 순환이 안되면 조직에 산소가 부족해진다. 결국 조직은 지치고 약해진다. 약해진 조직은 기능적 결함이 생기고 이것이 오래 진행되면 병리적인 결함이 생긴다.

결국 암같은 질병으로까지 진행된다.

프롤로테라피(Prolotherapy)

프롤로테라피는 영어로 Prolotherapy인데 Prolo는 Proliferation의

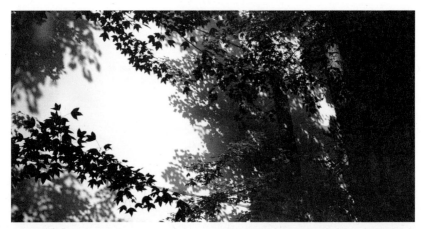

햇살(우리집 아파트 벽)

줄임말이다. Proliferation은 증식이라는 뜻이고, Therapy는 치료라는 뜻으로 서로 합치면 증식치료라는 뜻이 된다. 이미 1930년대에 미국의 의사 Heckett 박사에 의하여 관절인대에 염증반응을 유도하여 약해진 인대를 강하게 하는 치료가 되었다.

프롤로테라피는 약해진 인대나 근육의 건을 강화시킴으로 요추디스크나 경추디스크, 퇴행성 무릎질환, 퇴행성 어깨등을 치료한다. 특히 턱관절 치료를 다른 치료와 병행하여 좋은 효과를 낼 수 있다. 암 환자들에 있어 염증반응이 일어나는 것을 조심해야 하지만 이 치료법에 의하여 일어나는 초기 2~3일 간의 염증반응은 걱정할 일이 아니다.

관절과 근육의 기능이상과 구조적 결함으로 인한 계속적인 염증반응 또한 암의 원인이기 때문이다. 구조(Structure)는 곧 기능(Function)이다. 자세가 나빠지면 기능이 나빠진 것이다. 환자에 있어 약해진 관절은

자세에 이상을 가져오고 이 자세가 잘못되면 뇌기능이나 내부 장기기능
이 나빠진다. 뇌기능이 나빠지는 것 또한 암의 원인이다.

　뇌가 교감 신경을 억제하여 혈액 순환을 시키고 각 장기에서 올라오
는 신호를 통합하여 원활한 균형을 유지시켜 주어야 한다.

내가 졸업한 호주의 RMIT

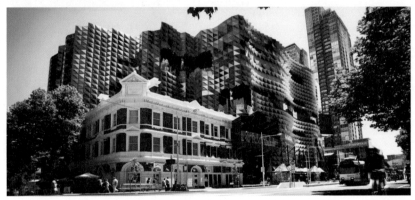

호주 멜버른

　호주 멜버른에 있는 RMIT(Royal Melbourne Institute of Technology)는
1887년도에 개교하였다. 멜버른에 위치하고 있는 이 대학은 호주 제일의
공과 대학과 디자인 학과를 가지고 있는 호주 국립대학이다.

　나는 이 대학 척추신경과에 재학 중이던 시절, 이 치료법을 알게 되었
고 프롤로테라피가 운동으로 강해지기 어려운 척추 주위조직의 강화에
크게 도움이 된다는 판단으로 1998년 경부터 이 치료법을 국내에서는 처
음으로 시작하였다.

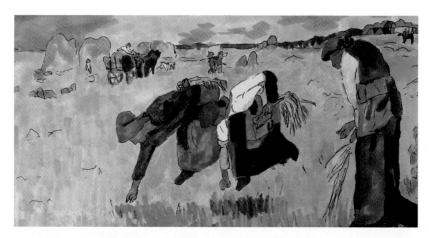

밀레(Jean francois Millet)의 〈이삭 줍는 여인들〉(1857년)

환자들에게 이 치료법을 설명하는 것도 하나의 일이었다. 왜냐하면 무엇이든 처음 하는 일은 어려움이 따르는 일이다. 모르는 치료법이기 때문에 자료를 만들고 설명서를 나눠 주면서 치료를 시작했다.

프롤로테라피는 암 치료에도 좋은 치료법이다

이 치료법의 좋은 점은 정확한 위치만 찾을 수 있다면 부작용 없는 안전한 치료법이라는 것이다. 다른 약물같이 인공적이기보다는 포도당을 이용한 자연치료법에 가까웠다. 그래서 나는 이 치료법이 더 좋았던 것 같다. 하지만 프롤로테라피도 단점이 있는데 주사를 맞은 부위가 며칠간 아프다는 것이다. 병원을 방문한 환자들은 아파서 왔는데 치료받고 가면 더 아프니 병원으로 항의 전화도 많이 받았다.

물론 이 주사를 맞고 나면 많이 아플 것이지만, 며칠 후 부터는 주사 맞은 주위에서 콜라겐이 형성되기 시작하여 결국 그 주위가 강해져 통증이 개선될 것이라고 설명을 하지만 집으로 돌아간 환자분들은 주사 맞은 부위가 너무 아프니 걱정이 되어 병원에 전화하는 환자들이 있었다.

　하지만 처음 며칠 일어나는 염증반응이 있어야 제대로 인대가 형성되고 건(근육의 끝 부위)이 형성되어 관절을 제대로 안정시킬 수 있는 것이기에 나는 환자분들에게 되려 아픈 것이 더 치료가 잘 된것이고, 며칠 기다리면 아픈 것은 가라앉을 것이고 치료 효과도 좋을 것이라고 얘기하고 그런 반응이 있었던 환자들 대부분은 나중에 내게 고마워할 정도로 치료 효과가 좋았다.

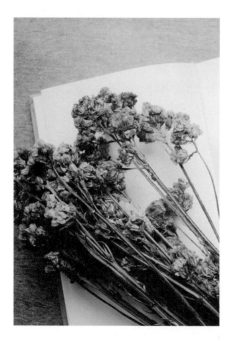

　관절구조의 이상은 지구의 중력에 저항하게 되고 저항하면 할수록 인체의 에너지 소모는 커진다.

　인체 내에서 사용할 수 있는 에너지는 한정되어 있는데 신체구조이상 때문에 에너지 소모가 계속적으로 끊임없이 발생한다면 이것만한 인체의 면역력 감소도 없을 것이다.

매일 담배를 피우는 것이 암 발생의 큰 원인이 되듯이 신체구조 이상 또한 그에 못지 않는 암 발생의 원인이다.

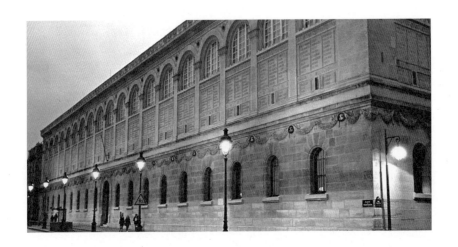

단단해지는 조직은 나빠지고 있다는 신호이다

종양조직에서 나타나는 단단함은 프롤로테라피에서 작용하는 섬유아세포(Fibroblast)가 아닌 근섬유아세포(Myofibroblast)가 작동하여 생산된 섬유질이 인대나 건이 아니라 조직에 축적되고 또한 다양한 중배엽성물질이 조직 내에 많아지기 때문이다.

우리가 일반적으로 몸을 만져보다가 딱딱한 덩어리가 만져지면 암을 의심하게 되어 검사를 해보는 경우같이 조직이 단단해 지는 것은 나빠지고 있다는 경고이다.

이렇게 과도하게 증식된 근섬유아세포는 섬유질뿐만 아니라 상피세포를 과도하게 증식시키고 이 과도하게 증식된 상피조직에서 종양이 발생하도록 유도한다. 뿐만 아니라 종양이 발생된 곳에 근섬유아세포(Myofibroblast)가 존재해야 암이 커지게 된다.

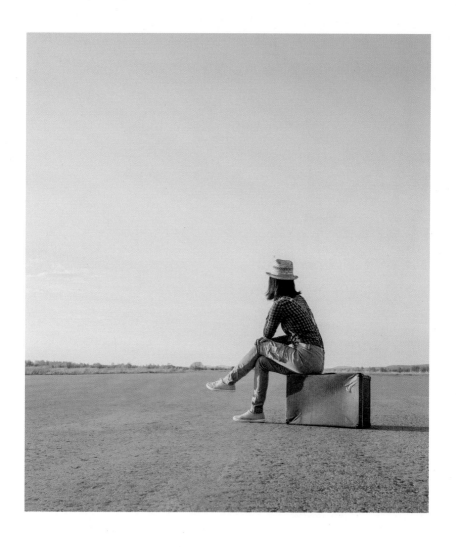

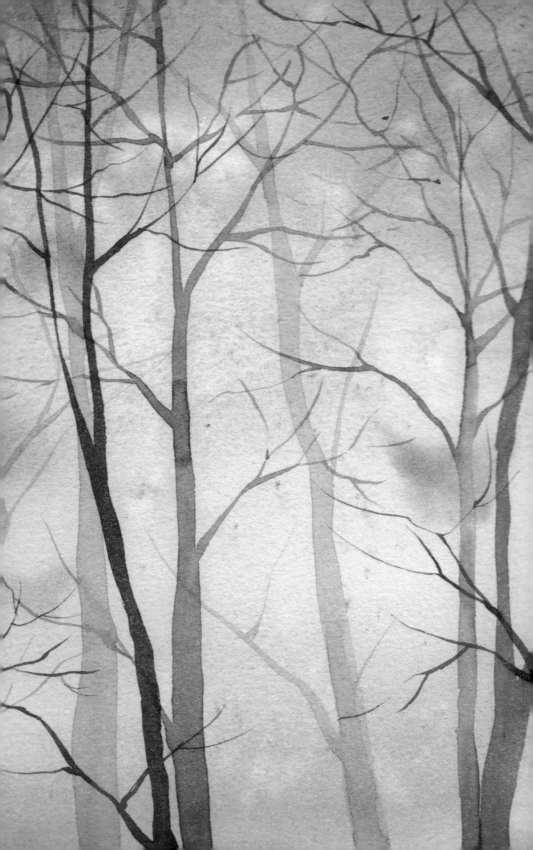

제 18장 _ 암과 면역

- 마크로파지(Macrophage)
- 항원을 제시하는 대식세포와 수상돌기 세포
- 항원(Antigen)의 종류
- 분자량 500달톤이 되야 항원이다
- B 임파구는 항원에 맞는 항체를 만든다
- 암 연관 대식세포(Tumor Associated Macrophages, TAMS)
- 종양은 산소가 결핍된 조직에서 발생한다
- 암 연관 대식세포(TAMS)는 정상조직을 파괴한다

마크로파지(Macrophage)

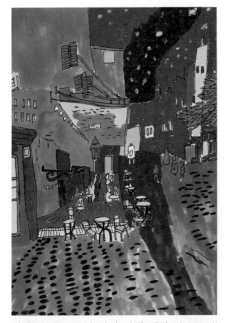

빈센트 반 고흐의 밤의 카페 테라스(1888년)

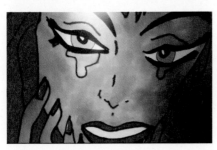

로이 리히텐슈타인의 행복한 눈물(1964년)

우리 몸의 면역세포 중 '마크로파지(Marophage)'라는 아베바성 세포가 있다. 이 세포를 대식세포라고 부르는데 몸에 들어온 세균을 많이 잡아먹는 대식가라 하여 붙여진 이름이다. 뼈안에 있는 골수(Bone marrow)에서 만들어지는 단핵구(Monocyte)가 조직으로 들어간다. 조직으로 들어간 단핵구는 우측 그림과 같은 모양의 아베마 형태를 띠게 된다.

이 아메바 형태를 띤 단핵구를 대식세포라 하며 세균같은 이물질을 잡아 먹는다. 폐 조직에 있는 대식세포는 그냥 마크로파지(Macrophage)라 하고, 간에 있는 대식 세포는 쿠퍼 세포(Kupffer cell), 비장에서는 수상돌기 세포(Dendrite cell)라 부르게 되는데 이 같은 대식세포는 외부에서 들어온 병원균을 잡아먹고 분해하는 역할을 한다.

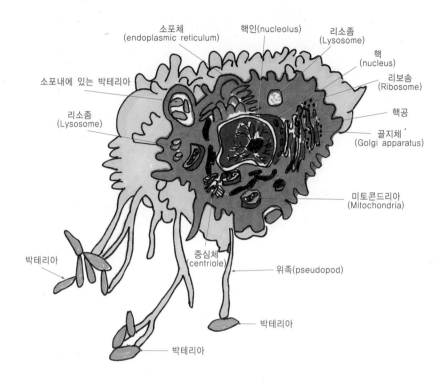

소포체
(endoplasmic reticulum)

핵인(nucleolus)

리소좀
(Lysosome)

핵
(nucleus)

소포내에 있는 박테리아

리보솜
(Ribosome)

리소좀
(Lysosome)

핵공

골지체
(Golgi apparatus)

미토콘드리아
(Mitochondria)

박테리아

중심체
(centriole)

위족(pseudopod)

박테리아

박테리아

암 연관 마크로파지(Tumor associated macrophages, TAMS)

항원을 제시하는 대식세포와 수상돌기 세포

항원은 세균이나 바이러스에서 유래한 독성물질인데 이 독성물질을
대식세포는 자신의 표면에 붙인다. 대식세포는 항원에 대한 이름표를 만
들어 표면에 돌출시켜 놓는다. 대식세포는 각각의 세균에 맞게 항원인식
표를 자신의 표면에 돌출시켜 놓는다.

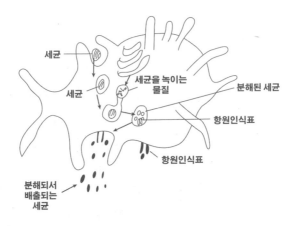

세균

세균

세균을 녹이는 물질

분해된 세균

항원인식표

항원인식표

분해되서 배출되는 세균

대식세포(Macrophage)

항원(Antigen)의 종류

항원(Antigen)이라는 것은 인체에 들어와 면역반응을 일으킬 수 있는 외인성 항원(Exogenous antigens), 내부에서 발생한 내인성 항원(Endogenous), 자기 자신을 적으로 간주하는 자가항원(Autoantigens), 그리고 종양세포가 제시하는 종양 항원(Tumor antigens)이 있다.

분자량 500달 톤이 되야 항원이다

분자량이 500달 톤은 넘어야 면역반응을 일으켜서 항원이 된다.

대식세포가 세균을 소화한 후 주 조직 적합성 복합체(MHC, Major Histocompatibility Complex)를 붙여서 대식세포 표면에 돌출시켜 놓은 것이 항원 인식표다. 이렇게 하여 다음번에 같은 종류의 세균이나 바이러스가 들어올 것에 대비한다.

B 임파구는 항원에 맞는 항체를 만든다

면역세포 중 B 임파구 세포가 인식표에 맞는 항체(Antibody)로 변화하여 다음번에 같은 종류의 세균이나 바이러스가 들어오면 적으로 인식하여 면역반응을 일으킨다.

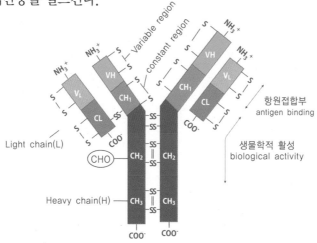

항체(Antibody)가 하는 일

① 직접적으로 세균을 죽임(Direct antimicrobial activity)

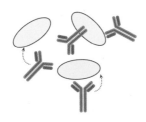

② 항체의존성 세포독성(Antibody-dependant cell cytotoxicity)

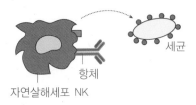

③ 세균이나 독소중화(Neutralization)

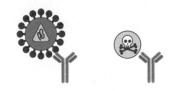

④ 염증반응으로부터 세포 보호

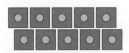

⑤ 면역조절 ⑥ 산화제를 생성하여 세균이나 암 세포를 공격함

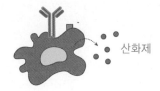

⑦ 옵소닌 작용(Opsonization)

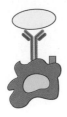

항체가 병원체나 암 세포에 부착하여 대식세포로 하여금 포식작용을 하도록한다.

⑧ 보체의 활성화(Activation of complement)

병원체를 제거하는 면역작용을 돕는다.

암 연관 대식세포(Tumor Associated Macrophages, TAMS)

골수에서 나온 단핵구 세포를 암 세포가 자신의 암 조직 내로 유도하여 대식세포로 분화하도록 한다. 이런 대식세포를 암 연관 대식세포(Tumor Associated Macrophages, TAMS)라 한다.

암 조직은 많은 단핵구(Monocyte)를 자신의 내부로 끌어들이고 대식세포로 변화시킨다. 왜냐하면 신생혈관을 많이 만들어 자신을 먹여 살릴 영양분을 끌어 들어야 하기 때문이다.

이 대식세포가 얼마나 많이 있느냐에 비례하여 미세혈관의 밀도가 늘어난다. 대식세포에서 분비되는 신생혈관유도물질(VEGF, interleukin-8등)은 종양에 영양공급을 하는 신생혈관을 만든다.

종양은 산소가 결핍된 조직에서 발생한다

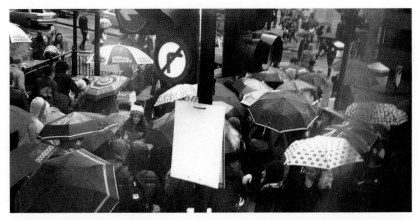

뉴욕 타임스퀘어의 비오는 날

특히 종양은 산소가 적은 지역에서 발생하고 이 저산소지역으로 종양세포는 대식세포를 유도한다. 이 대식세포는 산소가 적은 저산소 상태에서도 살 수 있고 이 지역으로 들어온 대식세포에서 분비되는 혈관 성장인자(Vascular Endothelial Growth Factor, VEGF)는 신생혈관을 만들어내어 산소가 많은 피를 종양의 저산소 지역으로 끌어 들여서 종양이 커지도록 한다. 만약에 종양이 커지는 속도를 혈관신생이 받쳐주지 못하면 종양세포는 성장하지 못한다.

암 연관 대식세포(TAMS)는 정상 조직을 파괴한다

또 이 대식세포가 종양에서 하는 다른 중요한 기능이 있다. 이 대식세포는 암이 커지게 하기 위해서 정상적으로 있는 세포조직을 파괴한다. 또한 암이 빠르게 자라도록 분열 촉진물질도 같이 분비한다.

원래는 이 대식세포가 암 세포를 이물질로 인식하여 잡아먹어 소화시키는 기능을 하는 것이 대식세포가 하는 정상 기능이다. 종양이 발생된 경우에는 이 대식세포는 암 세포를 죽이기에는 역부족이다. 오히려 암 조직은 일부의 대식세포를 포섭하여 자신에 유리한 작용을 하도록 유도하고 암 세포를 죽이는 대식세포의 기능은 마비시키는 방법을 사용하여 암 조직을 키워 나간다.

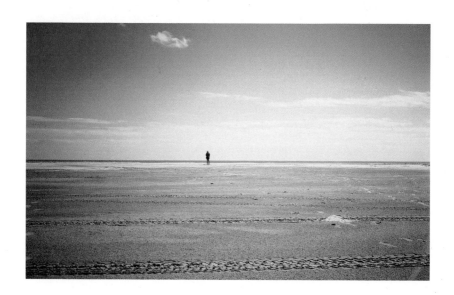

제 19장 _ 암과 혈관 그리고 임파

- 종양이 자라기 위해서는 혈관으로부터 0.2mm이내를 유지해야 한다
- 모든 세포는 모세혈관과 연결되어 있다
- 혈관구조는 이미 유전자에 의해 결정된다
- 종양에 존재하는 근육섬유아세포(Myofibroblast)는 신생혈관을 만든다
- 종양내 혈관은 누수가 잘된다
- 임파부종의 생성원리
- 임파관과 혈관은 서로 형제이다
- 모세혈관에서부터 0.2mm이상 벗어나면 암 세포는 세포자살 프로그램(Apoptosis)이 작동된다
- 처음에는 종양에 공급되는 모세혈관을 정상조직에서 만든다
- 원발장소에서 암이 성장하고 있으면 전이된 곳에서의 암은 성장하지 못한다
- 외과적으로 원발상 암을 제거하면 전이된 곳의 암이 성장을 개시한다
- 신생혈관에 사용하는 약물은 내성이 생기지 않는다; 신생혈관도 정상혈관이다
- 암 조직 내의 혈관내피세포의 수명은 몇주이다

- 정상조직 내의 혈관내피세포의 수명은 수백 일에서 약 7년에 이른다
- 약물은 빠르게 분열하는 암 조직 내의 혈관세포에 주로 작용한다
- 혈관에 대한 치료가 방사선 치료의 성공여부를 결정한다
- 인체의 장기조직들은 생존을 위해 서로 계속 상호소통한다
- 암 세포도 성장하려면 정상세포의 도움을 받아야 한다
- 대식세포는 혈액속의 혈관내피 세포를 종양조직으로 끌어당긴다
- 고형암 내에 있는 모세혈관의 밀도를 측정하는 것으로 암의 예후를 유추한다
- 원발성 종양조직은 단핵구를 자신 내로 끌어들여 대식세포로 변화시킨다
- 비만세포(Mast cell)는 알러지의 주역이다
- 우리 인체 내에는 약 500여 개의 임파절이 존재한다

종양이 자라기 위해서는 혈관으로부터 0.2mm이내를 유지해야 한다

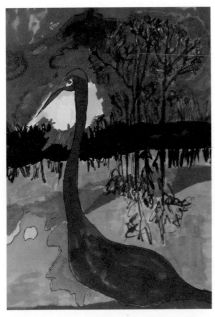

저녁노을 속의 두루미

종양세포가 자라나기 위해서는 혈관으로부터 0.2mm이내에 위치하고 있어야 혈관에서부터 산소를 공급받을 수 있다. 만약 0.2mm이상으로 떨어지게 되면 산소공급이 잘 되지 않아 종양세포는 저산소증이 오게 되고 이것이 계속되면 세포가 죽게 된다. 정상 세포 중에 산소가 많이 필요한 세포는 확산이 아니라 모세혈관에서 직접 세포로 혈액이 공급되어 산소를 전달 받아야 한다. 이런 경우에는 산소나 영양소를 확산에 의해 전달하기보다는 직접 전달해야만 세포의 신진대사에 맞게 산소와 영양분을 공급받을 수 있기 때문이다. 확산으로 그 세포가 필요로 하는 산소와 영양분을 공급받으면 부족하기 때문이다.

모든 세포는 모세혈관과 연결되어 있다

모든 세포는 치밀하고 촘촘하게 엮여있는 이 모세혈관의 그물형태의 망과 모두 연결되어 있어야 한다. 세포가 살아가기 위한 영양분과 산소를 공급받고 세포가 배출하는 이산화탄소와 찌꺼기를 혈관으로 배출해야 하기 때문이다. 혈관이 조직이 성장함에 따라 같이 성장하는 것은 조직이 살아가는 것에 절대 조건이다.

혈관구조는 이미 유전자에 의해 결정된다

우리 인간의 혈관구조는 태아로 발달 성장하는 동안 어느 곳에, 어느 정도로, 어느 구조로 위치할지 이미 결정되어 있다. 이렇게 우리 몸의 유전 정보는 중요하고 큰 혈관을 하나의 조직같이 전체적인 모양과 위치를 결정하고 만들지만, 모세혈관은 조직이 스스로 위치와 양을 결정한다. 크게 결정된 곳의 작은 모세혈관은 그 모세혈관이 위치하고 있는 조직세포가 모세혈관의 위치와 양을 스스로 결정하여 만들어 낸다.

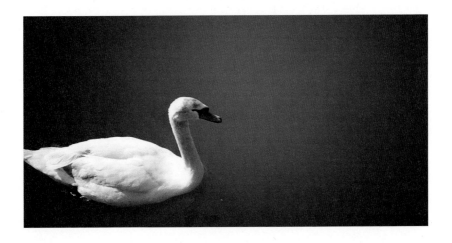

종양에 존재하는 근육섬유아세포(Myofibroblast)는
신생혈관(Angiogenesis)을 만든다

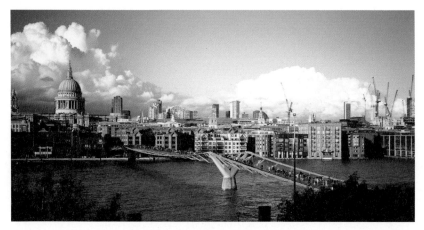

파리 세느강위의 다리

　종양의 경우에는 정상적인 설계도에 의한 혈관으로는 빨리 자라는 종양에 산소와 영양분을 공급할 수 없기 때문에 종양은 더 많은 모세혈관과 혈관을 만들어 내야 한다.

　종양의 기질 내에 있는 근육섬유아세포(Myofibroblast)는 혈관을 만드는 전단계 세포를 종양의 기질 내로 끌여 들여서 혈관을 만들어 내도록 한다. 정상적인 세포들은 자체적으로 자신에게 필요한 산소를 저장하는 능력이 있다. 얼마나 산소를 저장할 수 있는가에 따라 혈관을 만드는 인자를 방출할 것인가 아닌가를 결정하는데 산소를 저장하는 능력 이상으로 세포가 분열하여 성장하려고 하면 산소공급을 받기 위해 혈관신생 인자를 방출하여 새로운 혈관을 만든다.

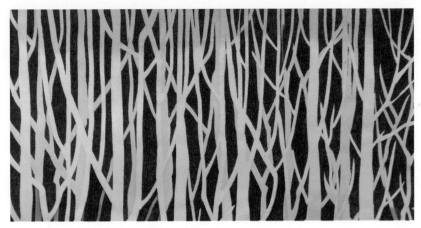

숲

　종양세포는 기질 안에 있는 대식세포와 근육섬유아세포를 통해 신생
혈관을 만들어 내게 된다.

　이렇게 마구 만들어지는 종양조직 내의 모세혈관은 규칙적으로 만들
어지는 것이 아니라 아주 무질서하게 만들어지게 된다.

　또한 종양조직 내의 모세혈관은 정상조직의 모세혈관보다 혈관이 약
3배나 크다. 무질서하게 만들어지는 종양내 모세혈관은 혈관 벽이 불안
정 할 수밖에 없고 이 불안정한 혈관 벽으로 혈액이 기질 내로 새면 기질
내의 섬유소가 많아져 기질조직이 더욱 단단해진다.

종양내 혈관은 누수가 잘된다

　암 조직 내의 혈관 벽이 정상 조직 내의 혈관 벽보다 10배는 더 잘 새
는 것은 마구 만들어지는 혈관벽을 정상 혈관벽 같이 정교하게 만들 수

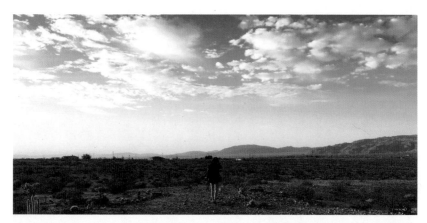
캘리포니아 사막에 서 있는 딸 상아

가 없고 혈관을 만드는 성장인자의 분비가 불안정하기 때문이다. 이렇게 누수에 의해 종양의 기질 내로 이동한 액체는 정상조직 같은 경우에는 임파관이 연결되어 액체를 조직 내에서 빼내게 되는데, 암 조직에서는 암 세포의 수가 정상조직에 있는 세포 수보다 훨씬 많기 때문에 배출시키는 임파관이 압박되어 조직 내의 액체를 배출시키는 것이 어렵다. 심한 경우에는 임파관이 파괴되어 더욱 어려워진다. 왜냐하면 혈관에 비해 이 임파관의 벽은 압력에 약하기 때문에 종양 조직 내의 증가된 압력에 의해 붕괴되기 쉽기 때문이다.

임파부종의 생성원리

암 조직 내의 임파관은 붕괴되기 쉽고, 존재하는 임파관도 압력에 의해 찌그러져서 제대로 기능하지 못한다.

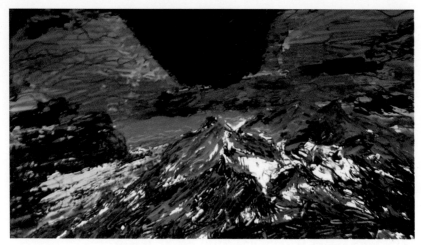

따라서 암의 중심부는 모세혈관에서 새어나온 유동액체가 배출되지 못하게 되고 압력이 증가하게 된다. 증가된 압력에 의해 임파관이 파괴되거나 기능이 나빠지는 악순환이 심화되어 간다. 이 림프관의 주된 기능은 조직 내에 있는 유동액체(Fluid)를 세포와 세포 사이의 공간에서부터 정맥으로 이동시켜 전신혈액으로 순환시키는 것이다.

임파관과 혈관은 서로 형제이다

임파관은 면역계에서 중요한 역할을 수행한다. 조직 내로 들어온 세균 같은 병원균을 제거하기 위하여 임파절에서 급파된 항체를 병원균이 있는 조직으로 신속하게 이동할 때 사용되는 고속도로 같은 역할을 한다.

그런데 이 림프관을 만드는 세포는 혈관이 만들어 질 때 혈관 벽을 구성하는 혈관내피 세포(Vascular endothelial cell)로 부터 만들어 진다.

그래서 임파관과 혈관은 서로 같이 발생하고 서로 정보를 교환하고 기능을 분담하는 형제조직이다. 태아때부터 혈관조직과 같이 발달하여 성장하는 임파조직은 서로 서로네크워크를 형성하여 긴밀하게 연결되어 있다. 이렇게 혈관과 임파관 네트워크의 뿌리는 하나에서 왔기에 서로 긴밀하게 교류한다.

모세혈관에서부터 0.2mm이상 벗어나면 암 세포는 세포자살 프로그램(Apoptosis)이 작동된다

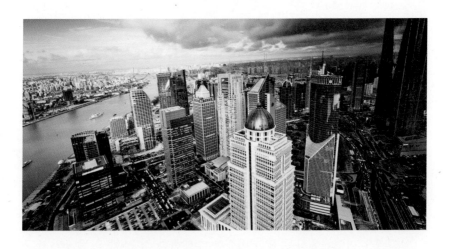

모세혈관으로부터 0.2mm이상 떨어진 종양세포들은 세포가 자라는 것이 중지되고 세포자살 프로그램(Apoptosis)이 작동된다. 따라서 종양세포들은 심각한 산소부족으로 죽음에 이르기 전에 새로운 혈관을 만들

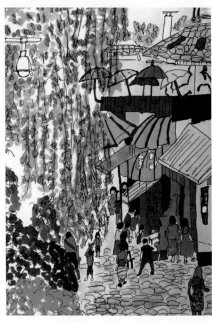

여름휴가

어 산소를 공급받아야 살아갈 수 있고 또 더 성장할 수 있는 것이다.

심각한 산소부족상태를 겪은 세포는 P^{53}(암 억제 단백질)에 의하여 세포자살 프로그램(Apoptosis)이 작동된다. 종양세포가 새로운 혈관을 만드는 일을 하기 위해서는 암 세포가 기질세포들과 소통해야 한다. 그러기 위해서는 암 세포가 치밀한 기질조직을 뚫고 기질세포까지 도달할 수 있는 능력이 있어야 한다.

이렇게 해서 기질세포들과 연결된 암 세포는 많은 모세혈관을 만들어내게 되는데 많이 만들면 만들수록 그 종양은 악성으로 변해간다. 그래서 모세혈관이 많이 발달된 종양은 예후가 점점 더 나빠진다.

처음에는 종양에 공급되는 모세혈관을 정상조직에서 만든다

최초의 암에게 공급되는 모세혈관은 인접한 정상조직에서 만들어진다. 하지만 시간이 지나서 암이 커지면 이 암 세포는 골수(Bone marrow)에서 혈관내피 세포(Vascular endothelial)들을 암 조직으로 유도하여 새로운 혈관을 만들도록 하는데 이때 작용하는 세포는 기질내 근육섬유아세포 (Myofibroblast)이다.

원발장소에서 암이 성장하고 있으면
전이된 곳에서의 암은 성장하지 못한다

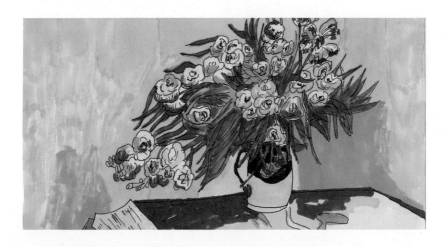

상처가 아무는 과정을 보면 상처 부위가 아물게 하기 위하여 상처 부위에 새로운 혈관들을 몸에서 만들어내게 되고 어느 정도 충분히 정상기능을 할 정도로 상처 부위가 아물면 새로운 모세혈관을 더 생성하지 않는다.

암의 경우에는 종양이 발생한 최초의 장소 즉 원발(Primary)장소에서 암이 성장하는 동안에는 이 최초의 원발장소에서 다른 장소로 이동한 전이 암 세포가 다른 장소에 둥지를 틀고 있다 하더라도 전이된 곳의 암 세포는 성장하지 못한다. 원발성 암이 커지는 동안에는 암 세포가 전이된 조직으로 혈관신생 억제인자(Angiogenesis inhibitor factor)를 혈액을 통해 보내 혈관이 새로이 형성되는 것을 막는다.

예를 들면 폐암이 생겨서 폐에서 암이 커지는 동안에는 폐에서 암 세포가 뇌로 가서 그곳에 둥지를 틀고 뇌에 암 세포가 발생했다 하더라도 커지는 것이 억제되는데 그것은 폐암세포가 혈관신생 억제인자를 뇌종양조직에게 보내 혈관이 새로이 만들어지는 것을 억제하기 때문이다.

외과적으로 원발성 암을 제거하면 전이된 곳의 암이 성장을 개시한다

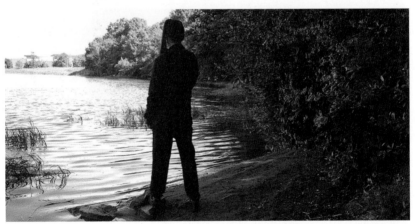

호수가에 서 있는 딸 상아

따라서 원발성 암이 커져서 우리가 이 암을 발견하고 그 원발성 종양을 외과적으로 제거하게 되면 이 원발성 암이 전이된 암 세포의 성장을 막기 위해 분비하고 있던 혈관신생 억제인자가 생성되지 못하게 되고 전이된 암 세포가 커지기 시작한다. 그래서 원발성 암을 수술로 제거 하여 완치된 것으로 기대했는데 얼마 있지 않아 다른 조직에 암이 다시 발생하는 일이 발생한다.

신생혈관에 사용하는 약물은 내성이 생기지 않는다; 신생혈관도 정상혈관이다

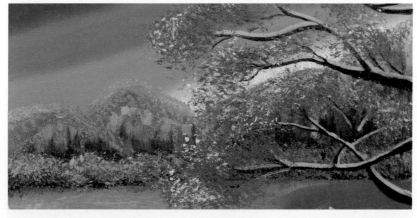

제주도의 벚꽃

종양 안에서 발생되었지만 이 신생혈관은 정상혈관이고 물론 과도하게 빨리 생성되었더라도 이 혈관을 만든 혈관내피 세포(Vascular endothelial cell)도 정상세포이기 때문에 이 신생혈관에 사용되는 치료 약물들에 대해서는 내성이 생기지 않는다. 이는 종양 내의 암 세포들이 약물에 내성이 생기는 것과는 대조적이다.

약물에 대한 내성은 치료과정 중에 거의 모든 경우에 생기는 현상으로 암 치료를 어렵게 한다.

암 조직 내의 혈관내피세포의 수명은 몇 주이다

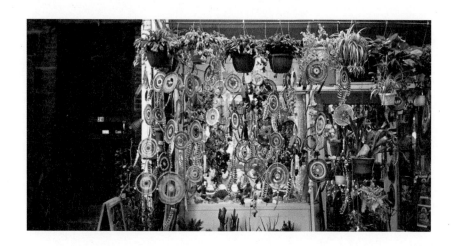

암 조직 내의 혈관내피 세포(Vascular endothelial cell)는 매우 빠른 속도로 세포분열을 하기 때문에 세포수명이 몇 주 밖에 되지 않는다.

정상조직 내의 혈관내피 세포의 수명은 수백 일에서 약 7년에 이른다

하지만 정상조직 내의 혈관내피 세포의 수명은 수 백일에서 약 7년에 이르는 긴 수명을 가지고 있다. 정상조직 내의 혈관내피 세포는 분열하지 않고 잠자고 있는 휴지상태의 혈관내피 세포가 대부분이다. 세포 분열의 왕성한 세포일수록 약물에 더 잘 반응한다.

약물은 빠르게 분열하는 암 조직 내의 혈관세포에 주로 작용한다

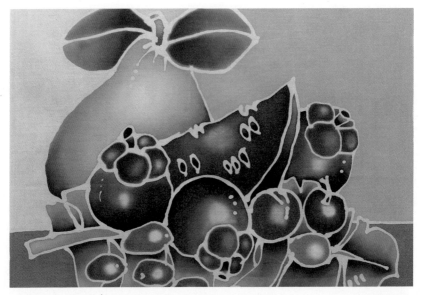

여름과일

따라서 우리가 혈관에 대한 약물을 사용하면 정상조직에 있는 혈관세포는 별로 영향을 받지 않지만 빠르게 분열하고 있는 종양조직 내의 혈관세포와 혈관은 약물에 쉽게 반응한다.

또 이때 사용하는 약물은 원래 인체 내에 존재하는 정상 혈관내피 세포의 증식을 억제하는 약물이다. 따라서 독성이나 부작용이 적다.

혈관에 대한 치료가 방사선 치료의 성공여부를 결정한다

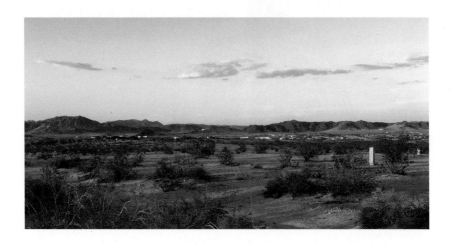

우리에게 잘 알려져 있는 바이러스가 증식하는 것을 막는 물질인 인터페론(Interferon)도 암 조직 내의 혈관신생을 억제하여 종양의 크기를 감소시키는 효과가 있다.

이렇게 혈관신생 억제물질에 대한 연구는 지금까지 계속되고 있고 이 혈관에 대한 치료가 방사선 치료의 성공여부를 결정하는 중요한 요소이다. 방사선 치료시 암 세포들이 방사선에 반응하는 정도는 종양안의 암 세포에 의해 결정되는 것이 아니라 종양조직 내에 존재하는 혈관내피 세포(Vascular endothelial cell)에 의해 결정된다.

방사선 조사를 받은 종양 내 혈관내피 세포(Vascular endothelial cell)는 세포자살(Apoptosis) 프로그램이 작동되어 죽게 된다. 종양조직 내에 있지만 이 혈관내피 세포는 유전적으로 정상세포이기 때문이다.

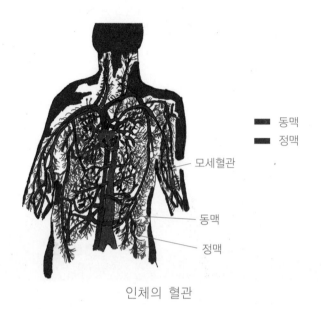

동맥
정맥

모세혈관

동맥

정맥

인체의 혈관

　이렇게 방사선치료에 의해 신생혈관을 만드는 혈관내피 세포가 죽으면 암 조직에 산소와 영양분을 공급하는 혈관이 만들어 지지 못하게 되기 때문에 종양은 줄어들거나 죽게 된다.

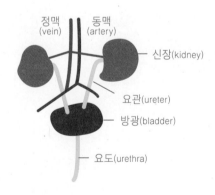

정맥
(vein)　　동맥
(artery)

신장(kidney)

요관(ureter)

방광(bladder)

요도(urethra)

정맥과 동맥

원래 암 세포 자체는 방사선에 저항성이 있어서 방사선을 조사하더라도 잘 죽지 않는다. 하지만 종양 내의 혈관내피 세포는 방사선에 잘 반응하기 때문에 방사선 치료와 다른치료를 병행하여 치료하게 되면 더 큰 치료 효과를 거둘 수 있다.

인체의 장기조직들은 생존을 위해 서로 계속 상호소통한다

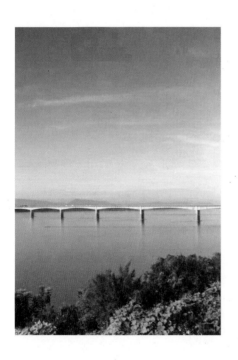

인체는 생존을 위하여 장기조직 내의 세포들과 다른 조직 내의 세포들이 서로 계속 상호소통한다.

세포들은 그 조직의 기능을 유지할 수 있는 가장 적합한 세포의 수를 유지하면서 살아간다.

모든 개체의 목적인 생존을 위하여 자신의 조직을 보수하고 유지하기 위해서 세포간의 소통은 반드시 필요하다. 따라서 세포 혼자서의 독단적인 행동은 정상적인 개체에서는 사실상 불가능하다.

암 세포도 성장하려면 정상세포의 도움을 받아야 한다

서로 의존하면서 살아가기 때문이다. 종양세포는 이러한 상호 작용의 네트워크(Network)에서 벗어난 독단적인 행동을 하는 세포이다. 아무리 독단적이고 이기적인 암 세포라 하더라도 암 세포가 발생하고 성장하려면 정상세포로부터 도움을 받아야 한다.

암이 악성화되는 단계에서는 정상세포의 도움을 받아야 하기 때문에 이 정상세포를 관찰해보면 이 암이 어느 조직에서 유래했는지를 약 95% 정도는 알아낼 수 있다. 하지만 5%에서는 알기 어려운데 아직 세포가 암 세포로서의 독립성을 확보하지 못한 상태인 경우이다.

이런 경우의 세포는 어디에서 유래했는지 판별할 만한 특징이 없는 혼란스러운 상태의 세포이다.

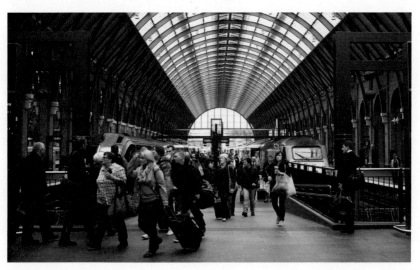

맨하튼의 기차역

대식세포는 혈액속의 혈관내피 세포를 종양 조직으로 끌어당긴다

암 세포들은 성장하기 위하여 정상조직을 파고 들어가 그 안에서 신생모세혈관을 만들어 낸다. 이 때 암 세포는 대식세포(Macrophage)를 이용한다. 골수(Bone marrow)에서 유래하여 혈관 속을 떠다니는 혈관 형성 세포 즉 혈관내피 세포(Vascular endothelial cell)를 종양 조직으로 이 대식세포(Macrophage)들이 끌어들인다.

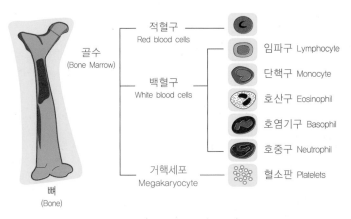

혈액 성분들(Blood elemants)

고형암 내에 있는 모세혈관의 밀도를 측정하는 것으로 암의 예후를 유추한다

일단 암 조직이 새로운 혈관을 만들 수 있는 능력이 생기면 빠른 속도로 성장하기 시작하기 때문에 우리는 고형암(예; 간암, 대장암, 폐암 등) 내에 있는 모세혈관의 밀도를 측정하는 것으로 이 고형암이 앞으로 얼마나 악성화 될 가능성이 있는지를 유추할 수 있다.

원발성 종양조직은 단핵구를 자신 내로 끌어들여 대식세포로 변화시킨다

원발성 종양조직(Primary cancer tissue)이 끌어들이는 대표적인 세포는 단핵구(Monocyte)라는 대식세포(Macrophage)나 수지상 세포(Dendritic cell)로 분화할 수 있는 세포이다. 히스타민(Histamine)을 분비하는 비만세포(Mast cell)도 단핵구와 함께 종양 조직으로 끌어들인다.

비만세포(Mast cell)에 있는 히스타민(Histamine)은 알레르기 반응을 일으킬 수 있다. 단핵구(Monocyte) 세포를 암 조직이 자신 내로 끌어들이고 대식세포(Macrophage)로 변화시킨다.

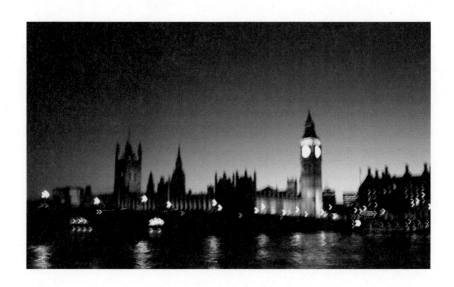

비만세포(Mast cell)는 알러지의 주역이다

비만세포(Mast cell)가 알레겐(Allergen)을 만나면 히스타민을 분비하고 이 히스타민(Histamine)이 알레르기를 일으킨다.

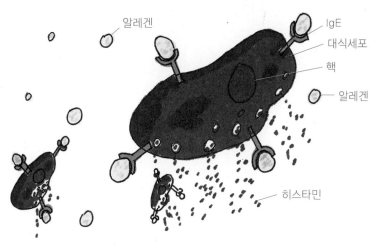

알레겐

IgE

대식세포

핵

알레겐

히스타민

비만세포(Mast cell)

우리 인체 내에는 약 500여 개의 임파절이 존재한다

우리 몸에는 약 500개의 임파절이 있는데 이 임파절에는 외부에서 들어오는 균과 맞서 싸우는 백혈구가 모여 있다.

작은 임파선에서 더 큰 임파선으로 연결되는 구조로 되어 있다. 임파절은 멀리 떨어져 있는 곳의 염증에 의해서도 부을 수 있다.

예를 들어 발에 염증이 있어도 사타구니에 있는 임파절이 붓기도 한다.

정상적인 임파선은 부드럽고 말랑말랑 하며 유동성이 있다.

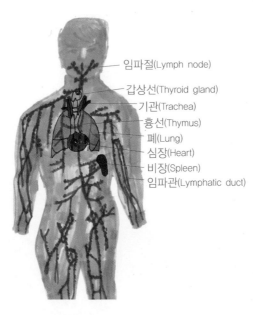

임파절(Lymph node)

갑상선(Thyroid gland)

기관(Trachea)

흉선(Thymus)

폐(Lung)

심장(Heart)

비장(Spleen)

임파관(Lymphatic duct)

임파계통(Lymph system)

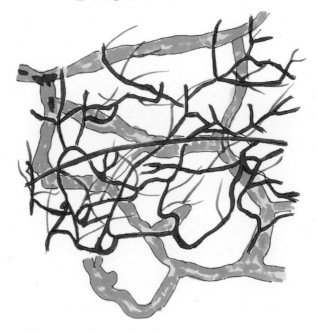

염증에 의하여 부을 경우에는 딱딱해지면서 아프다. 임파선의 30%이상은 목부위에 있다. 암이나 감염이 있을 경우에 붓는다.

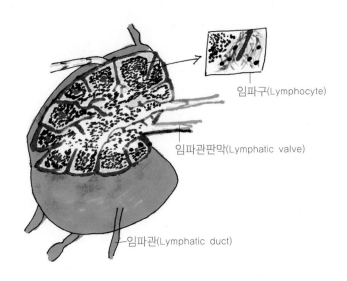

임파구(Lymphocyte)

임파관판막(Lymphatic valve)

임파관(Lymphatic duct)

임프절(Lymph node)

정상조직에서는 모세혈관(붉은색)과 림프관(초록색)은 서로 얽혀 있다. 림프관의 지름이 모세혈관보다 크다. 모세혈관과 임파관 둘 다 혈관 내피 세포(Vascular endothelial cell)에서 만들어진다.

제 20장 _ 암과 통증 그리고 명상

· 엔돌핀은 통증이나 스트레스를 완화시키는 내인성 몰핀이다
· 삼국지의 관우장군
· 명상은 암 환자의 통증을 완화시킨다

엔돌핀은 통증이나 스트레스를 완화시키는 내인성 몰핀이다

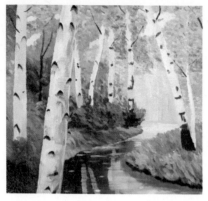

숲속 물길

1975년 영국의 생화학자 코스터리스 박사는 뇌에서 엔돌핀을 발견한다. 이 엔돌핀은 뇌하수체에서 생성되는 아편 유사제이다.

엔돌핀은 견디기 어려운 통증이나 스트레스 상황에서 분비되어 고통을 완화시켜 주는 내인성 모르핀(Endorphin, Endogenous Morphine)이다. 엔돌핀은 분자량이 커서 뇌혈관 장벽(Blood Brain Barrier, BBB)을 통과하지 못한다. 그래서 엔돌핀은 뇌 안에만 존재하게 된다. 외부에서 주사로는 주입할 수 없는 모르핀의 200배가 넘는 진통 효과가 있는 물질이 엔돌핀(Endorphin)이다.

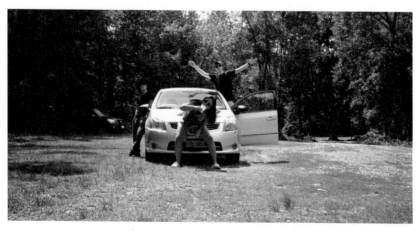

딸의 친구 세라

삼국지의 관우장군

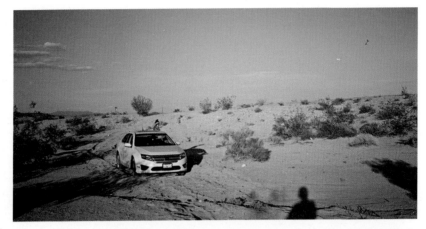

디나와 상아

삼국지(三國志)에서 보면 관우운장(關羽雲長)장군이 독화살을 맞아 치료하기 위하여 화타라는 신의가 관우의 팔을 가르고 뼈에서 독성분을 긁어내는 장면이 나온다. 그 때 관우장군은 미동도 하지 않고 장기를 두고 있다. 통증이라는 것은 주관적인 것이다.

어느 사람에게는 견딜 수 없는 통증이 다른 사람에게는 견딜만한 통증이기도 한다. 그것은 그 사람의 뇌기능과 마음의 상태가 통증을 조절할 수 있느냐 없느냐에 따라 견딜만 하기도 하고 못 견딜정도가 되기도 한다. 관우장군의 뇌에서는 몰핀의 수백 배가 넘는 진통 작용이 있는 엔돌핀이 폭포수 처럼 쏟아져 나오고 있었음은 명명(明明)백백(百百)한 일이다.

명상은 암 환자의 통증을 완화시킨다

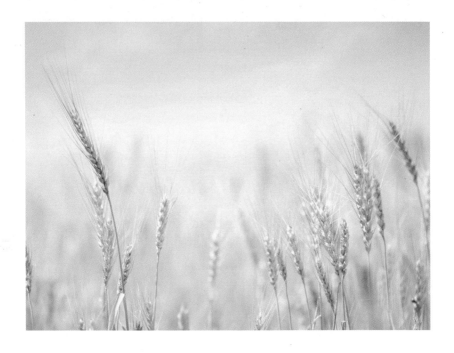

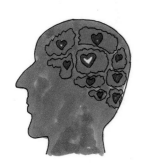   암 환자들이 암 투병시 통증으로 많이 고
생하고 있다. 암 환자들의 통증을 완화시키
기 위해서는 뇌기능과 마음을 상태를 정상적
으로 유지하고 매일 매일 뇌 운동을 통해 뇌
에 근육을 키워나가는 것이 필요하다.

　가장 좋은 뇌운동과 마음의 훈련은 명상을
통한 평정심의 유지이다.

제 21장 _ 암 그리고 전이(Metastasis)

전이의 위험성

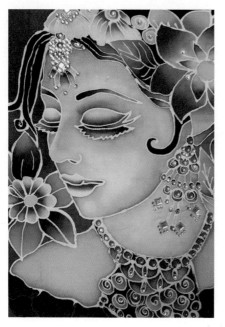

종양이 치명적으로 인체에 위험해 질때는 원발조직에서 다른 조직으로 이동하여 곳곳에 새로운 종양을 만들어 내는 전이(Metastasis)가 되었을 때이다.

보석과 여인

종양이 진단되기까지는 하나의 암 세포에서 오랜 시간이 지나서이다

처음에 하나의 암 세포가 분열하고 분열하여 10억 개 정도의 세포 수가 되면 보통 1cm³ 정도의 크기가 되는데, 이 정도 크기로 되는데는 수년 이상의 기간이 요구된다. 이보다 더 커진 100억 개에서 1000억 개의 종양세포가 있어야 명백하게 종양이 발생하였다고 인식하게 되는데 너무도 오랜 기간 인체 내에 종양이 자라고 있었던 것으로 원발장소에서 다른 장소로 이미 전이가 있었을 가능성이 크다.

종양을 초기에 발견하지 못하는 이유

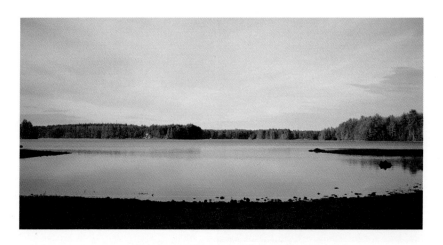

위(Stomach)나 유방(Breast)조직은 조직 자체가 유연하여 주위 여유
공간이 많아 그 조직 안에 공간을 차지하는 종양이 자라더라도 증상이
없이 자라 날 수 있는데 이것이 암을 초기에 발견하지 못하게 되는 이유
인 것이다. 우리가 암을 발견하게 되는 경우는 종양이 커져 주변 조직에
대한 압박으로 인한 증상 때문이다.

예를 들면 대장에 종양이 생기게 되면 대장의 관이 좁아져서 대변이
가늘어 지거나 대장 주변조직을 압박하여 통증을 유발한다.

이 정도되면 우리는 종양이 생겼을 가능성을 인식하고 종양에 대한
검사를 하게 된다.

암으로 인한 사망은 전이에 의한다

암으로 인한 사망의 대부분은 전이된 암에 의하여 발생한다. 원발장소에서 생긴 암에 의한 사망은 전체 암으로 인한 사망률의 10%밖에 되지 않는다. 나머지 90%는 전이된 곳에서 암이 자라서 사망에 이르게 된다.

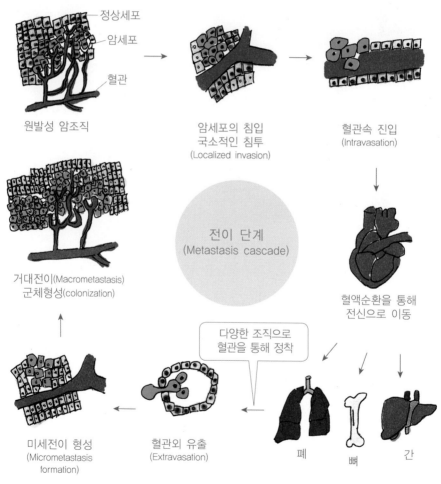

*로버트 와인버그의 암의 생물학에서 참조

종양의 종류에 따라 선호하는 전이장소가 있다

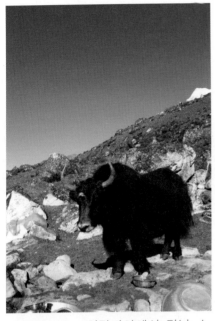

히말라야에서 만난 소

전이(Metastasis)는 처음 암이 발생한 곳에 있던 암 세포가 혈관이나 임파관을 타고 새로운 조직으로 이동하여 새로운 보금자리를 마련하여 자라나는 것이다.

종양은 어느 조직으로나 전이 할 수 있다. 하지만 원발 종양에 따라 특히 선호하여 이동하는 조직이 다 다르다.

유방암은 폐(Lung), 뼈(Bone), 뇌(brain), 간(Liver) 부위로 전이를 잘한다.

대장암은 간(Liver)으로, 전립선암은 뼈(Bone)로 주로 전이한다. 전이가 일어나면 암 세포는 전이된 조직을 심하게 손상시켜 생명에 위협을 가한다. 유방암의 경우 처음 유방암으로 시작한 암 세포는 온순한 성격을 가지고 있다. 하지만 이 유방암 세포가 전이를 하여 새로운 조직으로 이동하면 그 곳에서는 난폭한 성격으로 변화하여 신경계통이나 임파계통등을 파괴하여 심각한 손상을 인체에 주게 된다.

유방암은 뼈 부위로도 전이가 잘 된다. 뼈 조직으로 전이된 암 세포는 자신이 머물 공간을 만들기 위하여 뼈 조직을 파괴한다.

이 과정에서 골격에 골절이 발생하거나 견디기 힘든 통증이 발생하게 된다.

뇌종양은 심각한 증상을 일으킨다

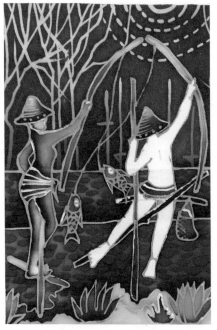

낚시하는 베트남 사람들

또 유방암 세포가 뇌로 전이가 일어나서 뇌에서 종양조직이 커지게 되면 뇌는 두개골로 막혀 있는 조직이므로 약간의 압력 증가에도 심각한 증상이 일어난다.

뇌종양이 커지게 되면 두개골 내의 압력인 뇌압이 상승하게 된다. 이 때 두통이 나타나게 되고 구토도 함께 발생하게 된다.

뇌종양시 나타나는 증상으로 간질발작, 복시, 운동마비, 이명, 어지러움증, 성격변화, 기억력 저하등 여러 증상이 있다. 뇌는 인지기능의 중추이다. 뇌종양에 의해 뇌기능이 망가지면서 의식의 변화가 발생한다.

암 사망환자의 80% 이상이 상피세포에서 발생한 종양에 의한다

암으로 사망하는 환자의 80%이상이 상피조직(Epithlial tissue)에서 발생한 종양에 의한 것이다. 신체조직은 상피조직(Epithlial tissue), 결체 조직(Connective, tissue), 근육조직(Muscular tissue), 신경조직(Nervous tissue), 혈관조직(Vascular tissue) 등으로 나뉜다. 이 상피조직은 관의 내면이나 체표 등을 덮고 있는 세포들을 일컫는다. 상피 조직세포들의 가장 큰 특징은 서로 서로 결합하려는 것이다. 결체조직, 근육조직, 신경조직, 혈관조직들은 이렇게 결합하려는 성질이 없다. 만약 조직들이 결합하려는 성질이 생기면 상피화했다고 한다.

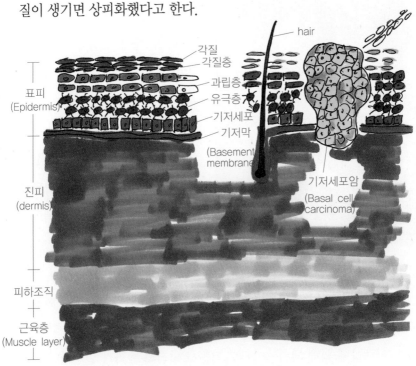

기저세포암(Basal cell carcinoma)이 기저막을 뚫고 악성화되는 과정

기저막(Basement membrane) 위는 양성(Benign), 기저막 아래로 가면 악성(Malignant)

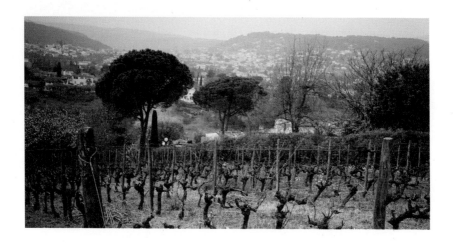

　피부쪽 상피 조직과 아래 쪽 기질 사이를 가르는 기저막(Basement membrane)이라는 구조가 있다. 이 기저막 위에만 국한되어 생긴암은 양성 종양이고 기저막을 뚫고 기질까지 퍼져 나온 암은 악성암으로 이것을 종양(Cancer)이라 한다.

　좌측 그림에서 오른쪽의 기저세포암은 기저막(Basement membrane)을 뚫고 나와서 악성화되었다. 기저막위의 표피가 상피조직이다. 대부분의 암은 이곳에서 발생한다. 이 기저막(Basement menbrane)을 뚫고 나갔다는 것은 암 세포가 물리적으로 가로막고 있는 장벽(barrier)을 암 세포 스스로 파괴하고 지나갈 수 있는 능력이 생긴 것이다. 그리고 이 기저막을 분해하여 기저막에 붙어있던 성장인자(Growth factor)을 이용하여 빠른 속도로 자라기 시작한다.

기저막의 장벽을 뚫기전에 기저막 아래의 기질인 진피(Dermis)로 기저막 사이의 장벽에 난 구멍(Hole)을 이용하여 암 세포는 혈관생성인자(Vascular endothelial growth factor)를 기질(Dermis)안으로 주입하여 신생혈관을 이미 만들어 가고 있는데 이는 일단 암 세포가 이 기저막(Basement menbrane) 장벽을 뚫고 기질 안으로 진입하게 되면 미리 만들어 놓은 신생혈관으로부터 산소와 영양분을 공급받고 힘을 보충한다.

힘을 보충한 암 세포는 기질 안에 있는 혈관이나 임파관으로 직접 진입할 수 있게 된다. 일단 혈관이나 임파관으로 들어가게 되면 암 세포는 이제 몸의 어느 부위로도 갈 수 있는 것이다.

전이시 암 세포의 고민

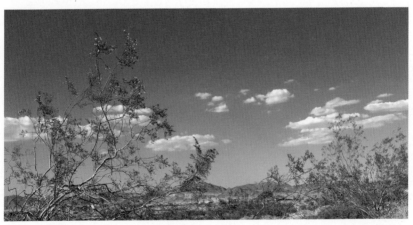

사막의 하늘

원발성 종양은 자신의 처음 위치에서 기질로부터 여러 가지 영양분과 성장분열인자등을 공급받는다. 하지만 암 세포가 전이를 위해 혈관이나 임파관으로 들어가면서는 이러한 공급을 받을 수 없게 된다. 또한 정상세포는 기질에 정착되어 있어야 살 수 있는데 기질에서 떨어져 나간 정상세포는 세포자살 프로그램(Apoptosis)이 작동되어 죽게 된다. 암 세포 대부분도 이 기질에서 떨어져 나가면서 죽게 된다.

또한 혈관에 진입한 암 세포는 혈관 안의 압력 즉 혈압의 힘에 의하여 파괴된다. 이 암 세포가 다른 조직으로 이동하려면 점점 더 작은 혈관으로 이동하여야 하고, 혈관이 작아질수록 혈관의 압은 증가하여 더욱 더 암 세포가 파괴된다.

암 세포들도 이정표를 만든다

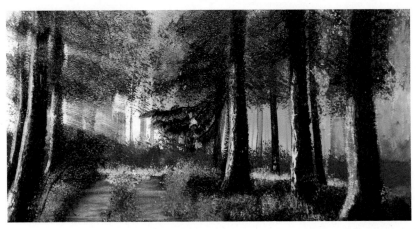

햇살 비추는 숲속

하지만 암 세포가 이러한 모든 장벽을 뚫고 이동할 수 있는 데에는 앞서 출발한 암 세포가 길을 만들어 뒤따라오는 암 세포가 잘 올 수 있도록 이정표를 만들어 놓기 때문이다.

앞서 가던 암 세포가 가다가 죽더라도 뒤 따라오던 암 세포는 앞서 가다가 죽은 암 세포가 간 곳까지는 선임 암 세포 보다는 쉽게 그 장소까지 갈 수 있게 된다. 따라서 후임 암 세포는 그 이후의 길을 개척하게 되고 이것이 계속 반복되어 결국 다른 조직까지 이동할 수 있게 된다.

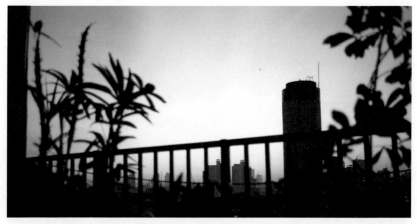

저녁 노을

암 세포가 정맥관으로 들어가면 전신으로 전이가 일어난다

모든 어려움에 익숙해질 때쯤이면 암 세포는 정맥관으로 들어가게 되고, 정맥이 모이는 심장(Heart)에 이르고 심장에서 폐로 가게 된다. 심장은 아주 빠르게 통과하는 장기이다. 심장의 피는 폐로 가서 산소(Oxygen)를 공급받아 조직으로 산소를 운반해야 하므로 폐에는 모세혈관이 풍부하게 분포되어 있다.

암 세포들은 일단 이 폐에 풍부한 모세혈관에 정착한다.

모세혈관의 직경이 암 세포보다 작다

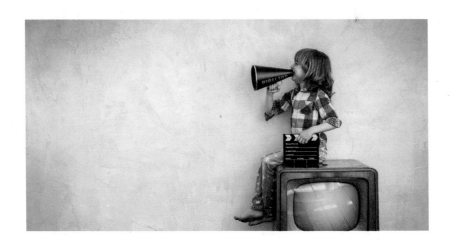

왜냐하면 인체의 모세혈관(Capillary vessel)은 관의 직경이 약 3~8㎛의 크기이다. 이 정도의 직경은 적혈구(RBC)가 통과할 정도밖에 되지 않는 크기이다. 적혈구(RBC)의 크기는 약 7㎛ 정도이다.

또한 적혈구는 유연하여 모양을 쉽게 변형 시킬 수 있어 자기보다 약간 작은 모세혈관은 쉽게 통과한다.

하지만 암 세포는 크기가 20㎛ 이상이 대부분이며, 모양의 변형도 잘 되지 않아서 모세혈관(Capillary vessel)을 통과하기가 힘들다.

뿐만 아니라 암 세포 외부표면에는 혈소판들이 붙어 있어서 모세혈관 보다는 훨씬 직경이 큰 세동맥(Arteriole)에 정착하게 되는 것이다.

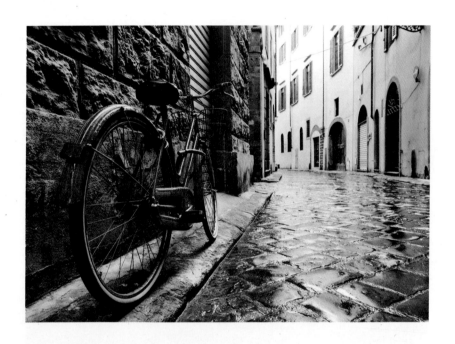

암 세포가 이동을 위해 도마뱀같이 자신의 일부를 떼어낸다

암 세포가 폐에 정착하여 자라기도 하지만 대부분의 경우에는 다른 조직으로 이동하는데 다른 조직까지 이동하기 위하여 암 세포는 도마뱀

같이 자신의 일부를 필요에 따라 떼어낸다. 좁은 혈관을 통과하기 위하여 도마뱀이 꼬리를 잘라 내듯이 암 세포는 자신의 세포질을 꼬리를 자르듯이 벗어 버리고 핵(Nucleus)만으로 다른 조직으로 이동한다.

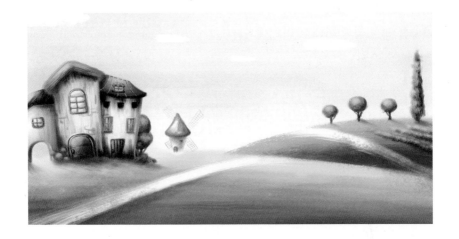

세포질을 유지하고 있는 암 세포는 세포질 표면에 있는 수용기를 이용하여 혈관의 벽에 자신을 붙여서 정착한다. 하지만 대부분의 암 세포는 혈관을 따라 들어가다가 좁아지는 혈관 어느 부위에 끼이게 되어 반강제적으로 그 끼인 부위에 정착하게 된다.

이 끼인 혈관에 정착하고 있던 암 세포는 힘을 보충하여, 혈관의 벽을 뚫고 지나가 혈관 주변의 조직으로 이동한다.

관 내에 있을 때 이미 암 세포는 종양 덩어리를 형성한다.

혈관 내의 암 세포는 분열증식하여 전이할 수 있는 힘을 축적하기 시작한다.

암 세포가 끼인 혈관에서 힘을 축적하여 혈관벽을 지나간다

힘을 축적한 암 세포는 혈관벽을 직접 파괴하고 지나가게 된다.

또 다른 방법으로 혈관벽을 통과 하는데 암 세포가 혈관벽에서 분열하여 커지면서 혈관벽을 싸고 있던 혈관내피 세포(Vascular endothelial cell)를 옆으로 밀어내고 아래에 있는 기저막(Basement membranel)에 직접 접하게 된다.

암 세포는 표피 가장 밑의 기저막을 뚫고 나가 그 밑 진피(Dermis)의 실질 조직으로 들어간다.

기저막 밑의 진피에는 혈관과 임파관이 풍부하다

진피조직(Dermal tissue) 내에는 혈관과 임파관이 풍부하게 분포되어 있다. 암 세포는 혈관과 임파관을 통하여 새로운 장소로 이동하게 된다.

암 세포의 거의 대부분은 매우 작은 덩어리 정도 밖에는 자라지 못한다. 하지만 매우 많은 수가 여러 조직에 퍼져 자라기 때문에 이 수많은 미세 덩어리가 치명적인 결과를 가져 올 수 있다.

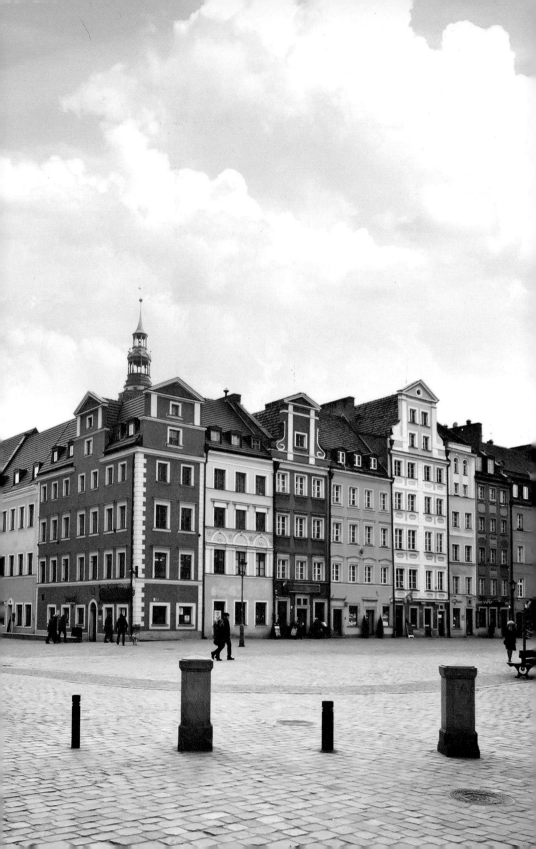

제 22장 _ 생명의 수호자 면역체계

- 자가면역질환은 자기와 비자기를 구분하지 못해서 생기는 병
- 자가면역질환을 방어하는 조절 T 세포(Regulatory T cell)
- 자가발생암(Autochthonous tumor)
- 이식(Transplantation)과 암(Cancer)
- 바이러스와 암
- 서양인구의 90%는 헤르페스 감염자이다
- 에이즈 바이러스
- 암 조직 내의 임파구는 생존율을 증가시킨다
- 암 세포에 반응하는 체액성 면역반응; 항체
- 정상세포에서 만드는 단백질은 10만개, 암 세포가 만드는
  단백질의 수는 2만개; 암 특이항원(Tumor specific antigen)
- 암 특이항원은 바뀐 단백질 구조를 가지고 있다
- 암 환자의 절반은 암 억제 유전자 P^{53}에 돌연변이가 생겨있다
- 돌연변이 P^{53}을 공격하는 면역 시스템
- 혈액암에 많은 염색체 전좌
- 염색체는 모든 생명체에 있다
- 사람의 염색체
- 염색체를 가지고 있는 미토콘드리아
- 염색체는 굵직굵직한 것만 유전한다
  세부내용은 환경이나 상황에 따라 변한다
- 유전정보의 창고, 인간의 실질적인 본체; 염색체
- 성 염색체의 손상은 다음세대로 유전된다

- 외부와 내부 두 곳 모두에 의해 염색체의 돌연변이가 일어난다
- 암 세포에서 가장 많이 일어나는 돌연변이는 점 돌연변이이다
- 암은 다단계의 진행과정(Multi-step progression)에 의해 발생한다
- 흑색종의 암 유전자는 돌연변이 단백질인 돌연변이 효소를 만든다
- 돌연변이 라스 종양단백질(Mutant Ras oncoprotein)
- 면역관용(Immune tolerance)
- 면역관용의 주역; 조절 T세포(Regulatory T cell)
- 뇌와 고환(Brain and testis)
- 암 세포는 단백질을 과다생성할수 있다
- 유방암에서는 정상단백질 HER2/neu receptor을 과발현하여 면역시스템을 작동시킨다
- 암 세포는 태아 단백질과 탄수화물까지 동원하여 면역계를 괴롭힌다 그래서 자가면역질환의 증가를 유발한다
- 대장암의 상피세포

생명의 수호자 면역체계

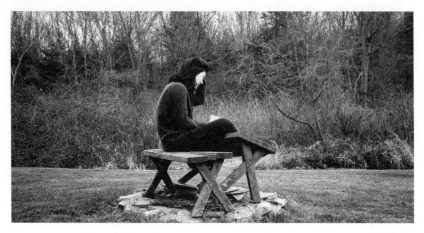

딸 상아

우리 인간과 같은 포유류는 몸 안으로 들어오는 바이러스, 박테리아, 진균 같은 외부 침입자를 몸에서 방어하고, 몸에서 몰아내는 면역체계(Immune system)가 개체의 생존을 위하여 자신에 장착되어 있다. 과연 우리 몸의 면역체계는 암 세포를 적으로 간주하여 제거함으로써 몸을 방어해 낼수 있는가? 제거할 수 있다면 우리는 면역력을 이용하여 암의 완치를 성공 시킬 수 있을 것인가? 최근 30년간 암에 대한 면역학적 적용이 가장 큰 화두이다. 암 면역학(Cancer immunology)은 어느 치료보다 빠르게 발달 하고 있다. 우리의 면역체계는 바이러스나 박테리아가 인체에 들어와 세 포를 감염시키면 바이러스와 박테리아 뿐 아니라 감염된 세포까지도 제 거한다. 감염원들이 만들어 낸 항원을 면역체계는 인식하여 항원을 가지 고 있는 세포들을 제거한다.

면역 시스템은 감염 원인인 박테리아(Bacteria), 진균(효모나 곰팡이류), 바이러스(Virus)입자들을 중화시키거나 파괴한다. 이 면역체계는 감염원을 제거하는 같은 방법으로 암 세포를 파괴하여 종양의 발생을 막는다.

면역 시스템은 인체를 감염원으로부터 방어하기 위해 2가지 면역반응을 사용한다. 하나는 체액성 면역반응(Humeral immune response)이고 다른 하나는 세포성 면역반응(Cellular immune response)이다.

바이러스나 세균은 자신의 표면에 항원(Antigen)이 붙어 있다. 항체는 이 바이러스나 세균의 표면에 있는 항원을 인식한다.

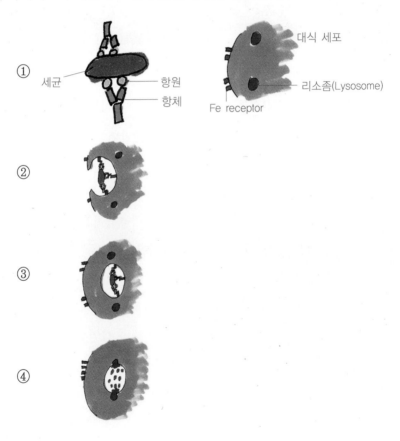

항체는 이 항원을 가진 바이러스나 세균을 죽이거나 중화시킨다. 바이러스나 세균에 감염된 세포표면에도 항원이 표시된다. 항체는 항원이 표시된 세포를 인식하여 감염된 세포도 제거한다.

① 세균표면의 항원에 항체들이 둘러싸서 붙는다.
② 대식세포는 이 항체를 인식하여 세균을 잡아 먹는다.
③, ④ 대식세포 내에는 소화 효소를 가지고 있는 리소좀(Lysosome)이 있다. 리소좀의 소화효소(가수분해효소)로 세균을 소화시킨다.

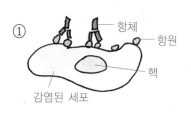

① 항체 / 항원 / 핵 / 감염된 세포

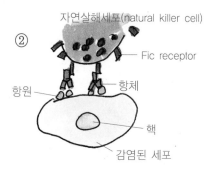

② 자연살해세포(natural killer cell) / Fic receptor / 항원 / 항체 / 핵 / 감염된 세포

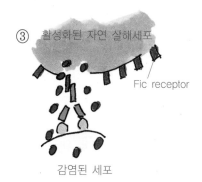

③ 활성화된 자연 살해세포 / Fic receptor / 감염된 세포

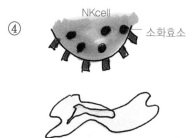

④ NKcell / 소화효소 / 감염된 세포를 녹인다 Lysis of Infected cell

가수분해소화효소

① 감염된 세포에 있는 항원에 항체들이 와서 붙는다.

② 자연살해 세포가 항체를 인식하여 감염된 세포에 붙는다.

③ 자연살해 세포가 활성화되어 가수분해효소를 감염된 세포로 보낸다.

④ 감염된 세포는 가수분해 효소에 의해 녹아서 죽게 된다.

　리소좀의 소화효소(가수분해효소)로 세균을 소화시킨다.

면역력을 위하여 체액성 면역반응과 세포성 면역반응은 협력한다

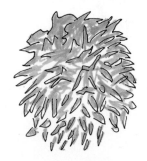

자연살해 세포
(NKcell, natural killer cell)

이 항체를 인식한 자연살해 세포(NK cell, natural killer cell)가 와서 항체와 결합하고 자연살해 세포 내에서 세포를 죽이는 효소를 분비하여 감염된 세포를 녹인다. 이 감염된 세포와 병원균은 대식세포(Macrophage)나 자연살해 세포(NK cell, natural killer cell)에 의해 파괴된다. 그러나 대식세포나 NK세포는 항원을 인식할 수 있는 능력이 없다. 따라서 바이러스, 박테리아, 감염된 세포 그리고 암 세포에 항체(Antibody)가 붙어서 대식 세포와 NK세포에게 신호를 보내 제거하게 한다.

　그러므로 암 세포를 제대로 제거하려면 항체가 생산되는 체액성 면역

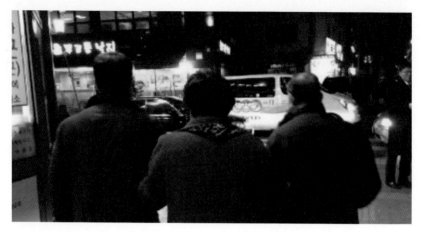
마포에서 아버지와 어머니

반응(Humeral immune response)이 잘 일어나야 되는 것 뿐 아니라 항체가 보내는 신호를 대식세포와 자연살해 세포(NK cell, natural killer cell)가 잘 받아서 암 세포를 제거해야 한다. 면역계는 항체(Antibody)를 만드는 체액성 면역 뿐 아니라 세포성 면역반응도 있다.

세포성 면역반응은 면역세포들이 직접 병원균이나 감염된 세포 그리고 암 세포를 인식하여 제거하는 반응이다. 면역세포는 감염원이나 이상 세포의 표면에 표지되는 항원을 인식하여 제거한다. 이러한 면역 세포들은 자체적으로 이 항원을 알아 보는 식별 시스템을 가지고 있다.

체액성 면역을 후천성 면역이나 획득면역이라고 한다. 우리가 살다가 세균이나 바이러스에 감염되어 병을 앓고 나면 우리 몸은 세균이나 바이러스에 대해 기억을 하게 된다. 세균이나 바이러스가 만들어 내는 항원에 대해 우리 몸의 면역 세포는 항체를 만들어 다음에 다시 같은 세균이나 바이러스가 들어 올 것에 대비한다.

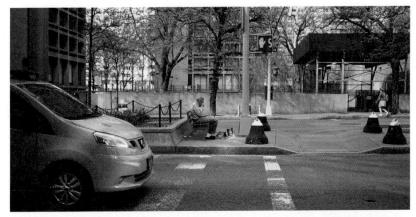

노인과 신호등

    살다가 같은 종류의 병원균이 들어오면 면역세포는 항원을 식별하여 **'아! 예전에 그놈이구나'** 하고 매우 강한 면역반응을 일으키는 것이 후천성 면역 즉 획득면역이다. 선천성 면역은 타고 나기를 병원균이나 암 세포 같은 비정상세포를 알아보고 제거하는 능력이 있는 세포들이 일으키는 면역반응이다.

    대표적인 선천성 면역세포가 자연살해 세포인 NK세포(Natural killer cell)이다. 이름 그대로 자연스럽게(Natural) 킬러(Killer)인 세포이다.

    이 친구는 교육과정 없이 타고나기를 비정상세포나 세균, 바이러스, 그리고 감염된 세포에 있는 항원을 인식하여 제거하는 세포이다. 암 치료에 있어서, 이 NK세포가 충분히 존재하는지 그리고 NK세포가 암 세포를 제대로 인식 할 수 있는지가 중요한 사안이다. 획득면역반응(Acquired immune response) 즉 체액성 면역반응(Humeral immune response)은 감염원이나 감염된 세포가 대식 세포나 수지상 세포(Dendritic cell, DC)같은 포식 세포들에게 잡아먹히면서 시작된다.

대식세포나 수지상 세포는 자신이 잡아먹은 감염균이나 세포들을 세포 내에서 분해한다. 이들 대식세포나 수지상 세포는 임파절(Lymph node)로 이동하여 자신이 잡아먹은 감염 세포나 감염원, 암 세포가 가지고 있는 항원을 면역계에 전달한다.

세포의 신분증;
주 조직 적합성 복합체(Major Histocompatibility Complex, MHC)

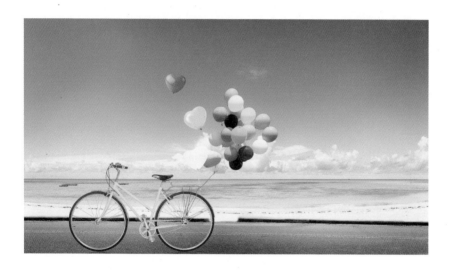

유전자는 우리 몸의 모든 세포(약 60조 개)에 똑같이 존재한다. 간세포든 면역세포든 골격세포든 어떤 세포이든지 똑같은 유전자에서 발현한 세포이다. 각 장기조직에 따라 발현의 성질이 달라져서 어떤 세포는 간(Liver)세포가 되고 어떤 세포는 면역세포(Immune cell)가 된 것이다.

외부침입자인 병원균을 대식세포나 수지상 세포가 잡아먹어 소화시키고 이 외부 병원체에서 분리된 단백질인 항원을 주 조직 적합성 복합체(MHC)에 붙여서 수지상 세포나 대식세포 표면에 제시하게 된다. 이렇게 분해된 외부 물질인 항원은 주 조직 적합성 복합체(MHC)와 결합해서 대식세포나 수지상 세포 표면으로 이동한다.

도움 T세포는 (Helper T cell, TH cell, D4+ cell) 이렇게 수지상 세포나 대식세포 표면에 제시된 항원 복합체(항원+MHC)에 맞는 B 임파구를 활성화 한다. B 임파구는 항체를 만드는 체액성 면역세포이다. 결국 B 임파구는 항체(Antibody)를 만들어 획득면역을 완성한다.

흉선 Thymus T(T 임파구 세포)

면역세포인 T 임파구 세포나 B 임파구 세포 모두 뼈의 골수(Bone marrow)에서 만들어지는 세포이다. T 임파구 세포는 골수에서 만들어진 후 흉선(Thymus)에서 교육받고 분화하기 때문에 흉선의 영어이름 Thymus의 앞글자 T를 써서 T세포라 한다.

Bursa of fabricius 의 B(B임파구 세포)

B 임파구 세포는 골수(Bone marrow)에서 교육받고 분화한다. B 라는 글자는 새의 Bursa of fabricius의 B이다. '파브리시우스낭' 이라는 조

류에만 존재하는 B 세포 생성기관인 낭(Bursa)의 B에서 유래한 B이다. B 임파구 세포는 항체(Antibody)를 생산한다. B 세포는 본격적으로 항원에 맞는 항체를 대량 생산하기 위하여 형질세포(Plasma cell)로 성숙한다.

수지상 세포(Dendritic cell, DC)는 체액성 면역반응 뿐 아니라 세포성 면역반응도 일으키는 세포다.

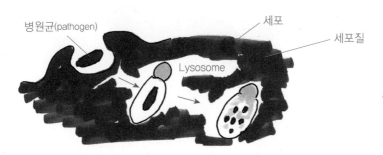

대식세포 내에 병원균을 리소좀(Lysosome)으로 녹인다

병원균을 수지상 세포나 대식세포가 잡아먹어 리소좀(Lysosome)에 있는 소화효소를 이용하여 병원균을 녹여 작은 단백질로 분해한다.

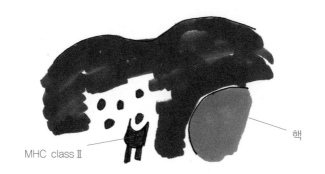

항원단백질에 주 조직 적합성 복합체(MHC)가 결합한다

이 작은 단백질을 핵에 존재하는 주 조직 적합성 복합체 유전자군에
서 만든(MHC) 클래스Ⅱ를 결합시킨다. 이렇게 항원의 경우는 주 조직 적
합성 복합체(MHC) 클래스Ⅱ가 결합한다.

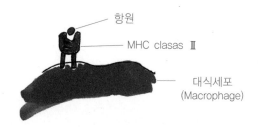

대식세포 표면에 항원복합체(항원+MHC)를 제시한다

세포 표면에 제시된 이 잘못된 신분증을 세포독성 T세포가 인식하여
감염된 세포를 죽인다.

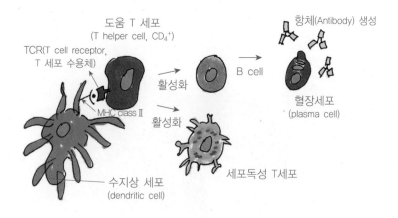

도움 T세포는 항원복합체와 반응하여 B세포와 세포독성 T세포를 활성화한다

도움 T세포(Helper T cell)는 체액성 면역반응 뿐 아니라 세포성 면역반응도 일으킨다

  수지상 세포(Dendritic cell)같은 항원제시 세포가 바이러스나 세균, 암에서 유래한 항원 복합체를 도움 T세포(Helper T cell)에게 제시하면 도움 T세포는 활성화 된다.

  도움 T세포(Helper T cell)는 체액성 면역반응을 일으켜 B세포를 혈장세포(Plasma cell)로 변화시킨다. 혈장세포(Plasma cell)는 항체를 대량으로 만든다. 다른 한편으로 도움 T 세포는 세포독성 T 세포 즉 킬러 T 세포를 활성화시켜 세포성 면역반응을 일으킨다.

많은 팔들이 나뭇가지 같아서 이름 붙여진 수지상 세포(樹枝狀細胞)

  외부와의 접촉이 많은 피부 그리고 폐와 비강 등에 수지상 세포가 많다. 이 부위에서 수지상 세포에 변화가 일어나고 이 변한 수지상 세포를 랑게한스 세포(Langerhans cell)라 부른다.

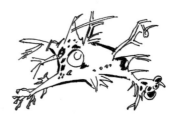

수지상 세포
(Dendritic cell, DC)

  위나, 대장, 소장도 외부접촉이 많은 장기이므로 이곳에도 랑게한스 세포들이 많다. 많은 팔들이 마치 나무의 가지같은 모양이어서 이름이 수지상 세포(樹枝狀細胞)이다.

암 세포도 표면에 특정항원을 발현한다

암 세포도 그 암 세포 표면에 특징적인 항원을 발현한다.

이 특정항원에 대한 항체(Antibody)가 형성되고, 이 항체가 암 세포 표면에 있는 항원에 가서 결합한다.

면역계와 암 세포 사이의 전투

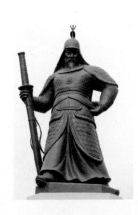

암 세포를 둘러싼 이 항체(Antibody)는 여러 종류의 강력한 면역세포들을 끌여 들여 암 세포를 제거하는 면역공격을 한다. 면역계와 암 세포들과 전쟁이 일어난다. 면역세포는 전쟁을 수행하는 병사(Soldier)이다.

병사가 오합지졸이 되어서는 전쟁에서 이길 수 없다. 병사를 지휘하는 사령관격인 T 임파구는 이순신 장군같이 명장이 되어야하고, 그 병사들은 일당백(一當百)의 강력한 전투력이 있는 병사가 되어야 암 세포들과의 전쟁에서 승리하여 건강이라는 승리를 쟁취할 수 있다. 조직 내부 깊숙이 위치하는 암 세포에서 만들어 내는 변종 단백질들은 우리 몸의 체액성 면역체계가 알아차리지 못하기도 한다. 이러한 문제를 해결하기 위하여 체내의 모든 세포에게 적용되는 탐색 시스템이 있다.

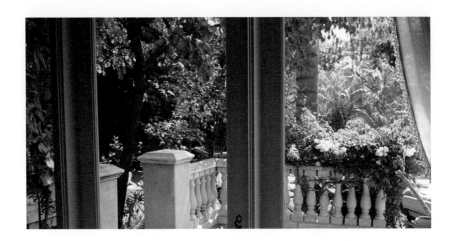

주 조직 적합성 복합체 유전자군은 모든 세포 내에 존재하고 이 유전자 군에서 생성한 단백질인 주 조직 적합성(MHC) 단백질이 세포표면에 붙어 자신이 누구인지를 나타낸다. 이런 과정은 세균이나 바이러스에 감염된 세포 뿐 아니라 정상세포에서도 모두 다 일어나는 것이다. 일종의 신분증같이 자신의 신분을 밝히는 과정이다.

임파구 세포중에 세포성 면역반응을 주도하는 세포독성 T 세포(Cytotoxic T cell, CD8$^+$, TC) 또는 킬러 T 세포(killer T cell)는 세포표면에 제시된 이 신분증인 단백질을 일일이 검사한다.

정상세포에서 만든 정상적인 신분증인 경우에는 무사히 검문을 통과하지만 만약 바이러스나 세균이 만든 이상 단백질에 의한 신분증이거나 암 세포가 만든 변종 단백질에 의한 잘못된 신분증이면 킬러 T 세포는 이 세포를 정상적인 세포가 아닌 것으로 인식하고 죽이게 된다.

이 주 조직 적합성 복합체(Major histocompatibility complex, MHC) 유전자군이 만드는 주 조직 적합성(MHC)Class I 단백질을 신분증으로 세포 표면에 제시한다. 이때 면역세포들이 항원이라고 인식하게 되면, 즉 우리 몸 안의 시민이 아니라고 인식한 면역계는 이 잘못된 신분증을 제시한 세포를 죽이기 위해 세포독성 T(Cytotoxin T cell)세포를 이용한다.

도움 T 세포는 인터루킨-4와 인터페론-γ을 분비한다

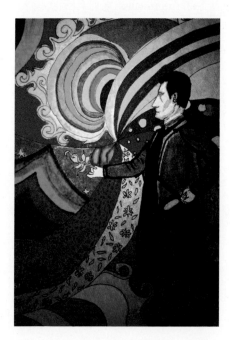

폴 시냐크(1863~1935, 프랑스 인상파 화가)의 〈펠릭스 페네옹의 초상〉

도움 T 세포(Helper T cell)는 2가지 면역 유도인자를 만들어 내는데, 하나는 인터루킨-4(Interleukin-4, IL-4)이고, 다른 하나는 인터페론-γ(Interferon-γ, IFN-γ)이다. 이 인터루킨-4(IL-4)가 B 세포를 자극하여 체액성 면역반응(Humeral immune response)에 관여하고, 인터페론-γ(IFN-γ)는 세포 독성 T 세포(Cytotoxic T cell)을 활성화하여 항원을 제시한 세포를 죽이는 세포성 면역반응(Cellular immune response)에 관여한다.

항원을 제시한 세포를 죽이는 여러 방법들

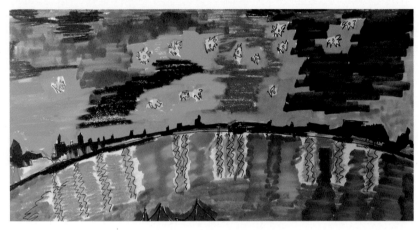

빈센트 반 고흐의 〈론강의 별이 빛나는 밤〉(1888년)

세포성 면역반응에서 세포독성 T 세포는 항원을 제시한 세포의 표면에 구멍을 내고 그 안에 효소를 집어 넣어서 세포를 죽인다. 항원을 제시한 세포의 표면에 세포로 하여금 자폭하여 죽도록 하는 세포 자살유도 단추가 있다. 외부에서 이 단추를 누르게 되면 자살 프로그램이 작동되어 세포로 하여금 죽도록 한다. 세포독성 T 세포가 이 단추를 누르고 항원을 제시한 세포의 자살 프로그램을 작동시킨다.

바이러스의 확산을 막는 세포독성 T 세포

세포독성 T 세포는 우리가 바이러스에 감염되었을 때 이 바이러스가 퍼져 나가는 것을 막는다. 바이러스는 우리 인체 내에 들어오면 얼마되지 않아, 빠른 속도로 숫자를 늘려서 인체에 치명적인 해를 입힌다. 하지만 세포독성 T 세포는 바이러스에 감염된 세포 깊숙한 곳에서 만들어지고 있는 비정상 단백질을 항원으로 인식하여 바이러스가 세포 내에서 많은 수로 증식하여 온 몸에 퍼지기 전에 세포를 죽여 바이러스의 증식을 억제한다.

2015년 한국을 강타한 메르스 바이러스

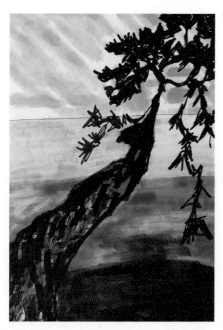
소나무

2015년도에 한국에 유행한 메르스 바이러스도 건강한 면역계를 가지고 있는 사람에게 들어가게되면 이 바이러스는 생존할 수 없다.

건강한 사람 내에 있는 세포독성 T 세포(Cytotoxic T cell)는 메르스 바이러스가 퍼지는 것을 막는다.

우리의 면역체계는 메르스 바이러스 주위를 체액성 면역반응에서 생성된 항체(Antibody)

로 둘러싸서 이 바이러스가 배설하는 독성물질(Toxin)을 중화하고 이 메르스 바이러스를 죽인다. 또한 메르스 바이러스에 감염된 세포도 죽여 바이러스의 확산을 막는다.

포유류의 90%는 체액성 면역 시스템이 없다

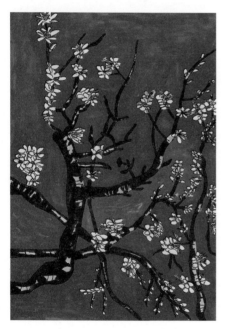

빈센트 반 고흐의 〈꽃피는 아몬드 나무〉

안타깝게도 포유류의 약 90%에서는 이런 체액성 면역 시스템이 진화되어 있지 않다.

동물들은 자신의 몸을 보호하기 위하여 선천성 면역 시스템(Innate immune system)을 진화시켜 병원균으로부터 자신을 보호한다.

이 선천성 면역반응은 체액성 면역반응과 다르게 병원균과 전에 만난적이 없음에도 외부 병원균과 병원균에 감염된 비정상세포를 인지하여 죽이는 반응을 일으킨다.

고독한 킬러세포인 자연살해 세포

이러한 선천성 면역시스템의 구성세포들 중에서 가장 먼저 암 세포를 인지하는 면역세포는 자연살해 세포(Natural killer cell, NK cell)이다.

자연살해 세포는 앞에서 말한 킬러 세포와는 다른 세포이다.

선봉에 서는 자연살해 세포

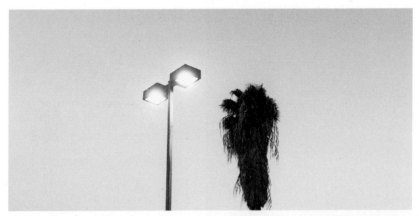

가로등과 야자수

NK세포가 가장 먼저 암 세포를 알아보고 공격하여 암을 무찌른다.

자연살해 세포(Natural killer cell(NK cell))는 우리 몸의 조직에서 발생한 암 세포 표면의 변형 단백질을 인식하고 제거하도록 타고 나면서 프로그램(Innate program) 되어 있다. 자연살해 세포(NK세포)를 따라서 대식세포(Macrophage)와 중성 백혈구(Neutrophil)가 선천성 면역 시스템의 암 세포를 죽이는 면역세포이다.

선천성 면역반응에서 NK 세포가 암 세포를 알아차리고 공격할 때, 인터페론 감마(Interferon-γ , IFN-γ)를 분비하여 대식세포(Macrophage) 등의 면역세포들을 참여하도록 신호를 보낸다.

결정타를 날리는 세포 독성 T 세포

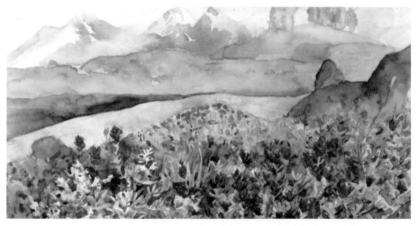

꽃과 언덕

그러면 대식세포(Macrophage)나 중성 백혈구(Neutrophil) 같은 면역세포(Immune cell)들이 NK세포(Natural killer cell)의 부름을 받고 기꺼이 현장으로 출동하여 암 세포를 공격하는데 참여한다. 이 단계에 이르면 NK세포와 대식세포는 전투력이 강해지고 결정적으로 세포독성 T세포(Cytotoxic T cell)를 현장으로 불러서 암 세포를 죽이게 된다.

자기와 비자기를 구분하는 것의 중요성

면역계가 자기 자신과 비자기를 구분하는 능력은 매우 중요하다. 면역계도 살아있는 세포가 관리하고 통제하는 것이기에 실수가 있기 마련이다. 기계도 오작동이 나는데 살아있는 조직이니 당연한 일이다.

면역계에 범하는 가장 큰 오류 두가지가 있다. 첫 번째는 정상이 아닌 비정상 단백질을 세포표면에 표시했으나 그 비정상 단백질이 정상과 비슷하거나 거의 같아서 면역계가 자기 자신으로 잘못 인식하여 공격하지 않고 내버려두는 경우이다.

두 번째는 반대로 정상적인 표면 단백질을 보고도 항원으로 인식하여 이 세포에 대한 면역반응을 유발하는 것이다. 인체는 이미 그런 실수에 대비하여 B 임파구와 T 임파구를 제거하는 시스템을 가지고 있다.

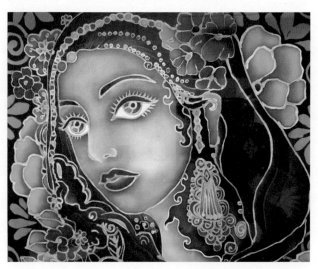

머리에 꽃을 단 여인

자가면역질환은 자기와 비자기를 구분하지 못해서 생기는 병

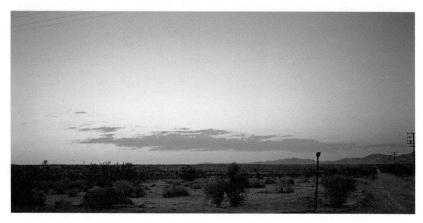

사막의 저녁노을

그럼에도 불구하고 이 제거 시스템을 피하고 살아남은 임파구는 정상조직을 공격하는 세포가 된다. 자기 자신의 정상조직을 공격하는 자가면역질환(Autoimmune diseases)은 제거 시스템을 피한 임파구에 의해 발생한다. 자가면역질환 중 대표적인 것은 류마티스 관절염(Rheumatic arthritis), 근근막통증증후군(Myofascial pain syndrome), 전신성 홍반성 루프스(Systemic lupus erythematosus, SLE) 그리고 궤양성 대장염(Ulcerative colitis)같은 질환이 있다. 이런 자가면역 질환은 항체(Antibody)나 세포독성 세포들이 우리 몸의 정상조직을 적으로 인식하여 공격함으로써 생기는 질환이다. 이러한 자가면역질환이 일어나지 못하도록 하는 방어 장치로 조절 T 세포(Regultory T cell)가 존재한다. 이 조절 T세포가 세포독성 T 세포(Cytotoxic T cell)와 임파구가 정상세포나 정상조직을 공격 못하도록 한다.

조절 T 세포가 제대로 기능하지 못하면 치명적인 자가 면역반응이 일어날 수 도 있다. 조절 T 세포의 기능 부족으로 인한 자가 면역반응으로 환자들이 사망하기도 한다. 우리 인체 내의 정상조직과 정상세포에 존재하는 정상 단백질임에도 공격 가능한 세포독성 면역임파구(Cytotoxic T lymphocyte, CTL)가 상당한 규모로 존재하고 있다는 것은 우리가 잠깐 방심하면 자신의 정상세포나 조직이 죽어 나가는 억울한 일이 생길 수 있다는 것이다.

자가면역질환을 방어하는 조절 T 세포(Regulatory T cell)

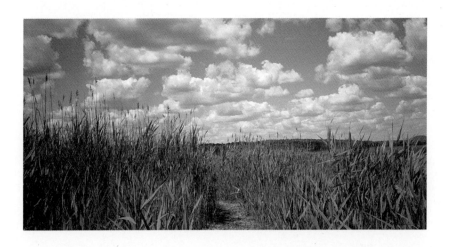

그래서 또 이런 비극이 일어나지 못하도록 하게 하기 위하여 우리 인체는 조절 T 세포(Regulatory T cell, Treg)가 존재하여 자가면역세포를 방어한다.

조절 T 임파구에서 형질전환 증식인자 베타(Transforming growth factor-ß, TGF-ß)를 분비한다. 형질인자 베타는 자가면역반응을 일으키는 세포독성 T 세포에 작용한다. TGF-ß는 자가 면역세포가 스스로 죽도록 세포자살 프로그램을 작동시킨다.

조절 T 임파구에서는 인터루킨-10(IL-10)도 분비하는데 이것은 세포독성 T 임파구의 성장을 억제하고 심지어는 T 임파구를 살해한다.

자가발생암(Autochthonous tumor)

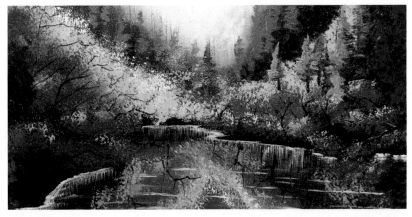

가을 호수

자가발생암(Autochthonous tumor)은 면역기능의 저하로 발생하는 암을 말한다. 신장이나 간이식, 심장이식 같은 장기이식을 받는 환자들이 늘어나고 있다. 장기이식을 받은 환자들은 면역억제제를 사용하여 장기이식 후에 일어 날 수 있는 거부 반응을 억제한다.

면역억제제를 장기간 사용하게 되면 이 환자들에 있어서 면역기능저하에 의한 자가발생암이 생길 수 있다.

AIDS(Acquired immunodeficiency syndrome) 감염 환자도 전 세계적으로 수천만명에 이른다. HIV(Human immunodeficiency virus)는 면역세포 중 CD4 세포인 도움 T 세포(Helper T cell)을 공격하여 면역력을 떨어뜨린다. 장기이식 환자와 AIDS 환자들은 여러 종류의 약물을 투여 받아 장기간 생존이 가능하게 되었다. 자가 발생 암(Autochthonous tumor)도 이런 면역기능 저하환자들이 늘어나면서 같이 증가하고 있다.

이식(Transplantation)과 암(Cancer)

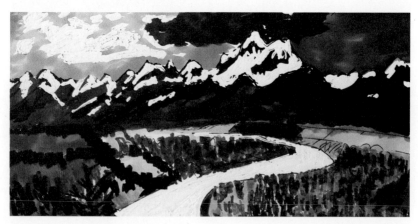

겨울산

이식 받은 장기 내에 있던 암 세포는 거부 반응을 억제하기 위해 투여한 면역억제제 덕에 면역감시망(Immunosurveillance)을 피하여 암 세포가 폭발적으로 증가하여 종양으로 발전한다.

　이식을 할 당시에는 검사에서 장기를 주는 공여자의 조직에 종양이 발견되지 않았다. 그래야 이식 가능한 장기로 이식이 시행되는 것인데 환자의 몸으로 이식된 후 면역기능이 억제 되면서 이식 장기 내에 검사로 알아 낼 수 없을 정도의 적은 수의 암 세포가 폭발적으로 증가하여 종양으로 발전한다. 신장 이식을 받은 환자들을 24년간 추적조사하는 연구가 호주의 연구진들에 의해 시행되었다.

　이 추적연구에 의하면 신장이식을 받은 환자들 중 무려 72%에서 한 종류 이상의 종양이 발생하였다. 미국에서도 이식환자들에서의 암 발생에 대한 추적연구가 있었다. 이식환자에서는 암 발생률이 정상인의 3배에서 5배까지 증가한다는 것을 알게 되었다. 특히 간이식(Liver transplantation)의 경우에는 5년 이내에 새로운 암이 대부분에서 발생하였다. 이식 환자에서 발생하는 암은 바이러스 감염과 연관되어있다.

바이러스와 암

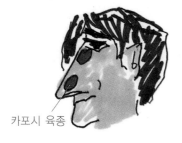

카포시 육종

　인간의 헤르페스 바이러스 8(Human herpes virus 8, HHV-8)의 감염에 의해 생기는 카포시육종(Kaposi's sarcoma)은 팔과 다리의 혈관내피 세포와 간질세포 (Interstitial cell, 間質細胞)에 발생한다.

카포시 육종은 이식 환자에서는 정상인보다 400~500배나 발생위험이 증가한다. 인 유두종 바이러스(Human papilloma virus)에 의한 자궁경부 암은 14배에서 16배 증가하고, B형이나 C형 간염 바이러스에 의한 간 세포 종양(Hepatocellular carcinoma)은 20배에서 38배까지 발생위험도가 증가한다. 암의 직접, 간접 원인인 바이러스는 전체 암 발생의 최소 20% 이상이 연관되어 있다. 이러한 면역억제제 사용 후에 발생하는 암의 증가에서 볼 수 있듯이 우리 면역력이 바이러스에 감염되어도 종양으로 발전하는 것을 막고 있는 것이다.

서양인구의 90%는 헤르페스 감염자이다

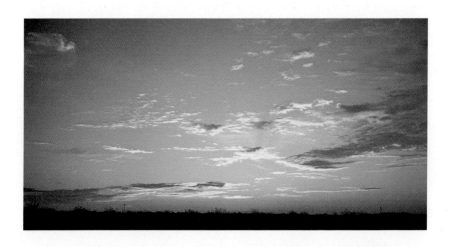

　서양의 성인 90%는 헤르페스 바이러스(Herpes virus)의 일종인 엡스타인 바 바이러스(Epstein–Barr virus)에 감염되어 있다.

엡스타인 바 바이러스는 임프암(Lymphoma)을 발생시킨다.

그러나 이 바이러스에 의해 종양이 생기는 사람은 거의 없는데, 이는 사람들에게 있는 정상 면역체계의 강력한 방어 작용 때문이다.

에이즈 바이러스

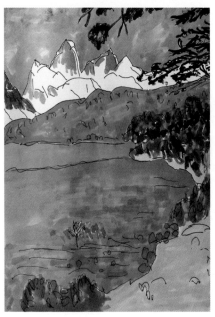

산과 호수

후천성 면역결핍증 바이러스(Acquired immunodeficiency virus, AIDS)에 감염되면 도움 T 세포가 가장 많은 피해를 입는다.

도움 T 세포는 선천성 면역과 후천성 면역 둘 다에 관여하는 세포이다. 이 두 가지 모두가 기능이 나빠지면 우리 인체는 모든 감염에 취약해 질 수밖에 없다.

우리의 인체 내 면역 기능이 떨어지게 되면 종양을 일으키는 바이러스 뿐 아니라 모든 종류의 바이러스에 감염될 위험에 처하게 된다. 정상적인 면역체계는 바이러스에 의해 유발된 변형세포인 암 세포를 인식하고 없애는 기능을 하는데 면역체계가 제대로 작동되지 않으면 암 세포가 제거되지 않아 종양이 발생하는 것이다.

종양이 발생한 조직 내를 들여다 보면 면역세포인 임파구(Lymphocyte)가 조직세포에 매우 많이 침투되어 있다. 면역시스템이 종양을 제거하기 위해 임파세포를 종양 조직으로 보낸 것이다. 종양조직 내에 임파구 세포가 많은 수로 존재하면 5년 생존율이 증가한다.

암 조직 내의 임파구는 생존율을 증가시킨다

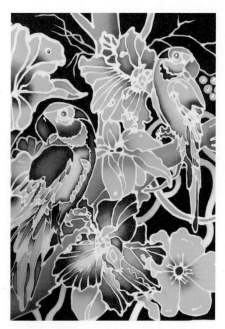

꽃과 앵무새

난소암 환자분들에 대한 관찰 결과는 임파구가 종양 조직 내에 많은 수로 존재하는 경우에는 5년 생존율이 74%나 되지만 임파구가 별로 없는 경우에는 생존율이 12%까지 떨어진다.

유방암, 대장암, 방광암, 전립선암에서도 환자의 5년 생존율과 임파구의 종양 조직 내 수와 상관 관계가 있는 것이 관찰되었다.

암 세포에 반응하는 체액성 면역반응; 항체

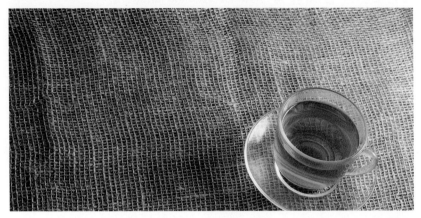

찻잔

체액성 면역반응(Humeral immune response)에 의하여 생성되는 항체 (Antibody)는 암 세포에 대해서도 반응하여 생성된다.

외부 감염원이 인체 내에 들어 왔을 때 몸을 방어하는 면역시스템의 작동여부는 이 외부 감염원에 대해 어느 정도 명확하게 인식 할 수 있느 냐에 좌우된다. 외부 감염원은 선천성 면역반응에 의하여 외부 감염원으 로 보내진 자연살해 세포(Natural killer cell, NK cell) 의 공격을 받는다.

또한 후천성 면역 반응에 의하여 생성된 항체(Antibody)의 공격도 받 게 된다. 외부감염원의 분자구조는 원래 사람 몸안에 있는 단백질 분자 구조와 다른 분자구조로 되어있다.

하지만 암 세포는 사실상 외부에서 온 것이 아니고, 내부에서 발생한 것이기에 암 세포에서 만드는 단백질 분자구조는 정상에 가깝다.

정상세포에서 만드는 단백질은 10만개, 암 세포가 만드는 단백질의 수는 2만개; 암 특이 항원(Tumor specific antigen)

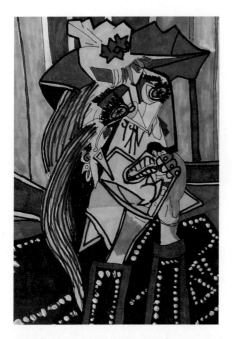

파블로 피카소의 〈우는 여인〉(1937년)

보통 암 세포가 만들어내는 단백질의 수는 약 2만개 정도 된다. 이 2만개의 단백질은 정상세포에서도 대부분 같은 단백질을 만들어 내고 있다. 이 중 적은 수이지만 정상과 다른 이종 단백질에 대해서는 강력한 면역 반응을 일으킨다. 이런 새로운 암 특이 항원(Tumor specific antigen)에 대하여 면역 체계는 외부의 것으로 인식하여 면역반응을 일으킨다.

암 특이 항원은 바뀐 단백질 구조를 가지고 있다

이러한 암 특이 항원은 정상세포가 만들어내는 단백질 구조와 다르다. 암 단백질은 아미노산(Amino acid)의 배열이 변하고 정상적으로 있는 아미노산 중 몇 개가 다른 아미노산(Amino acid)으로 바뀌면서 화학구조가 바뀐다. 이 바뀐 구조의 단백질이 면역반응을 일으킨다.

암 환자의 절반은 암 억제 유전자(Tumir suppressor gene) P^{53}에 돌연변이가 생겨있다

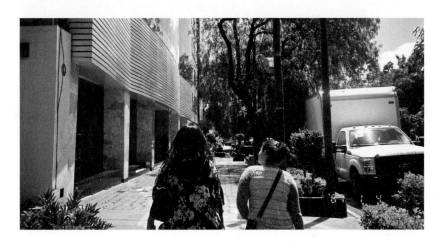

암 환자의 약 50%에서는 암 억제 유전자 P^{53}에 돌연변이가 발견된다. 돌연변이가 발생한 P^{53}암 억제 유전자는 아미노산 배열이 바뀐 단백질을 만들어 내고 이 암 단백질은 면역반응을 일으킨다.

돌연변이 P^{53}을 공격하는 면역 시스템

이렇게 되면 P^{53} 암 억제 단백질이 공격받게 된다.

P^{53} 암 억제 단백질이 암을 억제하는 기능을 해야 하는데 P^{53} 암 억제 단백질을 면역세포들이 공격하게 되니 암 억제 기능을 수행할 수 없게 된다.

혈액암에 많은 염색체 전좌

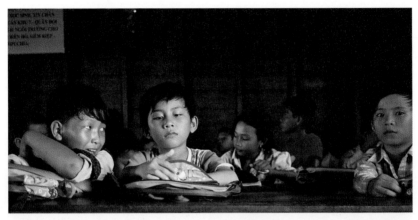

캄보디아 수상학교에서

　혈액암에서는 염색체의 전좌(Chromosomal translocation)가 많이 발견된다. 잘려나간 부분에 다른 유전자가 붙어서 아미노산이 전과 다른 것이 생성되어 단백질을 구성하므로 우리 면역체계는 비정상 단백질을 항원(Antigen)으로 인식하여 면역반응을 일으킨다.

염색체는 모든 생명체에 있다

　생물 세포의 핵(Nucleus)에 있으면서 DNA라는 핵산을 주성분으로 하고 자기 증식성 소체인 염색체는 염기성 색소에 잘 염색되는 성질 때문에 염색체라 한다. 염색체(Chromosome)는 세균이나 바이러스, 식물, 동물 모두에게 존재한다.

핵 내에 있는 물질로 분열하기 전에는 실형태인 염색사로 존재하다가 분열이 시작되면 이 염색사가 응축되어 실타래 같이 꼬인다. 이 실타래 같이 꼬인 염색사를 염색체라 한다. 굵기는 약 1~2μm이며 길이는 수μm ~ 수십μm이다.

사람의 염색체

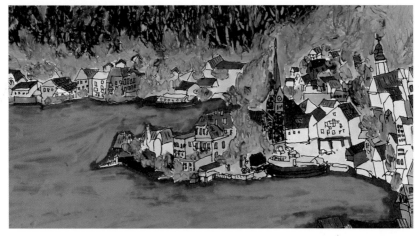

바닷가 마을

사람의 세포 내 염색체는 46개이다. 어머니의 난자에서 온 23개와 아버지 정자에서 온 23개가 합쳐져 23쌍, 46개의 염색체로 구성된다.

이중 한 쌍은 성을 결정하는 성 염색체이다. 큰 쪽을 X로, 작은 쪽을 Y로 표시한다. XY인 경우는 남성이고 염색체 X가 다시 염색체 X와 붙어서 XX이면 여성이다.

성 염색체(Sex chromosome) 이외의 22쌍의 염색체를 상 염색체(Autoso mal chromosome)라 한다.

상 염색체(Autosomal chromosome)는 크기와 모양에 따라서 7개군으로 나뉜다. 이 염색체는 우리 몸의 모든 세포에 다 존재한다. 염색체 내에는 엄청난 양의 유전 정보가 담겨 있다. 평상시에는 염색사(Chromonema, chromatin thread), 즉 실의 형태로 핵 속에 펼쳐져 있어서 세포가 필요 로 하는 정보를 얻기 쉽게 되어 있다.

세포 하나만 들여다보아도 우리 몸의 모든 정보를 다 알 수 있는 것은 세포 안의 핵 속에 존재하는 염색사(染色絲)인 핵사(核絲, Spireme) 때문 이다.

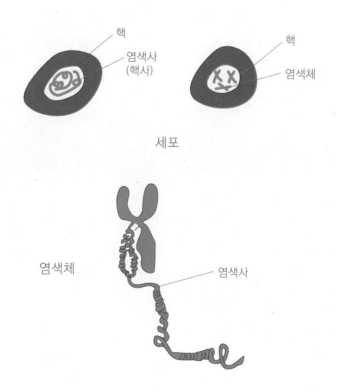

세포

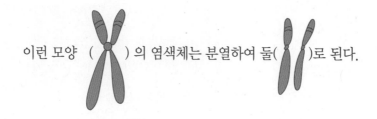

이런 모양 (   )의 염색체는 분열하여 둘(   )로 된다.

    염색사가 염색체로 되는 이유는 분열하기 위해서이다. 염색체가 분열하는 이유는 옆에 있는 세포들이 수명이 다 되고 죽었다든가, 상처 부위에 세포를 만들기 위해서이다.

    우리가 성장기때 세포 수를 늘리기 위해 분열하는데 이 때는 자라기 위해 세포분열이 왕성하게 일어나는 시기이다.

    평소에는 실 모양으로 핵 속에 유전 정보를 염색사가 가지고 있어 유전 정보를 끄집어내어 단백질을 만들기가 쉽다. 사람의 염색체는 46개이고, 개의 염색체는 78개이며, 벼의 염색체는 24개, 백합도 24개, 고양이는 38개의 염색체를 가지고 있다. 세포 내에 염색체를 가지고 있는 기관이 또 존재한다. 미토콘드리아도 염색체를 가지고 있다.

염색체를 가지고 있는 미토콘드리아

    미토콘도리아(Mitochondria)도 유전정보를 가지고 있는 기관이다. 염색사는 염색체보다 굵기가 얇다. 약 0.3μ정도의 굵기이다. 이 염색사에 있는 DNA를 일렬로 쭉 연결하여보면 길이가 무려 2m가량 된다.

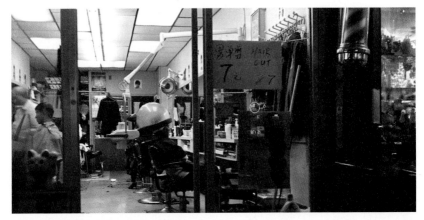

이 2m나 되는 DNA를 지름이 5µm(Micrometer)정도 밖에 안되는 핵 내에 가둬두려면 이 염색사를 고도로 응축시켜야만 한다. 1µm은 백만 분의 1m이다. 핵은 5µm정도의 지름밖에 안되는데 이 안에 2m가량의 유전정보를 담아야 한다.

염색체는 굵직 굵직한 것만 유전한다
세부내용은 환경이나 상황에 따라 변한다

①번 염색체라 하면 그림과 같이 두 개의 염 색체가 쌍을 이루고 있다. 왼쪽 염색체 ①번이 아버지에게서 온 유전정보를 가지고 있는 염색 체라고 하면 오른쪽 염색체 ②번은 어머니에게 서 온 유전정보를 가지고 있는 염색체이다.

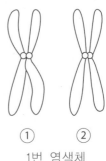

① ②

1번 염색체

이 그림에서는 염색체가 분열하기 위해 복제되어 이런 모양이 되었는데 복제 되기 전에는

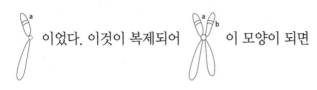 이었다. 이것이 복제되어 이 모양이 되면

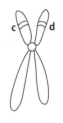

우측은 좌측과 동일하다. 그러니까 a와 b는 100% 동일한 유전정보를 갖는다.

좌측 염색체 ①번이 아버지에게서 온것이고 우측의 염색체 ②번은 어머니에게서 온 것이라 했는데 ②번 염색체도 복제되면 오른쪽과 같은 모양이 되므로 c와 d는 동일한 유전정보이다.

하지만 a와 c는 같은 종류의 유전정보를 가지고 있지만 깊은 세세한 내용은 다를 수 있다.

예를 들어 눈꺼풀에 대한 유전정보가 a에 c에 들어 있다고 하자.

아버지에게서 온 눈꺼풀 유전정보는 a에 어머니에게서 온 눈꺼풀에 대한 유전정보는 c에 있다고 하면 a는 그대로 b로 복제되어 a와 b의 유전정보는 100% 똑같고 c와 d도 어머니에게서 온 눈꺼풀 유전 정보와 똑같다.

하지만 a와 c는 같은 눈꺼풀 c 유전정보이지만 어머니에게서 온 눈꺼풀 유전 정보에 쌍커풀이 있는데 아버지에게서 온 유전정보 a에는 쌍커풀이 없다. 이렇게 세세한 상세내용은 다를 수 있다.

유전 정보의 창고, 인간의 실질적인 본체; 염색체

핵 내의 염색사 즉 염색체(Chromosome)는 인간이 진화하면서 오랜 시간동안 획득한 수 많은 형질을 갖고 있는 유전정보의 창고이다.

우리 인간의 실질적인 본체로 보는 것이 맞다. 이 유전정보로 모든 조직을 만들고 재생시킨다.

성 염색체의 손상은 다음 세대로 유전된다

염색체의 유전자가 손상되는 것만큼 인체에 치명적인 손상은 없다. 특히 마지막 23번째 쌍인 성염색체가 손상되면 다음 세대로 유전정보에 생긴 결함이 전해지게 된다. 바이러스나 화학물질들 그리고 인체 내부 자체에서 만들어지는 돌연변이 유도 물질들이 계속해서 유전자를 공격하고 있다.

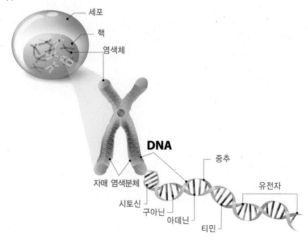

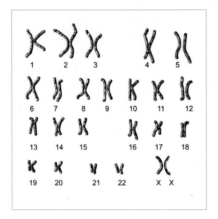
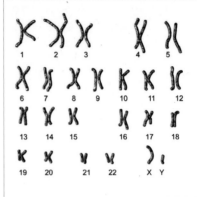

여성(female)   남성(male)

외부와 내부 두 곳 모두에 의해 염색체의 돌연변이가 일어난다

염색체의 돌연변이는 돌연변이를 일으킬 수 있는 물질에 노출되거나 자신 내부에서 일어나는 내부 돌연변이 유도 물질에 의하여 일어난다.

결실(Deletion)

염색체의 유전자 일부가 소실되어 나타나기도 하는데 유전 정보를 담고 있는 DNA가 일부 잘려나가고 잘려나간 부위는 소실되고 나머지 부위가 서로 결합하여 돌연변이가 일어나게 되는 경우가 있다.

이렇게 절단된 부위의 DNA가 없어진 경우를 결실(Deletion)이라고 한다.

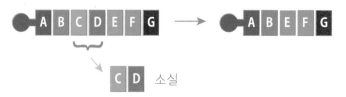

C D 소실

중복(Duplication)

중복(Duplication)은 상동염색체에서 DNA부위가 잘려나가서 절단된 부위에 상동염색체가 붙어 재결합하면 중복이 일어난다. 이렇게 되면 상동염색체는 쌍으로 이루어지니까 한쪽은 결실이 생겨 DNA단편이 없고, 다른 쪽은 결실된 부분이 붙어서 중복(Duplication)이 일어난다.

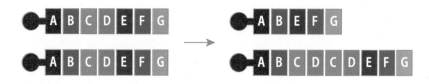

역위(Inversion)

역위(Inversion)는 염색체의 DNA가 절단되고, 이 절단된 DNA단편이 절단된 장소에서 뒤집힌 상태로 삽입되어 일어나는 현상이다.

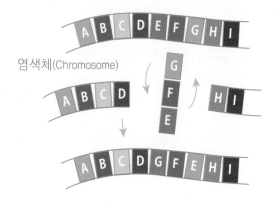

염색체(Chromosome)

전좌(Translocation)

전좌(Translocation)는 염색체의 DNA가 절단되면서 한 염색체에서 다른 염색체로 이동하고 다른 염색체의 DNA단편도 절단되어서 서로 바뀌는 경우를 말한다.

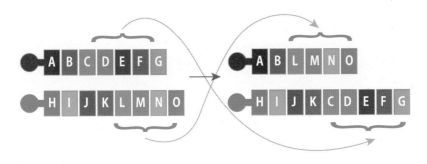

암 세포에서 가장 많이 일어나는 돌연변이는 점 돌연변이이다

하지만 암 세포에서 가장 많이 일어나는 돌연변이는 점 돌연변이(Point mutation)이다. 점 돌연변이(Point mutation)는 유전자를 이루고 있는 DNA의 염기중 단 하나가 다른 염기로 바뀌어서 일어나는 돌연변이이다.

단 하나의 염기가 바뀌었음에도 만들어진 단백질은 기능에 이상이 생긴다. 이렇게 정상에서 벗어난 단백질을 돌연변이 단백질이라 한다. 이런 돌연변이 단백질이 모여서 암 세포가 생성된다. 염기가 바뀌게 되면 DNA의 최종산물인 단백질은 기능에 이상이 생기고, 정상세포를 암 세포로 유도한다.

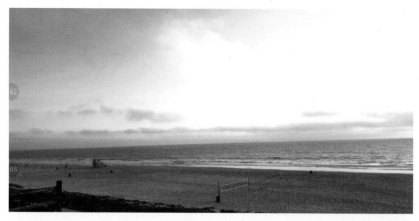
L.A 바닷가

　물론 이런 점 돌연변이(Point mutation)가 계속 생겨서 쌓여가는 과정
이 필요하겠지만 일단 점 돌연변이 과정이 진행되고 이 변이가 쌓여 갈
수록 정상세포가 암 세포로 가는 과정이 점점 빨라진다.

암은 다단계의 진행과정(Multi-step progression)에 의해 발생한다

　이렇게 암이 여러 단계를 거쳐서 발전하는 동안 계속적인 돌연변이
의 발생 때문에 유전자의 불안정성은 증가한다. 이러한 유전적 불안
정성 때문에 만들어진 단백질은 매우 많은 면역반응을 일으킨다.

흑색종의 암 유전자는 돌연변이 단백질인 돌연변이 효소를 만든다

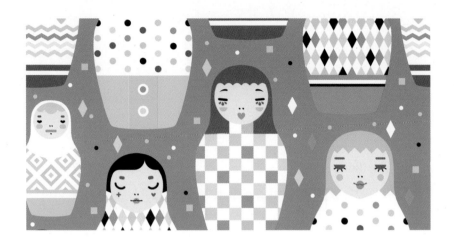

흑색종(Melanoma)은 간에서 글리코겐(Glycogen)을 분해하여 탄수화물을 만드는 효소를 돌연변이 시킨다. 이 효소가 돌연변이 되면 이 효소에 있는 돌연변이 항원 단백질이 105배나 정상적 단백질보다 강하게 주 조직 적합성 복합체(MHC) 단백질 Ⅱ와 결합하여 면역반응을 증가시킨다.

돌연변이 라스 종양 단백질(Mutant Ras oncoprotein)

너무 낮은 농도로 존재하는 이상 단백질은 면역반응을 일으키지 못한다. 암 세포에서 만든 암 단백질도 면역반응을 잘 일으키지 못한다. 정상세포에서 만든 단백질과 구조가 너무 유사하기 때문이다.

이러한 종양 단백질 중 대표적인 것은 돌연변이 라스 종양 단백질(Mutant Ras oncoprotein)이다. 이 종양 단백질은 거의 정상 단백질같은 3차원적 구조를 보일뿐 아니라 매우 낮은 농도로 존재하기 때문에 면역

반응을 일으키지 않는다.

면역관용(Immune tolerance)

　면역관용(Immune tolerance)이라는 것은 면역 시스템의 공격을 피해
가는 메카니즘이다. 이 메카니즘의 대부분은 임신시 태아기때 나타난
다. 어머니 입장에서 보면 뱃속에 있는 태아가 자신이 아니기 때문에 면
역 반응을 일으킬 수 있다. 하지만 면역반응을 일으키지 않는 면역관용
이 일어난다. 이상 단백질에 대해 면역반응을 일으키는 B 임파구 세포나
T 임파구 세포의 인식 기능을 일시적으로 억제시킨다.

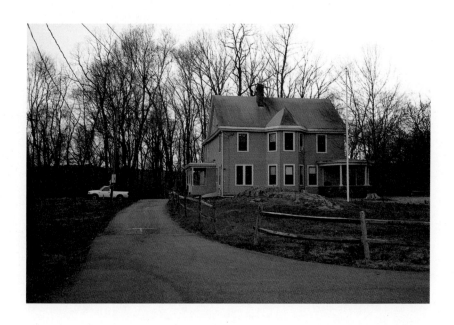

면역관용의 주역; 조절 T 세포(Regulatory T cell)

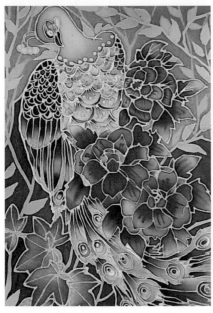

면역관용에 주도적 역할을 하는 세포가 조절 T 세포(Regulatory T cell)이다. 조절 T 세포(Regulatory T cell)의 첫 번째 임무는 정상세포에서 만들어지는 단백질에 대해서는 절대로 면역반응이 일어나지 않도록 하는 것이다.

새와 꽃

뇌와 고환(Brain and testis)

우리 인체 내에서 가장 예민하고 보호되어야 할 곳이 뇌이다. 뇌는 뇌혈관 장벽(Blood-brain barrier)이 있어 차단작용을 하면서 자신을 보호하고 있다. 뇌에서는 면역 반응이 일어나지 않는다. 이것은 반대로 뇌에 암 세포가 발생하면 제거하는데 문제가 생길 수 있다는 것이다.

자손을 얻기 위해 남자의 고환에서는 정자가 생산된다. 정자를 보호하기 위하여 고환에서도 면역반응이 일어나지 않는다.

암 세포는 단백질을 과다생성할 수 있다

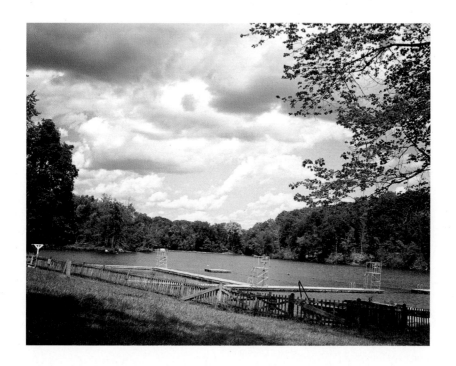

정상적으로 생성되는 단백질도 너무 많은 양이 생성되면 면역 시스템이 작동하여 면역세포가 그 단백질을 생성하는 세포를 공격한다. 암 세포에서 정상 단백질을 과다 생성하는 경우에도 면역 시스템이 작동된다. 암이 진행될수록 단백질양은 증가한다.

유방암에서는 정상 단백질 HER2/neu receptor을 과발현하여 면역 시스템을 작동시킨다

유방 조직의 상피세포에서 정상적으로 발현하는 단백질 HER2/neu receptor가 있다. 이 정상 상피세포가 암 세포로 변하게 되면 이 정상 단백질이 약 10배에서 20배 많이 생성된다.

그렇게 되면 면역 시스템이 작동하여 정상 단백질임에도 면역세포들이 암 세포를 공격한다.

암 세포는 태아 단백질과 탄수화물까지 동원하여 면역계를 괴롭힌다
그래서 자가면역질환의 증가를 유발한다

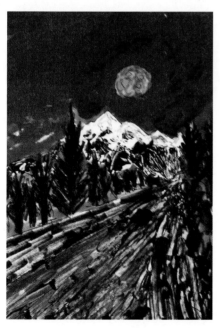

보름달 띈 설산

이런식으로 암 세포는 정상 단백질의 양을 많이 만들어 면역반응을 유발한다.

뿐만 아니라 태아 단백(Feto protein)을 만들어서도 면역계를 자극하고 심지어는 탄수화물 성분으로도 면역계를 교란한다.

면역계는 매우 민감해져서 자기 자신도 공격하는 자가 면역 반응이 발생하게 된다.

대장암의 상피세포

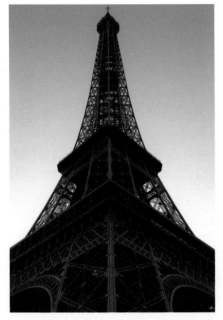

파리 에펠탑

대장의 표면의 상피세포에 암 세포가 발생하면 임파구들은 암 세포 주위로 몰려든다. 임파구들은 암 세포들이 침습 과정을 시작하기 전에도 암 세포를 공격한다.

이렇게 장의 관 쪽에 생긴 선암(Adeno carcinoma)인 상피세포에 생긴 암을 대식세포가 잡아먹는 과정이 일어나고 이 암 세포를 잡아먹은 대식세포는 임파절로 이동하여 암 세포가 가지고 있는 항원을 도움 T 세포(Helper T cell)에 제시한다. 도움 T 세포는 암 세포에 특이적인 체액성 면역반응과 세포성 면역 반응을 개시한다.

제 23장 _ 암과 장(Intestine)

- 단백질을 분해하는 담즙산의 성분이 변해
  발암물질이 될 수 있다
- 장내 세균들
- 나이트로스아민에는 발암성이 있다
- 놀라운 장의 실체
- 유익균과 유해균
- 뇌 뿐 아니라 장에서도 만들어지는 도파민과 세로토민
- 행복은 욕심에 반비례한다
- 대장을 건강하게 하는 것은 최선의 암 예방법이다

단백질을 분해하는 담즙산의 성분이 변해 발암 물질이 될 수 있다

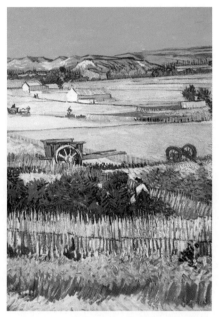

고흐의 〈라크로의 추수〉

담낭(Gall bladder)에서 저장되어 있다가 음식물의 소화를 돕는 담즙산(Bile acid)은 간에서부터 생성되는 물질이다. 담즙산에 있는 성분 중 데옥시콜산(Deoxycholic acid)은 장으로 담즙산에 포함되어 들어간다.

장 내에 있는 유해 세균에 의해 데옥시콜산(Deoxycholic acid)이 분해되면서 트리-메틸콜란트렌(3-methylcholanthrene)이라는 발암물질이 생성된다. 트리-메틸콜란트렌(3-MC)은 점 돌연변이(Point mutation)유발 물질로서 세포 내에 있는 원암 유전자를 작동시켜 암을 발생시킨다.

장내 세균들

장 내에는 수백 종류의 세균들이 살아가고 있다. 장(Intestine)에는 장내 세균(Intestinal bacteria)의 개체수가 수십 조에서 백 조까지 이를 정도로 많은 균들이 살고 있다. 소장의 상부에는 장구균들만 존재하고 소

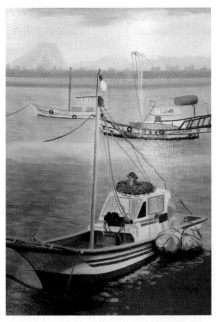
어촌의 배들

장의 아래쪽으로 내려 갈수록 균의 수가 늘어나게 된다. 소장의 가장 아래 부분은 회맹부로 이곳에 회맹판(Ileocecal valve)이 대장과 소장의 경계를 이루고 있다.

교감신경이 항진되면 회맹판은 잘 열리지 않는다. 소장에서 영양분이 흡수되고 남은 찌꺼기가 대장으로 배출되어야 하는데 회맹부에서 막혀 독소가 흡수될 수 있다. 반대로 부교감 신경이 너무 항진되면 회맹판이 너무 잘 열리고 안닫혀 대장(Large intestine)의 노폐물이 소장으로 역류할 수 있다. 소장(Small intestine)을 지나면 대장이 나오는데 이곳에 세균들이 가장 많이 살고 있다.

나이트로스 아민에는 발암성이 있다

대장에 사는 세균들 중에는 질산염을 아질산염으로 환원시키는 세균들도 있다. 아질산염은 우리가 먹는 고기 중에 포함되어 있는 성분인 아민과 결합하여 나이트로스 아민(Nitrosamine)이 만들어진다.

나이트로스아민은 발암성 물질이다. 세포의 핵 내에 돌연변이 유전자가 있으면 아질산염이나 나이트로스아민이 유전자를 작동시켜 암을 유발할 수 있다.

놀라운 장의 실체

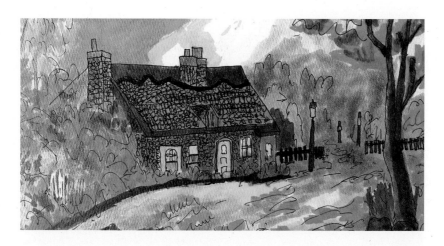

장에는 면역계 세포중 임파구가 약 70%나 모여 있다. 임파구는 항체를 형성하고 세포 면역반응을 일으켜 암세포를 억제하는 기능을 한다. 장은 면역의 가장 중추적인 핵심기관이다.

장의 길이는 10m 정도이고, 넓이는 테니스장의 한 쪽면 정도이다. 이 테니스 코트에 세균들이 마치 꽃들이 피어 있는 것처럼 아름답고 색깔 또한 선명하여 장내 세균류를 장내 플로라(Intestinal flora)라고 부른다.

플로라(Flora)는 이태리 고대 신화 속에 나오는 꽃의 여신을 가르킨다.

유익균과 유해균

장에는 우리 몸에 유익한 유익균과 해
로운 균 그리고 중간자적 기회주의 균인
해바라기 균이 있다. 기회주의 균을 해바
라기균이라고 하는 이유는 유익균이 장
속에서 우위를 점하면 기회주의 균은 유
익균의 뒤를 따라 인체에 도움을 주는 유

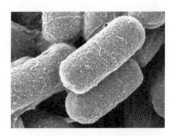

막대모양 균

익균과 비슷한 기능을 하고 인체에 해로운 균인 유해균이 우세해지면 기
회주의 균은 유해균같이 장의 기능을 해치는 일을 하게 된다.
따라서 해바라기가 해를 따라 가듯이 우세한 균주를 따라가는 기회주의
균을 이렇게 부른다. 우리 장에 존재하는 유익균의 종류는 101가지이다.
유익균은 바이러스를 없애는 작용을 하고, 면역세포의 기능을 올리는
역할을 한다.

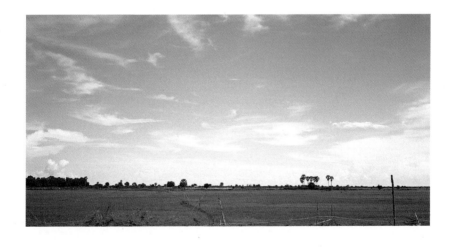

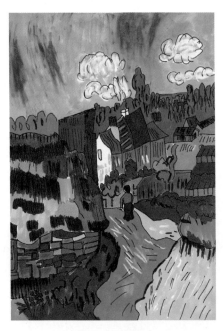

유익균들은 장 내로 발암 물질이 들어오면 이것을 자신에게 부착시켜 발암물질을 배설시킨다. 유익균의 가장 중요한 기능중의 하나는 조절 T 세포의 기능을 향상시켜 자가 면역 반응을 조절한다.

또한 유익균이 분비하는 단백질은 혈압을 올리는 안지오텐신-1(Angiotensin-1) 효소의 활성을 억제하여 고혈압을 막아준다. 이러한 유익균 중 대표적인 균은 락토바실스

빈센트 반 고흐의
〈오베르의 집들〉(1890년)

(Lactobacillus)라는 균과 류코노스톡 균(Leuconostoc), 그리고 페디오코커스(Pediococcus)균 등이 있다.

우리나라의 전통 발효음식에 유익균들이 다수 존재한다.

장(Intestine)에서는 도파민(Dopamine)과 세로토닌(Serotonin)을 생성한다. 의욕을 만드는 도파민은 뇌의 전압을 유지하고 세로토닌은 뇌의 리듬을 조절하여 우울증을 없애준다.

우리나라의 전통 발효식품에는 고추장, 된장, 김치, 마늘 장아찌, 간장, 식초 등이 있다. 그 안에 비피더스균(Bifidobacterium)과 유산균

(Lactic acid bacteria)이 풍부하게 존재한다.

이 비피더스균과 유산균은 인체에 좋은 유익균이다.

전통 발효식품에는 유익균 뿐 아니라 메티오닌(Methionine)이라는 간의 해독작용을 돕는 아미노산(Amino acid)도 함유되어 있다.

또한 기억력을 증가시키는 레시틴(Lecithin)성분도 풍부하고 혈관질환을 예방하는 필수 아미노산인 라이신(Lysine), 리놀레 산(Linolenic acid), 이소플라본(Isoflavone)도 풍부하게 존재한다.

유익균들은 유해균들이 장 세포에게 내뿜는 독소를 중화하여 장세포를 보호하는 역할을 한다. 유익균들이 장 전체 세균 총비율에서 25% 이상, 유해균은 15% 이하가 되는 것이 장 건강에 가장 이상적이다.

뇌 뿐 아니라 장에서도 만들어지는 도파민과 세로토닌

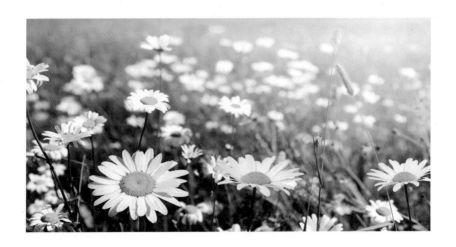

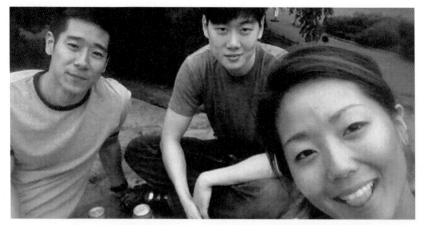
아들(가운데)과 친척들

장에서 만들어지는 신경 전달물질인 도파민(Dopamin)과 세로토닌(Serotonin)은 뇌에 가장 중요한 신경 전달 물질들이다. 전체 세로토닌의 90%가 장에서 만들어진다. 우울증 환자는 전부 다 세로토닌이 감소해 있다.

행복은 욕심에 반비례한다

행복감은 가진것에 비례하고 욕심에 반비례한다는 공식을 예전에 본 적이 있다.

$$행복감 \quad \alpha \quad \frac{가진\ 것}{욕심}$$

가진것보다 욕심이 더 커져가면 행복감은 줄어든다. 가진 것을 무한히 할 수는 없어도 욕심은 무한히 줄여 갈 수 있다.

욕심이 "0"에 접근하면 행복감은 "∞"로 간다. 행복감이 커질수록 우리의 면역계는 강해진다.

대장을 건강하게 하는 것은 최선의 암 예방법이다

유해균이 많아지면 염증반응이 전신에 생긴다. 유해균이 만드는 독소가 인체가 퍼지면서 염증을 일으키고 만성염증은 암을 만들어 낸다. 비피더스균 같은 유익균이 많은 발효 식품과 해조류, 채소류를 섭취하는 것이 나이가 들수록 줄어드는 유익균을 보충하는 좋은 방법이다.

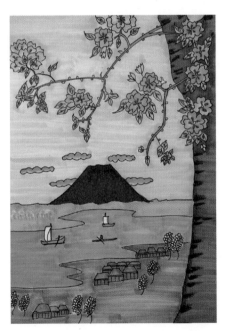

어촌마을

유익균이 많아지고 유해균이 줄어들면 장이 인체를 정화하는 능력이 좋아진다. 장이 몸안의 독소를 중화하여 염증반응을 가라 앉힌다.

우리 장에 유익균들이 많아져 꽃이 만발한 모습인 장 내 플로라(Intestinal flora) 상태를 유지 하는 것이 암 예방의 최선의 방법이다.

제 24장 _ 암 면역(Tumor Immunology)과 암에 대한 면역치료(Immunotherapy)

- 암 연관 항원(Tumor associated antigen, TAA)
- 백반증은 면역반응이다
- 백반증이 있는 환자의 생존율은 높다
- 흑색종에서는 암 태아 항원(Oncofetal antigen)을 만든다
- 암 세포는 이름표를 작게 만들어 세포독성 T 세포를 속인다
- 변종 암 세포들은 자신을 위장시켜 암 세포를 피한다
- 흑색종 치료를 위해 멜라닌 색소를 만드는 효소에 대한 면역치료
- 암 세포는 생존을 위해 자신의 고유기능도 버린다
- 면역세포는 암 세포의 면역회피 전략을 미리 예견한다
- 자연살해 세포는 신분증이 없는 암 세포를 공격한다
- 면역력을 키우는 좋은 방법;
  마음과 생각을 바라보는 위빠사나〈Vipassana, 관(觀)〉
- 해(진리)를 가리는 구름(생각, 마음)을 거두어 버리면
  우리는 해(진리)를 보게된다
- 암 세포로 변해가는 세포들은 스트레스 단백질을 발현한다
- 암 세포의 또 다른 전략; 암 세포는 스트레스 단백질을
  세포 밖으로 뿜어내어 자연살해 세포를 유도한다
- 자연살해 세포를 피해야 전이를 할수있다
- 타고난 지성(Innate intelligence); 항상성, 생명력
- 살면 같이 살고, 죽으면 같이 죽는 시스템
- 심장이 건강해야 암을 이길 수 있다
- 지방세포(Fat cell, adipocyte)는 암 세포(Cancer cell)와 비슷하다

- 심장의 건강을 위해서는 정상적인 뇌 기능이 반드시 필요하다
- 경정맥공(Jugular foramen)으로는 3개의 뇌신경(9번, 10번, 11번)과 내경정맥(Internal Jugular vein)이 지나간다
- 승모근(Trapezius muscle, 어깨근육)과 흉쇄유돌근(Sternocleidomas toid muscle)으로 내장의 상태를 알 수 있다
- 뇌와 심장의 연결자; 미주신경(Vagus nerve)
- 도가(道家)에서의 호흡
- 나는 호흡운동을 중요시한다
- 예수님이 말씀하신다 "여기있다 저기있다고도 못하리니 천국은 너희 안에 있느니라(누가복음 17장 20~21절)"
- 암 세포는 방어 시스템이 있다
- 암 세포가 사용하는 공격물질; 인터루킨-10(IL-10)과 형질전환 증식인자 베타(TGF-β)
- 암 세포에 저항성을 획득한 면역세포는 암 세포를 전멸시킨다
- 안티센스(Antisense)
- 암 세포는 자살억제 단백질을 만들어 자신을 보호한다.
- 항암 항체(Anti-cancer antibody)
- 조절 T 세포는 세포독성 T 세포나 도움 T 세포를 죽일 수 있다
- T 임파구(T Lymphocyte)
- 혈구 줄기세포(Hematopoietic stem cell)
- 암 환자에 대한 면역 치료법; 수동 면역 치료법
- 수동 면역법에 의해 만들어지는 단일 클론성 항체; 허셉틴

- 세포독성 T 임파구는 자가 면역 질환을 억제하는
  자체 메카니즘이 있다
- 단백질을 중화시키는 단일클론성 항체
- 중용의 중요성
- 도교의 시조 노자님의 도덕경
- 흑색종과 난소암에 적용된 면역 치료법
- 인터페론(Interferon, IFN)의 암에 대한 작용기전
- 인터루킨 II (Interleukin-II)을 이용한 암 치료법;
  자연살해 세포를 활성화시켜라
- 암 환자의 조직 내에는 대부분이 자연살해 세포이고
  세포독성 T세포도 존재한다
  이 두 세포를 외부에서 증식하여 같은 환자에게 투여하는 치료법

암 연관 항원(Tumor associated antigen, TAA)

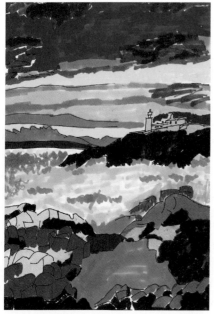

등대

암 연관 단백질 항원(Tumor associated antigen, TAA)은 면역반응을 유도한다. 암 연관 단백질은 체액성 면역반응과 세포성 면역반응 2가지 모두 다 일으킨다.

백반증은 면역반응이다

흑색종(Melanoma)에서 발현되는 암 연관 단백질은 강력한 면역반응을 일으킨다. 이 면역성 반응은 흑색종(Melanoma) 환자의 피부를 하얗게 변하게 한다. 이 변한 부위는 자가 면역반응이 일어난 부위로 이렇게 백반증(Vitiligo)증상이 있는 환자들이 백반증(Vitiligo)이 없는 흑색종(Melanoma) 환자보다 생존기간이 더 길었다.

백반증이 있는 환자의 생존율은 높다

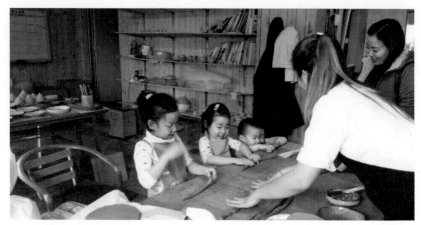

　1987년도의 기록에 의하면 흑색종 환자 중에서 백반증이 있는 환자가 5년 생존하는 확률이 86%로 백반증이 없는 환자와 있는 환자들 섞은 환자 전체의 5년 생존율 75%보다 높았다. 면역 시스템이 암을 억제하는 우리 인체의 방어기제임을 나타내는 것이다.

흑색종에서는 암 태아 항원(Oncofetal antigen)을 만든다

　흑색종 환자의 암 세포에서 만들어내는 항원 단백질은 우리가 태아 발생기때 만들어 냈던 단백질로 태어나면서 다시 만들지 않는 단백질이다.

　사라진 단백질을 다시 암 세포가 만들어 낸다. 이 항원 단백질은 태아 발생기때 난소나 고환에서 만들어지는 단백질과 같다.

　그래서 암 세포가 만들어 내는 암 태아 항원(Oncofetal antigen)을 암 고환 항원(Cancer testis antigen, CT antigen)이라고 부른다.

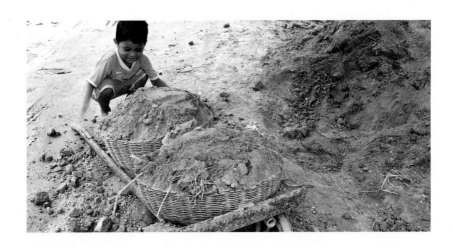

   2003년까지도 암 고환 항원(Cancer testis antigen, CT antigen)이 89 개나 발견되었다. 이 89개의 암 고환 항원에 연관된 암 유전자는 44개가 있다.

   이 암 유전자 44개를 포함한 유전자군(Family)을 확인하였다. 남성에 서는 고환 단백질이 가지고 있는 주 조직 적합성 복합체(MHC)가 정상 적인 인체의 조직과 일치한다. 따라서 우리 면역계는 이들 고환 단백 질을 공격하지 않는다. 암 세포가 만들어 내는 암 태아 항원(Oncofetal antigen)을 우리 면역계가 알아차리지 못하는 이유이다.

   이렇듯 암 세포들은 면역관용(Immune tolerance)을 이용하여 면역세포 들의 공격을 피해간다. 대부분의 암 환자들의 혈액에는 암 세포에 대한 항체가 높은 농도로 존재한다.

암 세포는 이름표를 작게 만들어 세포독성 T 세포를 속인다

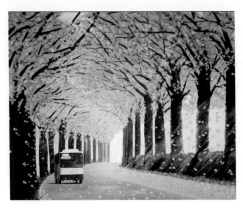

시골버스

면역세포들의 방어로 암 세포의 확산을 막고 암을 극복하도록 해야 하는데 그렇게 못하는 가장 큰 이유 중 하나는 세포독성 T 세포가 암 세포가 적이라는 것을 인식하지 못하는 것이다. 암 세포는 자신이 암 세포라는 이름표를 너무 작게 표시한다. 면역세포들은 암 세포가 어느 정도 커져야만 인식할 수 있게 된다. 암 세포들이 너무 적은 양의 항원 단백질을 만들어내서 면역세포들이 암의 초기에는 암 세포의 존재를 알아차리기가 힘들다.

변종 암 세포들은 자신을 위장시켜 암 세포를 피한다

또 어떤 암 세포는 면역회피(Immune escape) 방법을 획득하는데, 암 세포들이 면역세포의 공격을 받아 죽어 나가다보면, 이 암 세포들 중에 자신을 완벽히 위장하는 기술을 습득하게 되는 변종 암 세포들이 나타난다.

변종 암 세포들은 처음부터 면역세포가 인식할 수 있는 항원자체를 만들지 않는다.

흑색종 치료를 위해 멜라닌 색소를 만드는 효소에 대한 면역치료

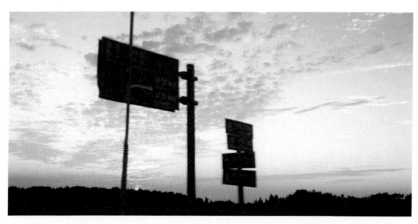

중문으로 가는 이정표

흑색종 환자는 멜라닌 색소를 만드는 멜라닌 세포에 종양이 생긴 것이다. 멜라닌 세포가 많아서 멜라닌 형성이 많이 되다보면 피부는 검게 변한다. 백인들은 흑인보다 멜라닌 색소가 적다. 멜라닌 세포는 멜라닌 색소를 만들기 위하여 효소를 사용하는데, 멜라닌 세포에 생긴 암 세포를 죽이기 위해 효소를 타켓으로한 면역치료를 한다.

암 세포는 생존을 위해 자신의 고유기능도 버린다

처음에는 면역세포들의 공격으로 흑색종 세포들이 줄어든다. 하지만 시간이 지나면서 멜라닌 암 세포에서 다시 돌연변이가 일어나 멜라닌 세포의 고유 기능인 멜라닌 색소를 만드는 것을 버리고, 효소를 더 이상 만들지 않게 된다. 이런 암 세포는 면역세포가 인지하여 공격할 타켓인 효소를 버린다. 암 세포는 생존을 위해 자신의 고유기능도 버린다.

면역세포는 암 세포의 면역회피 전략을 미리 예견한다

하지만 이런 면역회피가 일어나더라도 암 세포가 면역 시스템의 공격을 모두 피할 수는 없다. 왜냐하면 면역 시스템은 이러한 상황에 처하게 되면 다시 전략을 수정하여 암 세포를 공격하기 때문이다. 우리 몸의 면역 시스템은 암 세포들의 면역회피 전략을 미리 예견하여 세포표면에 어떠한 항원이나 단백질도 발현하지 않는 세포를 적으로 간주한다. 그리하여 적으로 간주된 세포를 공격하는 자연살해 세포(Natural killer cell, NK cell)를 면역계는 준비해 놓고 있다. NK 세포인 자연살해 세포는 암 세포가 세포 표면에 어떠한 항원이나 단백질도 나타내지 않으므로 해서 면역 시스템의 감시를 피해 거의 성공할 뻔한 회피전략을 깨뜨린다.

자연살해 세포(Natural killer cell, NK cell)는
신분증이 없는 암 세포를 공격한다

자연살해 세포는 다른 면역세포와 다르게 세포 표면에 신분증인 주조직 적합성 복합체 클래스 I 형(MHC class I 분자)이 있어야 자연살해 세포 내로 진정하라는 신호가 전달되어 공격을 하지 않는다.

이 암 세포 표면에 신분증인 주 조직 적합성 복합체 클래스 I 형(MHC class I)이 없으면 이러한 억제신호 자체가 사라져 암 세포에 대한 공격이 시작된다.

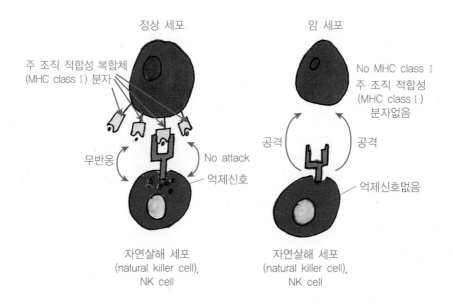

면역력을 키우는 좋은 방법;
마음과 생각을 바라보는 위빠사나(Vipassana) 또는 관(觀)

면역력을 키우는 가장 좋은 방법으로 2,500년 전에 석가모니 부처님께서 말씀하신 방법인 '위빠사나'가 있다.

잠을 잘 때도, 죽기 바로 전에도 우리가 계속 하는 것,

바로 생각 속에 사는 것이다.

머릿속의 목소리, 계속 들리는 목소리.

쉬지 않고, 끊임없이 만들어 내는 말.

쉬지 않고 무한정 계속되는 머릿속의 목소리.

쉬지 않고 끊임없이 만들어 내는 말.

쉬지 않고 무한정 계속되는 머릿속의 목소리.

마음속의 목소리. 무수한 말들과 단어들.

비교, 원망, 걱정, 끊임 없이 계속되는 말, 말, 말.

내가 하는 생각. 이 말을 멈추어 보라.

해(진리)를 가리는 구름(생각, 마음)을 거두어 버리면 우리는 해(진리)를 보게된다

'깨어있는 신부는 신랑(예수님)이 왔을 때 신랑(진리)을 맞이한다'

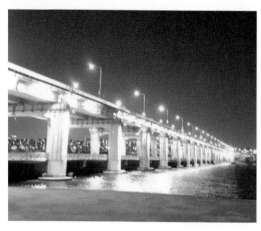

잠수교와 반포대교

해(진리)를 가리는 구름(생각, 마음)을 거두어 버리면 우리가 해(진리)를 보게된다. 그 해(진리)는 항상 그 자리에 있었지만 내 마음과 생각의 구름이 가리고 있어 보지 못한 것이다.

자연과 우주가 우리에게 하는 이야기를 듣기 시작하려면 일단 내 마음과 내 생각의 목소리를 TV와 라디오의 전원처럼 OFF시켜야 한다. 이 상태에서는 시간의 흐름이 변하고, 몸이 편안해진다. 이 상태가 눈을 감고 명상할 때만 되고, 내가 밖에 나와 일하고 놀 때는 안 된다면 조금밖에 되지 않는 것이 아니겠는가? 머릿속에서 나오는 말을 없애 보려고, 다시 말해 조용하게 만들어 보려는 노력이 있어야 하며 그러려면 떠오르는 생각과 말들을 바라본다. 끝없이 계속 바라보고, 바라보고, 바라보고, 바라보고…… 계속 바라보면 조용해지기 시작하다가 멈추는 순간이 올 것이고, 그 때 비로소 평화가 온다. 구름이 걷히면서 밝은 해가 빛난다.

암 세포로 변해가는 세포들은 스트레스 단백질을 발현한다

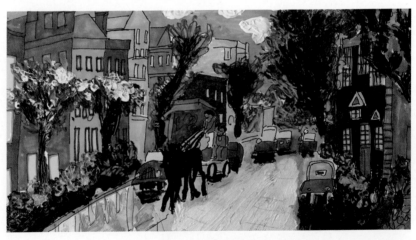

토마스 킨케이드(Thomas Kinkade)의
〈Charleston, Sunset on Rainbow Row〉

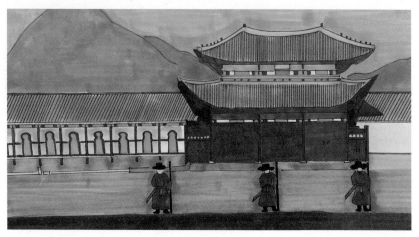

경복궁

우리가 병에 걸리면 스트레스를 받게 되는 것 같이 병원체에 감염된 세포나 암 세포로 변해가는 세포들도 스트레스를 받게 된다. 세포가 겪는 생리학적인 스트레스 과정 중에 발생하는 단백질이 있다. 이렇게 만들어진 스트레스 단백질이 세포표면에 특징적인 표지를 하게 된다.

자연살해 세포(Natural killer cell, NK cell)는 세포표면에 표시된 표지를 인식하고, 비정상적 표지이거나 표지 자체가 없으면 그 세포를 죽인다.

자연살해 세포(NK cell)는 면역세포 중에서 가장 공격적인 성향을 가지고 있는 세포이다.

이 자연살해 세포는 암 세포가 자신을 숨기려는 전략으로 세포표면에 아무런 표지를 안해도 공격 하고, 암 세포로 변해 가는 중에 나타나는 세포 내 스트레스만 감지하여도 암 세포를 죽인다.

이 두 가지가 모두 있게 되면, 자연살해 세포는 더 정확하게 인지하여 암 세포를 죽인다.

암 세포의 또 다른 전략; 암 세포는 스트레스 단백질을
세포 밖으로 뿜어내어 자연살해 세포를 유도한다

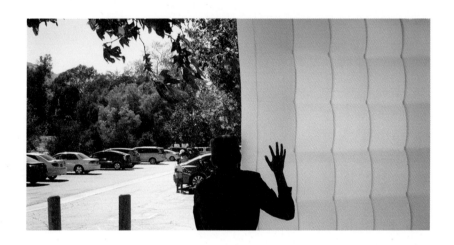

이럴 경우 암 세포는 또 다른 전략을 사용하게 된다. 미사일을 표적 비행기에 발사하면 비행기가 미사일의 추적을 피하려고 공중에 미사일 유도물질을 내뿜어 미사일이 그 유도물질에 가서 충돌하도록 하듯이 암 세포가 자신 내부에 있는 스트레스 단백질을 세포 밖으로 뿜어내어 자연살해 세포(NK cell)를 다른 곳으로 유도한다.

자연살해 세포를 피해야 전이를 할 수 있다

종양이 어느 정도 자라면 전이(Metastasis)를 시작한다, 이 전이를 완성하려면 암 세포는 자연살해 세포(NK cell)를 피해야만 한다.

전이를 시작한 암 세포는 혈관으로 들어가서 먼 곳으로 이동을 하기 시작한다. 혈관(Blood vessel)안으로 들어간 암 세포는 혈액 중에 혈액을 응고시키는 성질이 있는 혈소판을 자신에 부착시킨다.

암 세포가 혈소판의 고유기능을 이용하는 것이다. 혈소판은 혈액응고의 기능이 있어 혈소판을 자극하면 혈소판에서 섬유질이 나온다.

이 섬유질은 이웃한 혈소판과 응집이 일어나 미세혈전을 암 세포 표면에 형성한다. 암 세포는 이 혈전 속에 숨어 자연살해 세포(NK cell)의 감시를 피해 이동한다. 인간의 암 발생은 면역 시스템이 약해진 상황에서 발생한다. 암은 면역 시스템의 주의를 받지 못하는 부위에서 발생한다.

면역계와 뇌 신경계는 서로 상호소통하며, 인체 내에서 잘못된 부위를 계속 조절해 가면서 생명을 유지해 간다.

타고난 지성(Innate intelligence); 항상성, 생명력

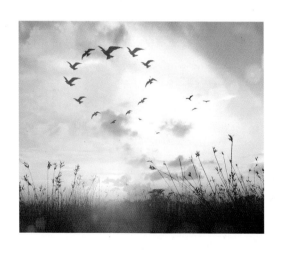

항상성 이라는 개념은 내 안의 타고난 지성(Innate intelligence)인 생명력이 나를 지켜준다는 의미이다. 인간의 모든 세포는 운명공동체이다.

어느 작은 조직 하나라도 포기하지 않는 시스템이다. 예를 들어 간 (Liver)이라는 조직이 살 수 없는 상황이 오면 몸 전체도 살 수 없게 된다는 것이다.

살면 같이 살고, 죽으면 같이 죽는 시스템

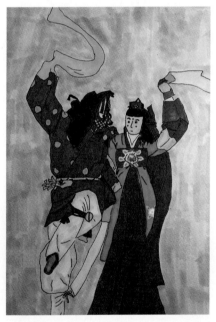
탈춤

살면 같이 살고, 죽으면 같이 죽는 시스템이 인체이다. 근골격계에 이런 명제가 있다. 우리 몸의 관절은 우리 몸의 관절중 가장 약한 관절에 맞추어져 기능한다.

아무리 내 어깨관절이 강하고, 좋아도 내 무릎 관절에 이상이 생겨 있으면 결국에는 어깨관절도 무릎관절과 같이 약해진다.

인체는 어느 조직이 약해지면, 다른 조직도 약해지게 되는 구조이다. 내 이웃이 어렵고, 힘들면 결국 나도 같은 입장이 되는 것이다. 어려운 이웃을 돕는 것은 내 자신을 돕는 것과 같은 것이다.

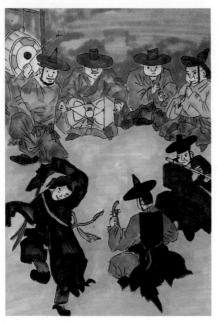

김홍도의 〈춤추는 아이〉(1778년)

나와 상관없는 사람들이니 **'내 시간과 돈, 그리고 노력을 들여 왜 그렇게 해야 하는가?'** 라고 생각하는 것은 틀린 생각인 것이다.

자신이 진정 편하고 생활이 나아지는 것을 바란다면, 이웃의 고통을 외면하면 안된다. 그 이웃의 행복이 나의 행복이 되는 것. 이것은 인체를 통해 배울 수 있는 진리이다.

심장이 건강해야 암을 이길 수 있다

하지만 사회구조에서도 좀 더 중요한 사람이나 기관이 있듯이, 인체에도 좀 더 중요한 기능을 하는 기관이 있다. 심장은 가장 중요하고, 생명에 직결되는 기능을 하고 있어 잠시 쉬는 것이 불가능한 기관이다.

분당 72회 정도의 심박수가 평균값이라 하면, 1시간에는 4,320회, 하루에는 103,680회, 1년에는 무려 3,780만 번을 쉬지 않고 박동하는 기관이다.

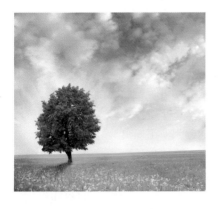

심장에 무리가 오거나 장애를 주는 상황이 오면 인체는 모든 시스템을 가동하여 그 상황을 해결하거나 심장이 멈추지 않기 위한 모든 조치를 강구한다. 이런 생명과 직결된 위급 상황에서는 인체에 암 세포가 발생하는 상황보다도 우선하기에 암 세포가 발생하는 것을 놓칠 수 있다.

암을 이기려면 인체가 가장 중요하게 관리하는 심혈관계를 먼저 건강하게 해야 하는 것이다.

지방세포(Fat cell, adipocyte)는 암 세포(Cancer cell)와 비슷하다

세포 중에서도 마구 늘어날 수 있는 세포가 바로 지방세포이다. 근육세포는 운동을 하면 늘어나는 것이 아니라 크기가 커진다. 살이 찌면 지방세포는 늘어난다. 마치 암 세포같이 지방세포는 마구 분열성장하고, 영양분과 산소를 공급받으려고 신생혈관을 만들어 낸다.

그리하여 일단 살이쪄서 지방세포가 많아지면, 다시 살이 잘 빠지지 않게 된다. 체중 감량을 하려고 식이요법을 하면서 운동을 하면 지방세포가 없어지는 것이 아니라 지방세포의 크기가 작아지는 것이다. 이 때 작아진 지방세포는 다시 커지려고 항상 기회를 엿보고 있게 된다.

다시 과식하고 운동을 게을리 하게 되면 다시 커지기 시작한다.

비만을 야기하는 인스턴트식품인 햄버거, 콜라 등은 장의 유해균인 비만균의 증식을 유도한다. 이런 비만균이 많아지게 되면 독소가 많이 발생하여 몸에 만성염증을 가져오고, 혈관의 노화를 가속시킨다. 암이 생길 수 있는 환경이 조성되는 것이다.

심장의 건강을 위해서는 정상적인 뇌기능이 반드시 필요하다

심장에게 절대적으로 의지하고 있는 뇌조직은 심장에서 올라오는 혈액에 매우 민감하다. 단 몇 분만 혈액 공급이 되지 않아도 죽는 뇌세포들에게는 안정적인 혈액공급이 매우 중요하다.

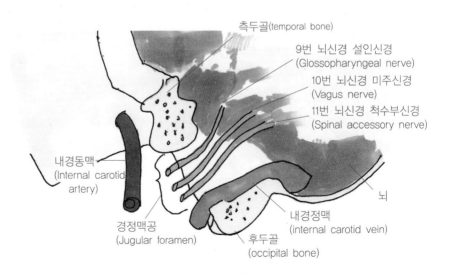

경정맥공(Jugular foramen)을 지나는 구조물들

뇌는 체중의 2%정도 밖에 안되는 조직이지만, 심장에서 나오는 전체 혈액의 15~20%를 사용한다.

심장에서 뇌로 올라가는 2가지 중요한 동맥이 있다. 하나는 척추동맥(Vertebral artery)이고, 다른 하나는 경동맥(Carotid artery)이다.

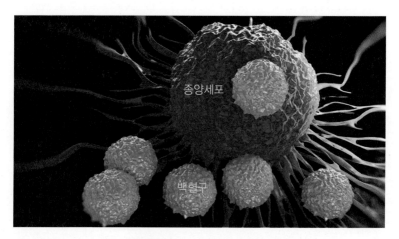

백혈구 세포들이 암 세포를
뇌와 신호를 주고받으면서 공격하는 장면

뇌기능이 강해지면 면역세포도 강해진다. 뇌기능은 심장에 절대적으로 의존하고 있다. 면역세포는 우리 인체를 보호하는 뇌와 심장의 움직이는 대리인(Surrogate)이다.

경정맥공(Jugular foramen)으로는 3개의 뇌신경(9번, 10번, 11번)과
내경정맥(Internal Jugular vein)이 지나간다

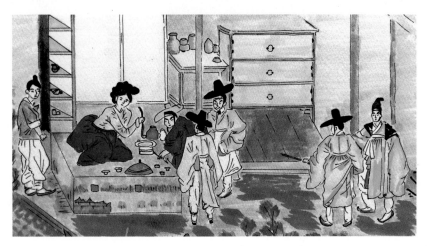

신윤복의 〈주사거배〉

　뇌에서 내려오는 혈액의 70% 이상이 내경정맥 쪽으로 내려오는데, 이 내경정맥(Internal carotid vein)이 지나는 구멍이 경정맥공(Jugular foramen)이다. 경정맥공은 측두골(Temporal bone)과 후두골(Occipital bone) 사이에 위치하고 있는데, 이 경정맥공이 찌그러지면 뇌에서 내려오는 혈액이 방해받는다. 경정맥공에는 뇌신경 10번인 미주신경(Vagus nerves)이 함께 내려온다. 이 신경은 뇌와 심장을 연결하여 서로 신호를 주고 받는다.

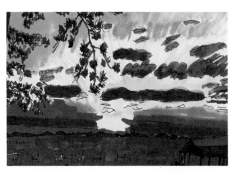

붉은 노을

　경정맥공으로 지나는 대표적 구조물은 9번 뇌신경 설인신경(Glossopharyngeal nerve), 10번 뇌신경 미주신경(Vagus nerve), 11번 뇌신경인 척수부신경(Spinal acce

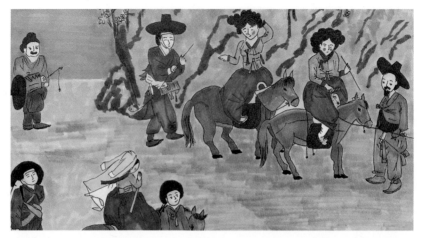

신윤복의 〈연소답청〉

ssory nerve) 그리고 내경정맥(Internal jugular vein)이 있다. 이 10번 뇌신경인 미주신경(Vagus nerve)은 거의 모든 내장과 연결되어 있다.

그런데 10번 뇌신경 미주신경(Vagus nerve)과 11번 뇌신경 척수부신경(Spinal accessory nerve)은 서로 연결되어 있어서, 미주신경으로 오는 스트레스를 척수부신경(Spinal accessory nerve)과 공유하게 된다.

승모근(Trapezius muscle, 어깨근육)과 흉쇄유돌근(Sternocleidomas toid muscle)으로 내장의 상태를 알 수 있다

내장의 스트레스는 미주신경을 통하여 척수 부신경을 자극하고 척수 부신경과 연결된 근육인 상부승모근 이라는 어깨근육과 흉쇄유돌근이라는 목 앞 쇄골에서부터 후두골로 연결된 근육에 경직이 오게 된다.

일단 이 두 근육만 만져 보더라도 배안의 장기들이 편한지, 불편한지, 흥분하여 마구 화를 내고 있는지, 지쳐 기진맥진한지를 대강은 짐작할 수 있다. 결국 이 두 근육이 나빠지면 경정맥공(Jugular foramen)의 찌그러짐으로 인해 뇌의 혈액 순환이 나빠진다.

뇌와 심장의 연결자; 미주신경(Vagus nerve)

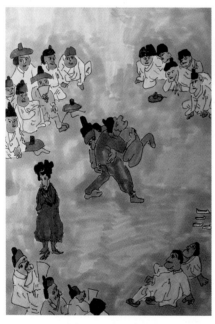

김홍도의 〈씨름도〉(1778년)

미주신경은 자율신경의 연결자로서 내장의 모든 장기와 뇌를 연결하여 서로 신호를 주고받는다.

만약 간, 신장, 위, 대장, 소장 등에서 내장 어디가 안 좋아지게 되면, 이 신호가 미주신경을 타고 뇌로 올라간다.

뇌는 올라온 신호를 감지하여 내장의 기능을 정상화하려 하게 된다. 뇌는 심장의 움직임에 절대적인 영향을 미친다.

뇌는 교감신경이라는 흥분신경을 억제하기 때문에 심장이 너무 빨리 뛰는 것을 막아준다.

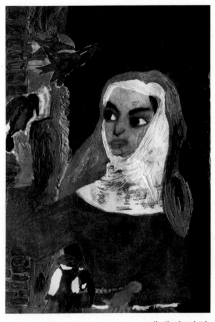
세계의 명화

심장이 리듬을 타며 편하고 부드럽게 뛰도록 한다. 심장이라는 장기는 박동하여 온 몸에 산소와 영양분을 공급하는 기능을 한다.

심장 장기 자체는 박동하는 성향을 갖고 있고, 그 잘하는 것이 박동이기에 조금만 흥분하면 마구 박동하려 하는데 이것을 뇌가 진정시켜 주게 되는 것이다.

하지만 내장에 이상이 생기면 이 신호가 뇌에 전달되고 이것은 심장의 기능에 영향을 준다.

도가(道家)에서의 호흡

도가에서 하는 말이 있다. 하늘에서 우리가 생명을 받아 내려 올 때, 받고 내려온 호흡수가 있다는 것이다. 예를 들어 받은 호흡 수가 만 번이라고 가정하면, 1분에 한 번 호흡하는 사람과 1분에 두 번 호흡하는 사람을 비교해 보자.

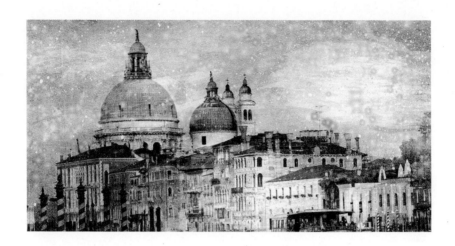

　1분에 한 번 호흡하는 사람이 1분에 두 번 호흡하는 사람보다 2배 오래 산다는 이론이다.

　화가 나거나, 슬프거나, 흥분하거나, 감정이 격해지거나 또는 스트레스를 받을 경우 호흡이 빨라지면서 심박동수도 빨라진다. 평소 스트레스 상태에 있어 호흡수가 증가해 있으면, 증가해 있는 만큼 활성 산소는 늘어나고, 이 활성 산소가 노화를 일으키고 심지어는 암도 발생시킨다. 호흡이 안정되어 있으면 화가 날 수도, 슬플 수도, 흥분할 수도, 감정이 격해질 수도 없다.

나는 호흡 운동을 중요시한다

　20여년 동안 환자를 치료해 오면서 항상 가르쳐 드린 것이 호흡운동이다. 그 이유는 호흡을 하는 근육인 횡격막을 강화시켜 호흡 수를 낮추

고자 했던 의미도 있지만, 사실 더 큰 바람은 호흡을 통하여 마음의 평화를 경험하기를 원했기 때문이다.

예수님이 말씀 하시기를 "여기있다 저기있다고도 못하리니 천국은 너희 안에 있느니라" (누가복음 17장 20~21절)

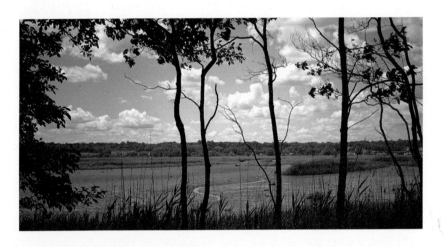

만약 내가 외부에서 획득할 수 있는 것이라면 언제든지 그것은 다시 잃어버릴 수 있는 것이다.

하지만 평화의 마음은 본시 인간이면 누구나 다 내면에 갖고 있는 것이고, 그것은 내가 **'아! 원래 항상 같이 있었구나!'** 하고 각성하기만 하면 된다. 이와 같은 상태에 다다르려면 책을 많이 보는 것은 별로 도움이 안 될 것이다. 돈이 많아지는 것도 상황을 더 나빠지게 한다. 지위가 높아지는 것도 마찬가지이다. 해야 할 일도 많고, 찾아오는 사람도 많다.

만약 당신이 평화에 이를 수 있다면, 당신은 살아서 천국에 간 것이다. 예수님께서 말씀하셨다. **"살아서 천국에 가지 못하면, 죽어서도 천국에 갈 수 없다. 그 천국은 너희 모두의 마음속에 있다."** 하셨다. 평화는 언뜻 경험만 하더라도, 그 위력은 엄청나다. 세상에 좋은 것이 촛불의 빛이라면, 평화의 빛은 해의 빛이다. 평화의 빛은 나를 치유할 수 있다.

암 세포는 방어 시스템이 있다

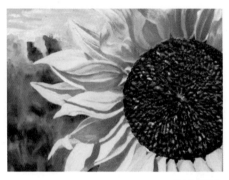
해바라기

암 세포도 자신의 지성과 마음이 있다. 암 세포는 면역공격을 방어하는 자기만의 방어 시스템을 갖추어 간다.

암 세포는 자신을 공격하는 세포독성 T 세포(Cytotoxic T cell)가 보내는 자살유도 물질에 대해서도 자신을 방어한다. 암 세포들은 자신의 주위로 몰려드는 면역세포에 대해 반격을 하기 시작한다. 암 세포는 임파구에 치명적인 물질을 분비하여 임파구의 표면에 있는 단백질과 작용시켜 임파구를 죽음에 이르게 하기도 한다.

공격이 최선의 방어라는 속담같이 암 세포는 면역세포에 공격을 가하여 면역세포들이 쉽게 암 세포에 접근 하는 것을 막음으로 면역세포의 공격을 피하려 한다. 또한 암 세포들은 전체 면역 시스템을 공격한다.

암 세포들이 분비하는 독성물질들이 우리 몸을 순환하는 전체 임파구의 수를 감소시킨다.

그렇게 되면 세포독성 임파구(Cytotoxic T lymphocyte)의 수가 줄어들어 암 세포를 확실하게 제압할 수 없게 된다.

암 세포가 사용하는 공격물질;
인터루킨-10(IL-10)과 형질전환 증식인자 베타(TGF-ß)

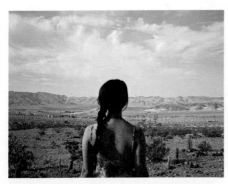

암 세포들이 주로 분비하는 공격 물질은 인터루킨-10(Inter leukin-10, IL-10) 또는 형질전환 증식인자 베타(TGF-ß, Transforming growth factors -ß)라는 물질이다.

사막과 디나

이 인터루킨-10 과 형질전환 증식인자 베타(TGF-ß, Transforming growth factors-ß)가 T 임파구에 손상을 가하고 T 임파구로 하여금 자살하도록 유도한다. 암 세포가 분비하는 이 형질전환 증식인자 베타(TGF-ß, Transforming growth factors-ß)는 면역계의 중요한 두 탐식세포인 대식세포(Macrophage)와 수지상 세포(Dendritic cell)에 있는 자살 프로그램을 작동시켜 이 두 세포를 죽인다.

암 세포에게서 이런 메카니즘을 배운 엡스타인 바 바이러스(Epstein-Barr virus)는 형질전환 증식인자 베타(TGF-ß, Transforming growth factors-ß)와 인터루킨-10(IL-10)이라는 물질을 만들어내어 세포독성 T 세포(Cytotoxic T cell)를 공격한다.

이 바이러스가 분비하는 인터루킨-10은 이 바이러스가 살고 있는 세포를 보호한다. 이것이 계속 진행되면 세포 내에서 바이러스에 의한 유전적 돌연변이가 일어나 암 세포가 만들어지고 이 세포들이 분열증식하여 종괴를 형성할 수 있다.

암 세포에 저항성을 획득한 면역세포는 암 세포를 전멸시킨다

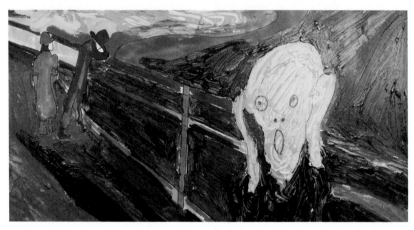

에드바르 뭉크(Edvard Munch, 1863~1944년)의 〈절규〉

면역세포들 중 암 세포가 분비하는 공격물질에 죽지 않고 살아남은 세포들은 공격물질에 견딜 수 있는 저항성을 획득한다.

저항성을 획득한 면역세포들의 재공격이 시작된다. 이러한 저항성 면역세포들의 재공격이 전개되면 암 세포를 전부 죽이는 것이 가능해진다. 암 세포가 만드는 형질전환 증식인자 베타(TGF-ß, Transforming growth factors-ß)에 대한 안티센스(Antisense)를 암 세포 내로 주사하여 형질전환 증식인자 베타를 분비하는 정도를 약하게 한다.

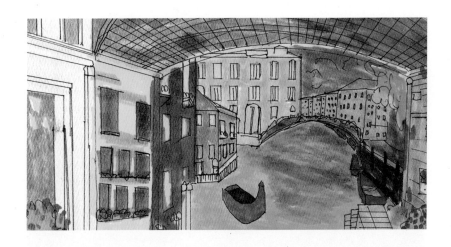

안티센스(Antisense)

안티센스(Antisense)라는 개념은 세포내 핵에서 단백질을 만드는 과정 중에 전사 RNA(Messenger RNA)에 결합하는 핵산(Nucleic acid)을 이용하여 mRNA의 단백질 생성 정보를 교란시키는 방법이다.

암 세포에 적용하여 암 세포에서 만드는 특정 단백질 합성을 방해한다.

안티센스 방법으로 암 세포가 형질전환 증식인자 베타라는 단백질 생성을 못하게 하여 면역세포들의 공격을 방어 할 수 없게 한다.

암 세포가 면역세포를 공격할 무기가 없어지므로 세포독성 임파구 (Cytotoxic lymphocyte)가 암 세포에 접근하여 암 세포를 포위하고 공격을 시작한다. 그 전에는 암 세포가 분비하는 무기 단백질 때문에 가까이 접근하여 공격하기를 꺼려했는데 말이다.

암 세포는 자살억제 단백질을 만들어 자신을 보호한다

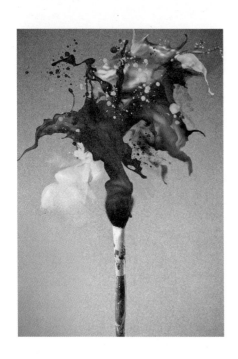

암 세포들은 또 다른 전략을 구사한다. 암 세포들은 그들 자신내부에 변화를 일으켜 면역세포들의 공격을 피하려 한다. 암 세포들은 면역세포들이 암 세포 내로 주입한 자살유도 단백질을 불활성화 시키는 자살유도억제 단백질을 만들어 냄으로 자신을 방어한다.

항암 항체(Anti-cancer antibody)

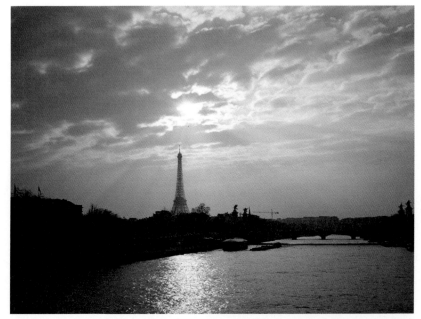

세느강에서 바라본 에펠탑

암 환자들은 이미 혈액에 항암 항체(Anti-cancer antibody)들이 많이 존재하고, 이 항체들은 암 세포에 결합한 형태로 존재하고 있다.

항암 항체 세포들이 하는 일은 암 세포에 결합한 암 세포 표면으로 암 세포를 죽이는 혈액 내 성분을 붙이는 역할이다.

항체가 붙어있는 암 세포 표면에 암 세포를 죽일 수 있는 혈액 내 성분이 도착하면 항체는 암 세포 표면에 구멍을 내어 그 혈액성분을 암 세포 내로 집어 넣는다.

암 세포 내로 들어간 혈액성분은 암 세포를 죽인다.

조절 T 세포는 세포독성 T 세포나 도움 T 세포를 죽일 수 있다

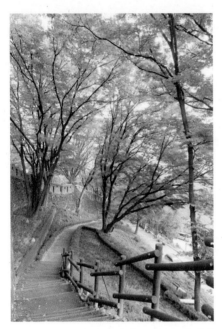

남산타워로 가는 계단길

조절 T 세포(Regulatory T cell, Treg)는 예전에는 억제 T 세포(Suppressor T cell, Ts)라고 불렸다.

이 세포는 세포독성 T 세포(Cytotoxic T cell)나 도움 T 세포(Helper T cell)를 억제하거나 심지어는 이 둘을 죽일 수 있는 세포이다.

폐암이나 난소암, 췌장암에서는 조절 T 세포를 암 조직 내로 끌어들여 조절 T 세포(Treg)로 하여금 세포독성 T 세포(Cytotoxic T cell)와 도움 T 세포(Helper T cell)를 죽이거나 작용을 억제한다.

따라서 종양 조직 내에 임파구가 많이 모여 있다고 암 조직이 꼭 죽는 것이 아니라 세포독성 T 세포와 조절 T 세포가 서로 어느 정도로 존재하는지 그리고 조절 T 세포가 면역 시스템을 방해하여 암 세포를 죽이는 것을 얼마나 막고 있는지를 알아야 한다.

T 임파구(T Lymphocyte)

T 세포도 골수(Bone marrow)에서 생성
되어 흉선으로 이동한다.

흉선에서는 임파구에 영양분을 공급하
고, 흉선호르몬을 이용하여 분화를 유
도하여 T 임파구의 기능을 사령관의 기
능을 수행가능할 정도로 강하게 한다.

그리고 T 세포에게 사령관으로서의
임무를 맡긴다. T 임파구는 사령관으로서의 임무를 수행하기 위한 훈련
을 흉선에서 받는다. 흉선에서 훈련을 시작한 T 임파구 중 극히 일부만
훈련을 마치고 사령관 임파구가 되고 나머지는 흉선에서 죽는다.

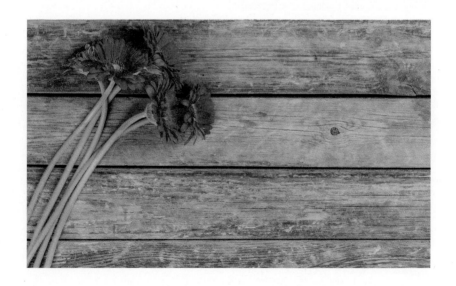

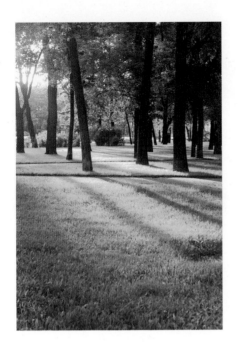

우리 인체의 파수꾼으로서 막대한 임무를 수행하기 위해서는 더욱 그렇다. 만약 훈련을 제대로 소화하여 통과하지 못한 임파구는 죽는다.

훈련이 끝나면 시험이 있다.

첫 번째 시험은 적을 적으로 인식하는 시험을 받는다.

물론 적은 암 세포나 병원체에 감염된 세포 그리고 외부 병원체 등이며, 아군은 우리 몸의 정상세포이다. 이 시험은 매우 중요한 시험이다. 전쟁에서의 기본은 아군이냐 적군이냐를 구별하는 것이다.

두 번째 시험은 위에서 말한 것 같이 우리 몸에 있는 수많은 정상세포들을 하나 하나 아군으로 제대로 인식하고 있느냐이다. 식당 아주머니 세포, 세탁소 아저씨 세포, 김밥집 총각 세포, 정육점 사장님 세포 등 모든 세포를 제대로 인식하고 있는지를 테스트 한다.

이 두 시험을 무사히 통과한 T 임파구는 사령관으로 임파절(Lymph node)이나 비장(Spleen)으로 가게 되는데, 이 T 임파구가 있어야 할 집으로 돌아왔다는 의미로 귀향(Homing)이라고 한다.

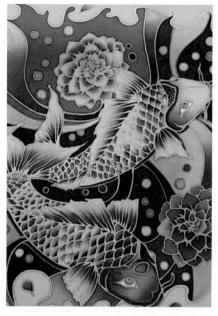
장미와 잉어

이런 식으로 T 임파구는 자신의 임무를 수행하기 시작한다.

이 임파구가 적인 항원(Antigen)을 만나게 되면 효과 T 세포(Effector T cell)가 된다.

이 효과 T 세포(Effector T cell)에는 도움 T 세포(Helper T cell), 세포독성 T 세포(Cytotoxic T cell) 조절 T 세포(Regulatory T cell), 기억 T 세포(Memory T cell) 등이 있다. 전쟁을 직접 수행하는 병사 세포인 세포독성 T 세포(Cytotoxic T cell)가 있고, 후방에서 전쟁을 잘 수행하도록 보조하는 행정병 세포인 도움 T 세포(Helper T cell)가 있다.

도움 T 세포는 적의 위치나 적의 신원에 대한 정보를 파악한다. 이 정보를 병사 세포인 세포독성 T 세포(Cytotoxic T cell)에게 전달한다. 그러면 세포독성 T 세포는 적으로 인식된 세포를 공격한다.

효과 T 세포(Effector T cell)는 임파절을 떠나 온 몸을 돌면서 임무를 수행한다. 효과 T 세포 중 일부는 기억 T 세포(Memory T cell)가 된다.

기억 T 세포 (Memory T cell)는 수명이 길어 인체 내로 같은 항원이 들

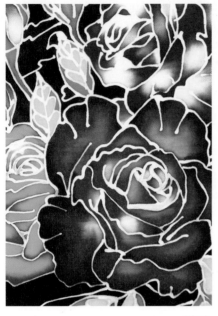

어오면 기억을 끄집어 내어 단 시간 내에 면역세포들을 대량 으로 만들어 낸다.

대량으로 생산된 면역세포들 이 항원이 있는 곳으로 파견되 어 적과의 전투과 벌어지는 강 력한 2차 면역반응을 일으킨다.

기억 T 세포 중 기억력이 좋 은 기억 T 세포가 마지막까지 특정항원에 대한 면역기능을 지속한다. 도움 T 세포(Helper T cell)의 가장 중요한 기능은 감

장미

염된 대식세포와 암 세포의 증식을 돕는 대식세포를 죽이는 것이다. 종 양 조직으로 유도된 대식세포(Macrophage)는 종양 조직의 의도에 따라 혈관(Blood vessel)을 마구 만들어 종양이 커지도록 돕는다.

도움 T 세포(Helper T cell)는 이러한 대식세포(Macrophage)에게 스 스로 죽도록 자살 프로그램(Apoptosis program)이 작동하는 단백질(Fas ligand)을 방출한다. 도움 T 세포(Helper T cell)는 B 세포(B lymphocyte) 의 분화도 촉진한다. 인터루킨-4(Interleukin-4, IL-4), 인터루 킨-5(Interleukin-5, IL-5), 인터루킨-6(Interleukin-6, IL-6)을 분비하여 B 임파구의 증식 분화를 촉진한다.

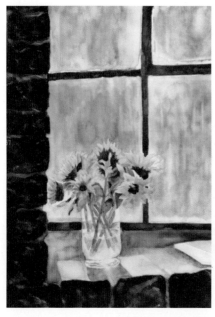

증식 분화된 B 임파구는 T 임파구와 상호협력한다. B 임파구와 T 임파구는 같은 림프구계 전구세포에서 분화된 세포이다. 서로 협력하여 면역 반응을 일으킨다.

또 림프구계 전구세포(Lymphoid progenitor cell)에서는 자연살해 세포(Natural killer cell, NK cell)도 만들어 낸다. 림프계 전구 세포에서 자연살해 세포 (NK cell), B 임파구(B-lymphocyte), T 임파구(T- lymphocyte) 3가지 세포가 분화되어 나온다.

창가의 노란꽃

혈구 줄기세포(Hematopoietic stem cell)

임파구 전구세포(Lymphoid progenitor cell)의 전단계 세포가 골수(Bone marrow)에 있는 조혈 모세포인 혈구 세포이다.

조혈모세포는 골수에서 혈액세포를 만들어 내는 자가복제 능력과 분화능력이 있는 세포이다. 조혈모세포(조혈줄기세포, 혈액을 만드는 엄마세포)는 성인 골수(Bone marrow)에 1% 정도로 존재하고, 말초 혈액에도 아주 적은 소수로 존재한다. 성인에서는 척추(Vertebra), 늑골(Ribs), 흉골 (Sternum), 엉치뼈(천골, Sacrum), 골반뼈(Hip bone), 대퇴골(Femur), 입천 장뼈(구개골, Palatine bone)같이 큰 뼈의 골수(Bone marrow)에서 조혈줄 기세포가 만들어 진다.

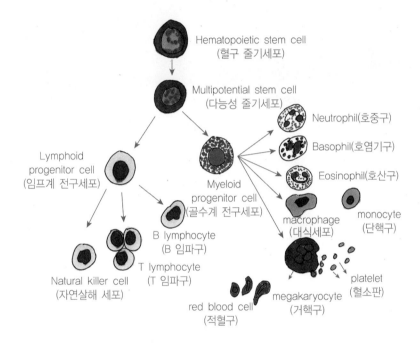

암 환자에 대한 면역치료법; 수동 면역 치료법

암 치료를 위한 면역요법이 계속 개발되고 있다.

최근에는 암이 발현하는 항원에 대한 항체반응을 유도하여 면역세

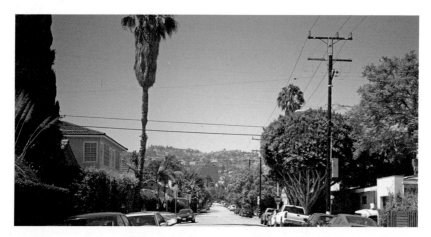

Hollywood 유니버셜 스튜디오로 가는 언덕 길

포들을 성장하고 증식한다. 특정 암 항원에 의해 만들어진 면역 세포들을 이용한 암 치료방법이다. 특정 면역 자극인자(Specific immune stimulatory factor)를 백신을 투여하듯이 암 환자에게 주사하여 암 세포에 특수화된 면역세포의 성장과 증식을 유도한다. 환자의 면역 시스템이 너무 약해져서 면역 자극인자를 투여하여도 면역세포들의 성장이나 증식이 어려운 경우, 환자 이외의 다른 생명체로부터 면역체를 체취하여 환자에게 제공하는 방법이 있다. 대개는 다른 사람의 면역세포를 암 환자에게 공급한다. 이런 방법을 수동면역(Passive immunization)이라 한다.

수동 면역법에 의해 만들어지는 단일클론성 항체; 허셉틴(Herceptin)

단일 클론성 항체(Monoclonal antibody)인 '허셉틴(Herceptin)'은 이

런식으로 만들어낸 면역 세포성 암 치료제이다. 암이 만들어 내는 단백질은 건강할 때는 거의 없는 단백질이다. 이러한 특수 단백질을 '종양표지자' 라 한다. 종양표지자(Tumor marker)는 대부분 단백질이지만, 최근에는 유전자나 유전자 발현패턴도 종양표지자로 이용한다. 허셉틴(Herceptin, IgG antibody)은 표피 성장인자 수용체(Epidermal growth factor receptor, EGFR) 단백질에 대한 항체이다.

미국의 생물학자 코헨; 표피 성장인자와 표피 성장인자 수용체의 발견

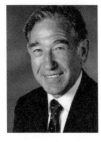

스탠리 코헨

표피 성장인자와 표피 성장인자 수용체(Epidermal growth factor receptor, EGFR)의 발견으로 1986년도에 미국의 생물학자 스탠리 코헨(Stanley Cohen) 박사는 노벨 생리의학상을 수상한다.

이 수용체는 전체 유방암 환자의 약 30%에서 암 세포의 표면에 나타나는 비정상적 단백질 수용체이다. 이 수용체 단백질이 정상세포에서 나타나는 수용체 단백질보다 10~100배 정도로 많이 나타나기 때문에 허셉틴(Herceptin, IgG antibody)을 주사하면 암 세포를 찾아가 작용하게 되는 선택성(Selectivity)을 갖게 된다.

이렇게 암에서 발현하는 수용체 단백질의 양이 100배로 많아진다는 것은 암 세포 내의 유전자가 강해진다는 의미이며, 이는 나쁜 예후

(Prognosis)를 암시하는 것이다. 처음에 만들어진 허셉틴은 쥐에게서부터 만들어진 단일클론성 항(Monoclonal antibody)이었다. 이 처음 만든 항체 허셉틴은 사람에게 사용할 수가 없었다.

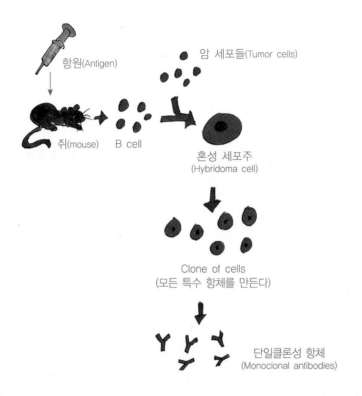

쥐의 항체는 인간의 항체와 다르기 때문에 쥐의 항체를 인간에게 주사하면 항체에 대한 항체가 생기기 때문이다. 이렇게 되면 허셉틴을 이물질로 인식한 항체가 면역반응을 일으키게 되어 쇼크의 위험 때문에 사용할 수 없었다. 그래서 과학자들은 쥐의 항체를 사람의 항체와 같은 형태로 만들어지도록 유전자를 설계하였다.

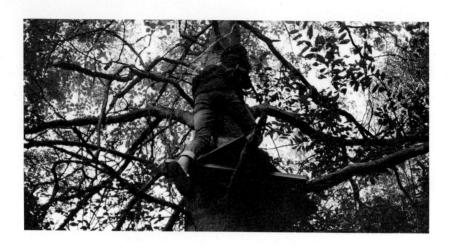

　이렇게 만들어진 허셉틴을 환자에게 투여했을 때 대부분의 환자는 거부면역 반응이 일어나지 않았다. 허셉틴(Herceptin, IgG antibody)은 유방암 환자들 치료에 사용되었고, 수명을 연장하는데 기여하게 되었다.

　진행성 유방암을 앓고 있는 여성환자들에게 항암화학 요법(Anticancer chemotherapy)만을 했을 때보다 허셉틴을 같이 투여했을 경우, 암의 진행 속도가 느려지고 사망률도 낮아졌으며 생존기간도 길어졌다.

　허셉틴의 치료효과는 종양세포를 죽이고, 죽지 않고 남은 종양세포들의 증식을 막는 작용이 있다. 허셉틴(Herceptin, IgG antibody)은 암 세포가 과발현하는 단백질에 가서 달라붙는 항체(antibody)이다.

　암 세포(Cancer cell)를 둘러싼 허셉틴은 자연살해 세포(Natural killer cell, NK cell)와 대식세포에게 암 세포를 제거하라는 신호를 보낸다.

　허셉틴(IgG antibody)과 세포독성 세포(Cytotoxic cell), 그리고 대식세포(Macrophage)들이 다같이 협동하여 암 세포를 제거하는데 참여한다.

그러면 유방암 환자에게 허셉틴을 투여하면 모두 좋은 치료효과를 가져 올 것인가? 그렇지는 않다. 그 이유는 유방암 환자들 중 많은 환자들의 면역 시스템이 약해져 있기 때문이다.

또한 자연살해 세포(Natural killer cell, NK cell)가 많이 감소해 있기 때문이다. 그래서 자연살해 세포가 얼마나 암 환자들에게 존재하는가에 따라 허셉틴의 치료 효과가 달라진다. 허셉틴이라는 물질 자체는 암 세포가 과발현하는 표면 단백질에 붙어서 이 단백질을 분해한다.

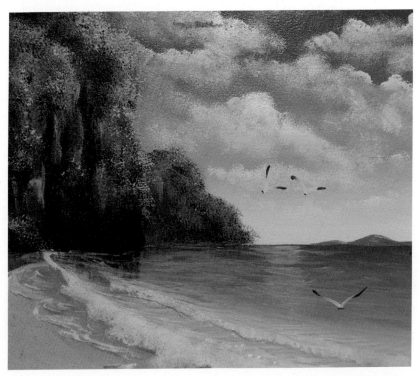

제주도 바닷가

단백질이 감소하면 암 세포는 방사선이나 화학요법에 더 민감해져서 암 세포의 세포자살이 쉽게 유도된다. 암 세포들은 자신의 성장과 분화를 위하여 새로운 혈관을 만들어 내야 한다.

모세혈관이 만들어 지려면 암 조직에서 단백질을 분비하여 혈관내피세포(Endothelial cell)와 혈관주위 세포 그리고 평활근세포(Smooth muscle cell)를 자신의 조직 내로 유인해야 한다. 그런데 허셉틴이 단백질의 숫자를 감소시켜 혈관내피 세포, 혈관주위 세포, 그리고 평활근 세포를 유인하는 것이 어렵게 된다. 이런 식으로 새로운 혈관의 생성을 억제하는 혈관생성 억제효과(Anti-angiogenic effect)를 발휘한다.

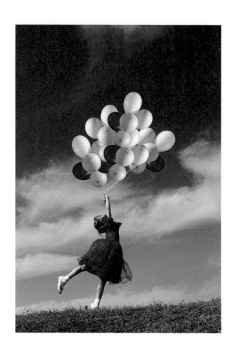

허셉틴 후에 나온 새로운 단일클론성 항체치료제; 어비툭스(Erbitux)

허셉틴은 임상적으로 사용되어진 첫 번째 단일클론성 항체(Monoclonal antibody)이다.

3년 정도 뒤에 어비툭스(Erbitux)라는 새로운 단일클론성 항체 치료제가 개발된다.

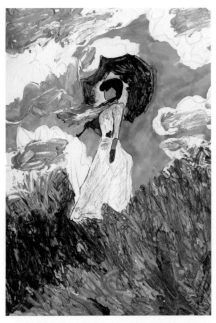

이 어비툭스의 다른 이름은 세툭시맵(Cetuximab)이다.

이 어비툭스도 허셉틴 같이 표피 성장인자 수용체에 대한 항체이다.

하지만 허셉틴 항체보다 어비툭스는 더 광범위하게 표피 성장인자 수용체에 붙어 수용체의 기능을 정지시키고, 암 세포를 억제하기 때문에 그 실효성이 뛰어나다.

클로드 모네의
〈왼쪽을 바라보는 양산 쓴 여인〉

어비툭스는 다른 종류의 항암제 같이 정맥주사를 하게된다.

첫 번째에는 2시간 이상 천천히 정맥 주사를 한다. 그 다음번 부터는 한시간 정도에 맞는다. 어비툭스를 투여하기 전에 암 환자의 표피 성장인자 수용체의 양을 측정하여 어비툭스의 치료용량을 정한다.

이 표피 성장인자 수용체의 양은 암 환자를 수술하면서 적출한 암 조직내 암 세포나 생검시 채취된 암 세포를 가지고 표피 성장인자 수용체의 수치를 측정한다.

항암제 치료에서 나타나는 부작용들

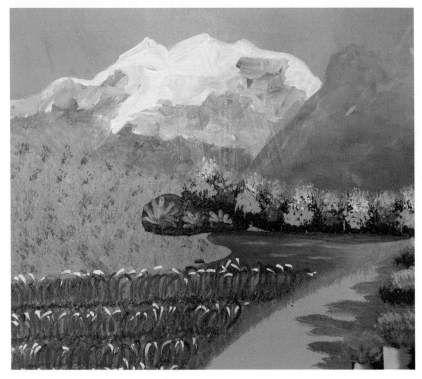

한라산

　어비툭스를 항암제와 동시에 투여하면 나타나는 부작용에는 알러지 반응, 피부 변화, 호흡 곤란, 오심, 구토, 오한이나 고열, 설사, 눈에 문제가 생길 수 있다.

　알러지 반응에 대한 대비로 약물 투여 전에 항히스타민제를 처방할 수 있다. 알러지 반응이 나타나면 항암제를 천천히 투약하거나 잠시 중단했다 다시 투약한다.

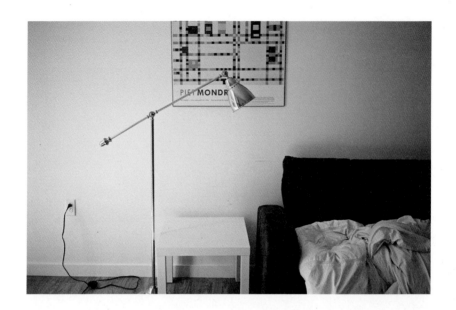

　피부 변화에는 붉어지는 피부 증상이 치료 시작 후 1~2주 뒤부터 나타나기 시작하여 치료가 끝날 때까지 지속되기도 한다.

　얼굴 피부에 각질이 생기기도 하고, 피부건조나 피부습진이 생기기도 하기 때문에 피부에 자극을 주는 비누나 피부에 열을 가하는 것을 조심하고 보습제를 처방받아 사용한다.

　폐에 이상이 있던 환자일수록 호흡 곤란이 오는 경우가 많은데, 이 경우에는 기관지 확장제 같은 약물의 사용이 필요하면 사용한다.

　오심이나 구토, 고열이 있으면 주의 깊게 관찰하여 그에 맞게 처치해야 하고, 설사가 있으면 탈수를 예방하기 위하여 수분을 충분히 섭취하도록 한다. 눈에 생기는 염증, 가려움증 특히 결막염이 발생하면 안약을 처방하여 불편감을 줄인다.

항체를 만드는 임파 세포에도 암이 생긴다;
돌연변이 항체에 대한 항체

항체를 형성하는 임파 세포에 생긴 암은 돌연변이 항체를 만든다.

돌연변이 항체를 인식하는 항체를 치료를 위하여 만들어 낼 수 있다.

이 치료 방법의 장점은 항체가 암 세포 표면에 있는 돌연변이 항체를 인식하여 암 세포를 공격하고 다른 B 세포 클론(Clone)이 만들어 내는 항체는 인식하지 못하는 것이다. B 세포 종양은 하나의 정상 B 세포에서부터 시작하고, 이 하나의 정상 B 세포는 서로 다른 수백 만 개의 서로 다른 B 세포 클론 중 하나이다. 이는 수백 만 개의 B 세포 클론 중 잘못된 B 세포에서 암 세포가 만들어지는 것이다. 이 치료법은 B 세포 종양에서만 작동하는 단일 클론성 항체를 만들어 치료하는 방식이기에 비용이 고가일 수 밖에 없다. 양복점에서 양복을 맞출 때도 맞춤 양복은 Hand-made로 만들어야 하기에 대량생산이 불가능하여 비싼 경우라 하겠다.

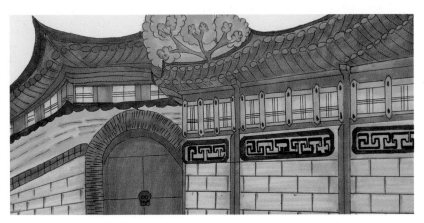

기와집

B임파구에 생긴 암세포에서 발현하는 표면항원(CD20)에 대한 단일클론성 항체를 개발하였다. 이것이 리투산(Rituxan) 또는 리툭시맵(Rituximab)이라는 단일 클론성 항체이다.

비호지킨림프종(Non-Hodgkin lymphoma, NHL)

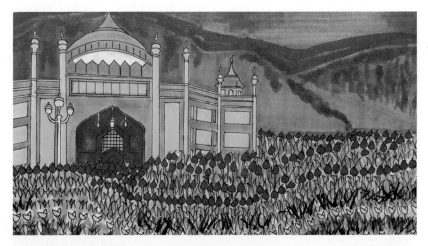

튜울립 궁전

미국에서는 암 사망환자 중, 남성에서는 5번째로 흔하고 여성에서는 6번째로 흔한 암이 비호지킨림프종(Non-Hodgkin lymphoma, NHL)이다.

B 임파구 계통 비호지킨림프종 환자의 암 세포는 표면에 90% 이상 항원(CD20)을 발현한다. 비호지킨림프종 환자 중 재발(Relapse)하였거나 다른 치료 요법에 전혀 반응하지 않는 경우(Refractory case)에서도 리툭시맵(Rituximab)을 적용하면 절반정도에서 치료효과가 나타났다.

항원(CD20)은 정상 B 임파구에도 존재하므로 단일 클론성 항체 리투산(Rituxan)를 사용하면 정상 B 세포도 같이 죽는다.

하지만 6~9개월 내에 다시 B 세포들이 정상숫자로 돌아온다.

리투산(Rituxan)치료에서 나타나는 일시적인 부작용이다. B 세포 계열의 악성 종양에는 이 단일클론성 항체를 사용한다.

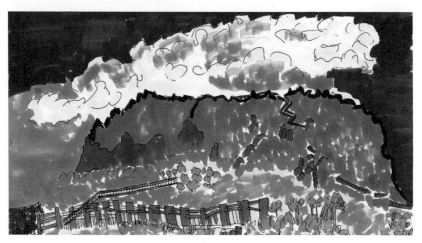

제주도의 성산일출봉

항암제를 여러 종류같이 사용하는 칵테일 요법

2003년도까지 이 리툭산은 전 세계에 있는 50만 명 이상의 B 세포 계열 악성종양 환자에게 사용되었다. 리툭산(Rituxan)은 기존의 암 치료와 병용해서 사용되었고, 특히 4개의 항암제를 섞어서 사용하는 칵테일 요법인(CHOP)를 B 세포 임파종에 사용하였다.

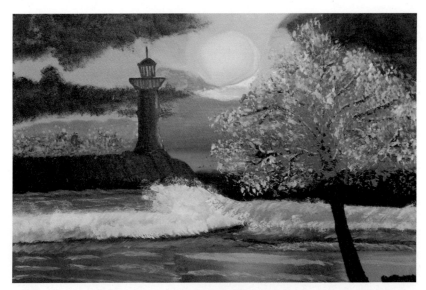

등대와 벚꽃

사망률이 41%나 감소하였으며 치료 실패율도 66% 감소하는 획기적인 결과가 나왔다.

CHOP은 사이클로포스파미드(Cyclophosphamide), 하이드록시도노루비신(Hydroxydaunorubicin), 온코빈(Oncovin), 프레드니손(Prednisone)의 4가지 항암제 첫 자를 딴 약자이다.

항암제 사이클로포스파미드(Cyclophosphamide)는 알킬화제(Alkylating agent)로 암 세포 DNA에 손상을 가하는 작용을 한다. 하이드록시도노루비신(Cyclophosphamide)은 독소루비신(Doxorubicin) 또는 아드리아마이신(Adriamycin)이라고 하며, 암 세포의 DNA 이중나선구조 사이에 끼어들어 손상을 주는 항암제이다.

온코빈(Oncovin)은 빈크리스틴(Vincristine)이라는 상품명으로 암 세포의 단백질에 작용하여 암 세포의 분열을 방해하는 항암제이다. 또는 프레드니손(Prednisone) 또는 프레드니솔론은 합성 부신피질호르몬제로 인체를 항암제에 의한 스트레스로부터 보호해 주는 작용을 한다. 항암제에 의해 세포가 파괴되면서 나는 고열을 막아준다.

단일클론성 항체 치료법은 생존기간에는 효과가 있었다

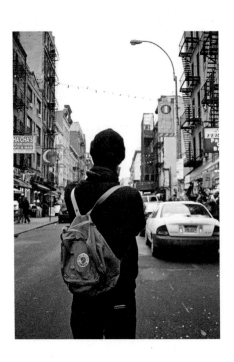

이러한 단일 클론성 항체치료(Monoclonal antibody Treatment)는 생존기간 연장에 도움이 되기는 했다. 하지만 거의 모든 환자에게서 몇 년 내에 재발이 일어났다. 리툭산과 허셉틴은 환자의 수명을 짧게는 몇 개월, 길게는 수년을 연장시키는데 기여한다.

단일 클론성 항체가 암 세포로 세포독성 세포를 유도한다

최신의 단일 클론성 항체에 대한 연구는 단일 클론성 항체를 암 세포 표면에 붙여서 세포독성 세포(Cytotoxic cell)을 유도하여, 세포독성 세포에서 암 세포 내로 면역독소(Immune toxin)를 집어넣어 암 세포를 죽이는 방법을 연구하고 있다. 면역독소에 결합된 독성 항암제가 세포독성세포(Cytotoxic cell)에 의해 암 세포 내로 투하되면 암 세포는 치명상을 입고 암 세포 내 자살 프로그램이 작동되어 죽는다.

면역독소(Immunotoxin)를 이용한 암 치료법

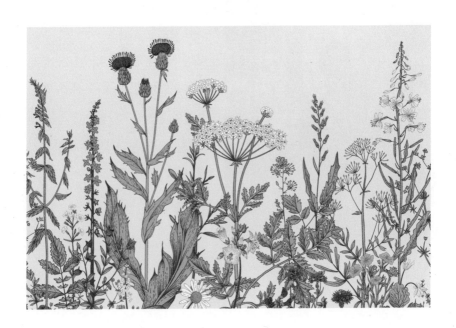

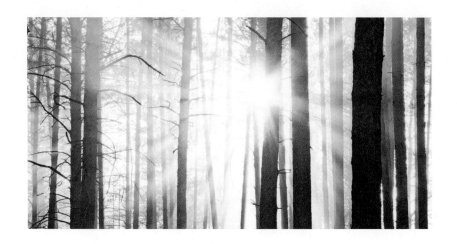

　또한 면역독소(Immunotoxin)을 이용하는 방법도 개발되고 있다. 생물학적 박테리아에서 만들어 내는 독소를 면역독소에 연결시켜 종양 내로 독소를 투하하는 방식이다.

단일 클론성 항체에 방사선 물질을 담아서 종양에 투여한다

　최신의 연구 중 다른 방법으로는 단일 클론성 항체에 방사선 물질을 담아서 암 환자의 종양에 투여하는 방식이다. 방사선 물질을 담은 단일 클론성 항체가 종양세포 내로 선택적(Selective)으로 이동한다.
　종양세포 내로 들어간 단일 클론성 항체내의 방사선 물질이 붕괴되면서 나오는 방사선으로 종양조직을 파괴하는 방식이 개발 중이다.

인체에 독성이 없는 항암제가 암 세포 내로 가면 암 세포를 죽이는 독성 물질로 변한다; 단일클론성 항체를 이용한 효소 치료법

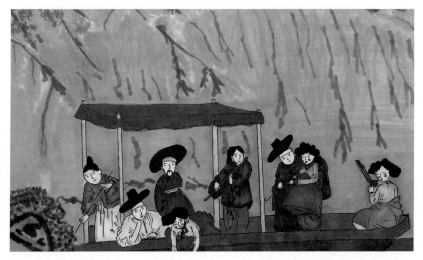

신윤복의 〈주유청강〉

아주 최신의 연구 중 또 다른 암 치료법이 개발 중이다. 이번에는 단일클론성 항체에 효소를 연결하여, 이 효소를 암 조직 내로 모이게 한다.

그 다음에는 인체에 독성이 없는 항암제를 투여한다. 이 항암제가 암 세포 내로 들어가면 이곳에 모여있던 효소의 작용으로 독성이 없던 항암 물질이 수백에서 수천의 독성 물질로 변하여 암 세포를 죽이는 방법이 개발되고 있다.

이 방법은 정말 획기적이고, 혁신적인 방법으로 환자의 정상세포에 미치는 해를 최소화하고 암 세포만 죽일 수 있는 치료법이다.

인간의 6번 염색체는 신분증 단백질을 만드는 유전자 군이다

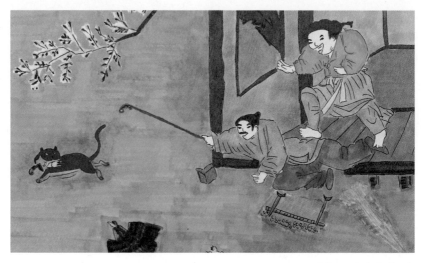

김홍도의 〈파적도〉

　인간에는 6번 염색체(Chromosome)에는 주 조직 적합성 복합체(Major histocompatibility complex, MHC) 단백질을 만드는 거대 유전자 군이 존재한다. 핵이 있는 세포는 모두 다 MHC 단백질이 신분증으로 세포 표면에 제출된다고 설명한 바 있다.

25조 개나 되는 적혈구는 핵을 잃어버려 신분증 단백질이 없다

　인간의 적혈구는 약 25조개나 되는데, 성숙하면서 핵을 잃어버려 주 조직 적합성 복합체(MHC) 단백질을 세포표면에 나타내지 못한다.

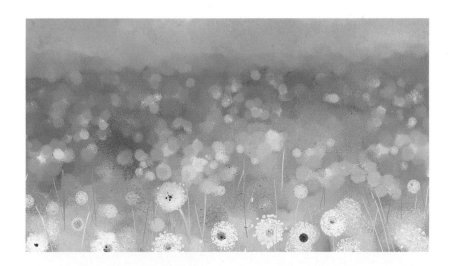

주 조직 적합성 복합체 클래스Ⅰ(MHC class Ⅰ) 신분증을 인체 내 모든 세포가 세포 표면에 발현하고 있다.

세균이나 바이러스에 감염되거나 암 세포로 변하면 MHC class Ⅰ 단백질이 변하여 세포독성 T 세포가 적으로 인식하게 되어 이 감염세포를 죽이게 된다. 이는 세포성 면역반응이다.

주 조직 적합성 복합체클래스Ⅰ를 백혈구 표현의 항원에서 처음 발견하여 인간백혈구 항원(Humam Leukocyte Antigen, HLA)이라 부르기도 한다. 모든 포유류, 양서류, 조류의 세포에는 주 조직 적합성 복합체 클래스Ⅰ이 존재하며 일부 어류에서도 발견된다.

주 조직 적합성 복합체 클래스 I (MHC class I)

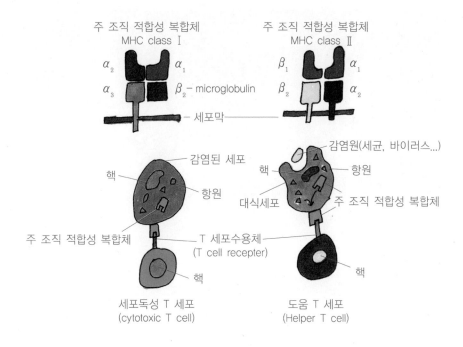

주 조직 적합성 복합체
MHC class Ⅰ

α_2 α_1
α_3 β_2 – microglobulin
— 세포막 —

주 조직 적합성 복합체
MHC class Ⅱ

β_1 α_1
β_2 α_2

감염원(세균, 바이러스...)
핵   항원
대식세포   주 조직 적합성 복합체

핵   감염된 세포
            항원
주 조직 적합성 복합체   T 세포수용체
            (T cell recepter)
        핵   핵

세포독성 T 세포   도움 T 세포
(cytotoxic T cell)   (Helper T cell)

주 조직 적합성 복합체 클래스Ⅱ(MHC class Ⅱ)

주 조직 적합성 복합체 클래스Ⅱ(MHC class Ⅱ) 단백질은 대식세포
(Macrophage), 수지상 세포(Dendritic cell), B 임파구(B lymphocyte)에만
존재하는 단백질이다.

이들 세포들도 또한 주 조직 적합성 복합체 클래스Ⅰ(MHC class Ⅰ) 단
백질도 가지고 있다. MHC class Ⅱ를 가지고 있는 세포들을 항원제시 세
포(Antigen-presenting cell, APC)라고 한다.

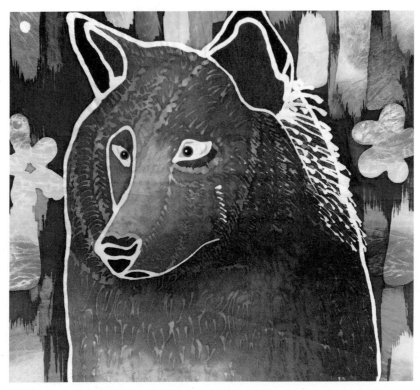

늑대

이 세포들은 외부에서 들어온 병원체나 감염된 세포, 암 세포 등을 잡아먹고 자신들의 세포표면에 MHC class Ⅱ 단백질과 항원을 붙여서 제시한다.

이렇게 되면 도움 T 세포(Helper T cell)가 인지하여, 흉선(Thymus)에서 세포 독성 T 세포(Cytotoxic T cell)를 만들거나 B 임파구를 통해 면역글로불린 항체(Immunoglobulin antibody)를 만든다.

골수이식(Bone marrow transplantation)을 이용한 면역 치료법

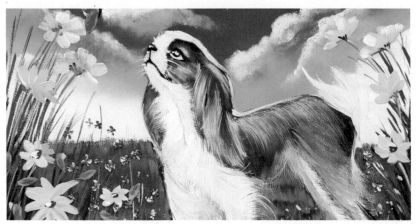

우리집 콩이

골수이식을 이용한 면역치료 방법이 있다. 임파종이나 백혈병 같은 조혈세포 암(Hematopoietic malignancy) 환자의 골수(Bone marrow)에 있는 모든 세포를 약물 또는 방사선을 이용하여 제거한다. 이때 골수자체 내에 존재하는 암 줄기세포(Cancer stem cell)가 제거될 수 있다.

이렇게 암 줄기세포가 제거되면 암이 다시 재생되는 것을 막을 수 있다는 원리이다. 그리고 나서 골수이식(Bone marrow transplantation)을 시행한다. 혹시 방사선이나 화학요법을 시행하고도 남아 있을 암 세포를 기증자 골수에 있는 면역세포들이 제거한다.

기증자 면역세포 입장에서는 다른 인체 내에 들어가서 만나는 암 세포들이 이물질로 인식되기 때문이다. 이 치료법은 만성 골수성 백혈병(Chronic myelogenous leukemia)의 지속적인 치료에서 유일하게 효과가 있는 치료법이다.

다행히 이식된 면역세포들이 환자의 정상조직은 파괴하지 않는다.

이식된 면역세포들이 정상세포들은 파괴하지 않는 이유는 아직 모르고 있다.

수지상 세포를 활성화 시키는 암 치료법

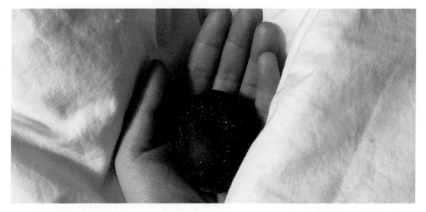

상아의 사랑영화 'EGG'

암 치료방법 중 항원제시 세포(Antigen presenting cell, APC)인 수지상 세포(Dendritic cell)의 기능을 활성화(Activation) 시키는 방법이 있다.

항원제시 세포들은 암 세포들을 잡아먹고 가까이에 있는 임파절(Lymph node)로 이동한다. 이 임파절에 도착한 항원제시 세포(APC)인 수지상세포(dendritic cell)가 원래 가지고 있던 MHC class II 분자를 암 세포가 파괴되면서 나온 항원 단백질(Antigen Protein)조각에 붙여서 도움 T 세포(Helper T cell)를 활성화시킨다.

그러면 도움 T 세포(Helper T cell, TH cell)는 세포면역과 획득 면역 반응 2가지 면역반응을 모두 가동시켜 암 세포를 죽이는 강력한 항암 면역 반응을 일으킨다. 수지상 세포(Dendritic cell)를 기능적으로 활성화시키는 물질이 과립구 대식 세포 콜로니 자극인자(Granulocyte macrophage-colony stimulating factor, GM-CSF)이다.

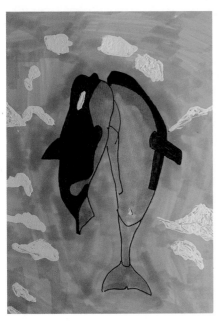
돌고래 모자(母子)

과학자들은 암 환자들에게서 암 세포를 채취하여 몸 밖에서 암 세포를 배양하였고 이 암 세포를 변형시켜 과립구 대식세포 콜로니 자극인자(GM-CSF)를 많이 생성 시키는 변형 세포들을 만들어 냈다.

이렇게 만들어진 변형세포를 다시 암 환자에게 투여하여 GM-CSF을 많이 분비토록 하여 수지상 세포(Dendritic cell)의 기능을 활성화시키는 면역 항암 치료방법이 시도되었다. 또 다른 치료법으로는 수지상 세포(Dendritic cell)들이 직접 암 관련 항원 단백질(Tumor associated antigen protein)을 만들도록 하여 도움 T 세포(Helper T cell)와 세포독성 T 세포(Cytotoxic T cell)를 자극하는 항암 면역 치료법이 있다.

위 2가지 치료법인 과립구 대식세포 콜로니 자극인자를 생성하는 방법과 암 관련 항원 단백질을 생성하는 수지상 세포를 이용하는 방법을 기존의 암 치료법과 병행하였더니 말기 흑색종(Melanoma stage Ⅳ) 4기의 수명이 크게 연장되었다.

세포독성 T 임파구는 자가면역질환을 억제하는 자체 메카니즘이 있다

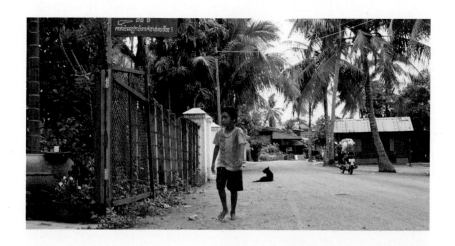

세포독성 T 임파구는 자가면역질환(Autoimmune disease)을 일으키기도 한다. 세포독성 T 임파구(Lymphocyte)는 자기 스스로 자신을 제어하기 위해 세포독성 T 임파구 항원-4(Cytotoxic T lymphocyte antigen-4, CTLA-4)라는 단백질을 생성한다. CTLA-4 가 생성되면 이것을 인식한 수지상 세포(Dendritic cell)는 세포 독성 T 임파구를 강하게 억제하여 자가면역질환(Autoimmune disease)이 일어나지 않도록 한다.

단백질을 중화시키는 단일클론성 항체

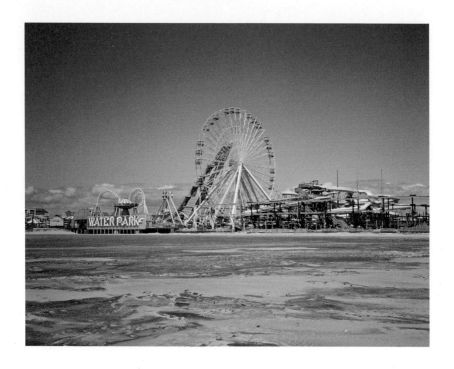

　단백질을 중화시키는 단일클론성 항체(Monoclonal antibody, MoAb)가 개발되었다. 이 항체를 투여하여 세포독성 T 임파구항원-4(CTLA-4)을 중화시켜 수지상 세포가 더 이상은 세포독성 T 임파구를 억제하지 않게 된다. 세포독성 T 세포의 활성이 크게 증가하여 암 세포에 대한 강한 면역반응을 일으킨다. 하지만 이 경우 자가면역질환이 나타날 가능성이 커진다. 앞에서 논한 과립구 대식세포 콜로니 자극인자(GM-CSF)는 면역반응을 강화시키고, 세포독성 T 임파구 항원-4(CTLA-4)는 면역반응을 억제한다.

서로 상반된 작용을 하는 단백질이 존재한다는 것은 어느 한쪽으로 치우치는 것을 막는 항상성(恒常性, Homeostasis)이 우리안에 내재되어 있다는 것이다.

중용의 중요성

우리가 한쪽으로 치우치게 되면, 자신의 생명력이 손상되어 병이 생긴다. 암이라는 병도 자신의 수명이 다해 죽게 되는 순리를 벗어나 자신만 계속 살려고 하는 한쪽으로 치우친 성향의 세포들에 의한 질병이다.

도교의 시조 노자님의 도덕경

노자의 도덕경 2장에 '생이불유(生而不有), 위이불시(爲而不恃) 공성이불거(功成而弗居)'라는 구절이 있다. 자연은 만물을 있게 하고, 길러주

었어도 소유하려 하지 않고, 자라고 번성하게 했으나 대접 받으려 하지 않는다. 암 세포는 자연의 순리에 맞춰 내려놓고 떠나야만 다음 세포들에게 살 수 있는 기회가 있을 텐데, 그리하지 못하는 세포이다.

흑색종과 난소암에 적용된 면역 치료법

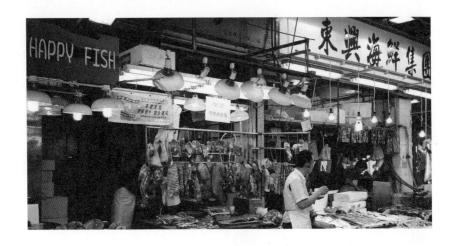

　진행된 흑색종(Advanced melanoma)와 난소암(Ovarian tumor) 환자들에게 위의 2가지 방법을 이용한 면역치료가 시행되었다.

　세포독성 T 임파구 항원-4(Cytotoxic T lymphocyte antigen-4, CTLA-4)에 대한 단일 클론성 항체를 투여하고, 여기에 과립구 대식세포 콜로니 자극인자(Granulocyte macrophage-colony-stimulating factor, GM-CSF)를 함께 투여하였다.

　단일클론성 항체는 CTLA-4를 억제하여 수지상 세포(Dendritic cell)가 세포독성 T 임파구(Cytotoxic T Lymphocyte)를 제지하지 못하게 하고 과립구 대식세포 콜로니 자극인자(GM CSF)를 투여하여 면역 기능을 활성화 시키는 방법으로 환자의 세포독성 T 세포의 활성을 극대화 하여 치료하여 방법이다.

흑색종의 암 세포들과 난소암의 암 세포들에서 괴사(Necrosis)가 일어났고 암과 연관된 혈관이 파괴되는 치료 효과가 나타났다. T 세포의 활성을 극대화하여 치료하는 방법이다.

인터페론(Interferon, IFN)의 암에 대한 작용기전

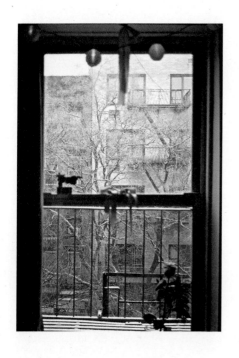

암 환자들의 치료에 인터페론(Interferon, IFN)이 사용되기도 한다. 인터페론(IFN) α, β, γ 는 암 세포뿐 아니라 정상세포의 신분증 역할을 하는 주 조직 적합성 복합체(MHC) class I 분자의 발현을 촉진한다.

인터페론(IFN)-γ 는 대식 세포(Macrophage), 세포독성 T 세포(Cytotoxic T cell), 그리고 자연살해 세포(Natural killer cell, NK cell)의 활성을 증가시킨다.

인터페론(Interferon, IFN)은 주 조직 적합성(MHC) class II의 발현도 촉진하여 도움 T 세포(Helper T cell)를 끌어당겨 세포면역과 체액성 면역 반응을 활성화하여 암 세포를 제거한다.

Ⅰ형 인터페론

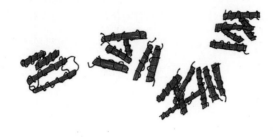

Ⅰ형 인터페론은 인터페론 - 알파 수용체에 붙는다.

Ⅱ형 인터페론

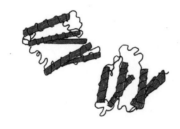

Ⅲ형 인터페론

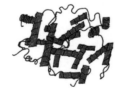

암 세포들의 생존전략 중, 신분증인 주 조직적 합성(MHC) class Ⅰ이 암 세포 표면에 발현되는 것을 억제하여 면역회피를 시도하는 것을 인터페론(IFN)이 방해한다.

면역 세포들로 하여금 암 세포들을 잘 인식하도록 인터페론(IFN)이 돕는다. 인터페론(Interferon, IFN)으로 유방암(Breast cancer), 신장암(Kidney cancer), 골수암, 임파종 그리고 백혈병 환자들을 치료하였다. 인터페론 치료로 일부 환자에서는 부분적 또는 완전한 축소가 나타난 예가 있다.

인터루킨II(Interleukin-II)을 이용한 암 치료법; 자연살해 세포를 활성화시켜라

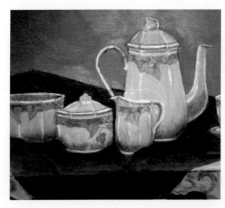

박지순 님 作

인터루킨 II(Interleukin-II, IL-2)라는 사이토카인(Cytokine)을 첨가하여 자연살해 세포(Natural killer cell, NK cell)의 기능을 활성화시킨다.

활성화된 자연살해 세포(Natural killer cell, NK cell)는 신분증인 MHC class I 분자가 세포표면에 정상세포보다 적은 암 세포도 인식하여 제거한다. 활성화된 자연살해 세포(NK cell)는 스트레스 단백질을 세포 표면에 나타내는 암 세포, 암 세포로 변화(Transformation)하는 것과 연관된 단백질을 세포 표면에 발현하는 초기 암 세포들까지도 제거한다.

　22명의 암 환자를 대상으로 이 치료법이 시행되었다. 22명 중 16명의 환자에서 암이 완전히 제거되는 임상결과를 얻었다. 하지만 이 인터루킨 (Interleukin-Ⅱ, IL-2) 2형은 부작용이 심하여 암 치료법으로 사용되지는 못하고 있다.

암 환자의 조직 내에는 대부분이 자연살해 세포이고
세포독성 T 세포도 존재한다;
이 두 세포를 외부에서 증식하여 같은 환자에게 투여하는 치료법

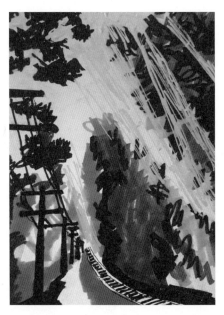

햇살 비추는 기찻길

　수술시 제거되는 암 환자의 조직에서 세포를 채취한다. 이 때 채취된 세포의 대부분은 자연살해 세포(Natural killer cell, NK cell)이다. 세포독성 T 세포(cytotoxic T cell)도 존재하는데, 이 체취된 자연살해 세포(Natural killer cell, NK cell)와 세포독성 T 세포(Cytotoxic T cell)를 외부에서 증식시킨다.

　자연살해 세포(NK cell)와 세

포독성 T 세포(Cytotoxic T cell)를 같은 환자에게 주입한다. 이런식의 치료법이 신장암(Kidney cancer, renal cancer) 환자와 흑색종(Melanoma) 환자에 사용된다. 배양 증식된 자연살해 세포와 세포독성 T 세포에 의해 암 세포를 제거하는 효과가 이 방법으로 치료 받은 환자의 1/4에서 나타났다. 하지만 치료 효과는 단기간에 끝났는데 이 배양된 세포들이 환자의 몸 안에서 안정되게 자리를 잡지 못했기 때문이다. 배양된 세포가 골수 내에서 자리 잡을 수 있는 공간을 확보하기 위해 화학 요법제를 사용하여 환자의 골수 내에 있는 다른 세포의 수를 줄였다. 여기에 인터루킨-2(Interleukin -2, IL-2)을 같이 투여하여 자연살해 세포(NK cell)와 세포 독성 T 세포(Cytotoxic T cell)의 성장을 유지시켰더니 신장암과 흑색종환자에게서 암 세포들이 현저히 사라지는 것이 관찰되었다.

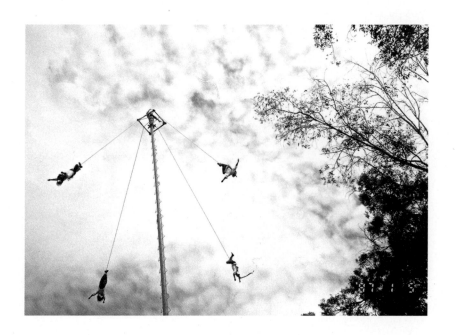

제 25장 _ 암 치료의 과거와 현재 그리고 최신 치료법

· 현재에도 사용하는 암 치료 방법. 1975년도 이전에 정립된 방법이다

· 사망률은 몇십 년째 제자리 걸음이다

· 항암제에 의해 유발된 종양

· 유방암의 사망률도 제자리 걸음

· 치료의 효과를 위해서 암 세포에서 발현하는 분자수준의 유전적,
  생화학적 분석이 요구된다

· 정확한 분석에 의한 치료유무의 결정

· 유전생물학의 혁신적 진보;
  유전자 발현 어레이(Gene expression array)

· 기능유전체학(Functional genomics)

· 생명정보학(Bio-informatics)

· 진행이 느린 유방암 항암치료는 경과를 지켜보면서 시행한다

· 암 환자에 대해 고려하는 요인들

· 유전자 발현 어레이와 생명정보학은 예측의 정확도를 높인다

· 암 치료의 모든 길은 단백질로 통한다

· 단백질체학(Proteomics)

· 암 억제 단백질의 P^{53}구조적 이상을 개선하여 암을 억제한다

· 암 치료; 결국 유전자이다

· 세포자살 프로그램(Apoptosis program)을 막는 단백질(AKT/PKB)

· 다친 핵을 수리하기 위해 세포주기(Cell cycle)를 잠시 멈춘다
  그 시기는 G_2 phase

· 항암제에 당한 암 세포는 세포 분열의 마지막 단계에서 죽는다

· 항암제도 돌연변이력이 있는 화학제품이다;
  정확한 항암제 사용과 적정량의 중요성

· 헬라세포(Hela cell)

· 항암제는 리간드(ligand)로 작용하여 암 세포내 목표 수용체
  (receptor)에 결합하여 수용체의 분자적 변화를 야기시켜
  신호전달체계(Signaling cascade)를 통해 항암 효과를 나타낸다

· 키나아제(Kinase)

· 키나아제(Kinase) 작용을 하는 암 단백질은 종양의 증식을 유도한다

· 리간드(Ligand)

· 호르몬 수용체; 신호버튼

· 환경호르몬

· 타목시펜(Tamoxifen)

· 암 치료제의 위험성; 암 유전자의 활성화

· 단백질의 구조를 흔들면 기능이 정지된다

· 홍차와 녹차에 있는 암 억제 성분; 제품명 ICG-001

· 타이로신키나제(Tyrosine kinase)

· 내성(Tolerance)

· 이레사(Iressa)

· 표적 치료제(Targeted therapy)

· 안티센스 치료법(Antisense therapy)

· 리간드 표적 치료제

· 신생혈관 생성억제제(Angiogenesis inhibitior)

· 마음(Mind)

· 단백질분해 효소(Proteinase) 저해제인 벨케이드
  (Velcade, 성분명 bortezomib)

현재에도 사용하는 암 치료 방법. 1975년도 이전에 정립된 방법이다

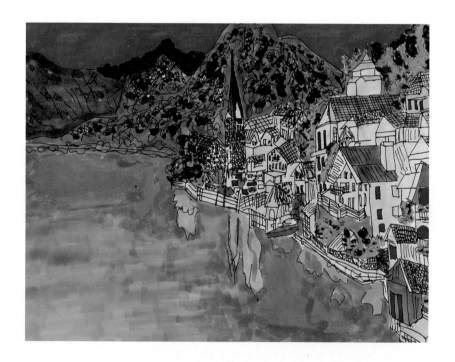

아직까지도 암을 치료하는 대부분의 치료적 개념이 1975년도 이전에 정립된 수술, 항암 그리고 방사선 치료법 그대로를 사용하고 있다. 1975년도 전에는 암 내부의 유전자적 개념이나 분자 생물학적 개념이 없던 때 이었기에 이제는 새로운 분자 생물학적, 유전자적 개념을 도입한 항암 치료가 적용되어야 할 것으로 사료된다. 현대 의학은 진단 장비의 개발로 진단기술은 꾸준히 향상되어오고 있다. 암 세포가 발생한 초기에 암을 진단하는 방법과 장비의 발전은 계속 있어 왔으나 치료법의 개발은 진단술에 비해 제자리 걸음을 하고 있는 상태이다.

사망률은 몇십 년째 제자리 걸음이다

대장암(Colorectal cancer)의 사망률(Mortality rate, death rate, 死亡率)도 몇십 년째 제자리걸음을 하고 있고, 폐암(Lung cancer)의 경우도 초기 암의 진단율이 향상 된 것을 빼면 사망률(Mortality rate, death rate, 死亡率)에서는 몇십 년째 별 차이가 없는 실정이다.

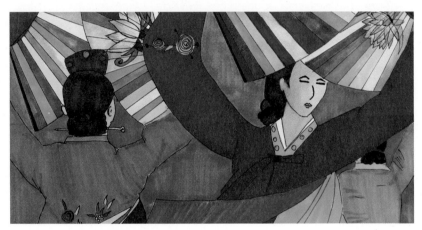

부채춤

최근까지 의학계는 병리조직학적 검사로 현미경을 통해 암의 발생여부를 판별하여 왔다. 암이 나타내는 분자적, 유전자적, 생화학적 표지자(Maker)들에 대한 검사들을 최근에 와서 시행하고 있으며 암의 근본적 원인에 대한 깊은 이해가 필요한 시점에 와 있다.

이제까지 암이라는 병을 하나의 질병으로 생각하고 치료에 접근하였다. 근본적 원인에 대한 이해가 깊어질수록 암은 하나의 질병이 아니라 한 사람 한 사람 환자에 따라 다른 질병임이 밝혀지고 있다.

항암제에 의해 유발된 종양

과거 30년간 획일적으로 시행된 똑같은 치료는 제각기 다른 발생 원인을 가지고 있는 암에 대해서 치료 효과를 보지 못하는 경우가 비일비재하였고, 오히려 항암 치료의 부작용으로 사망하는 환자 뿐 아니라 항암 치료나 방사선 치료에 의해 의인성 암(Iatrogenic cancer)이 발생하였다.

1980년대 초반에는 유방암(Breast cancer) 환자들의 항암화학 요법으로 싸이클로포스파마이드(Cyclophosphamide)라는 알킬화(Alkylating) 항암제를 치료약으로 사용하였다.

이 싸이클로포스파마이드(Cyclophosphamide) 알킬화 항암제는 정상 세포 유전자에 점 돌연변이(Point mutation)를 일으킨다. 이 치료약을 투여받은 유방암(Breast cancer)환자에게서 급성 골수성 백혈병(Acute myelogenous leukemia, AML)이 발생하였다.

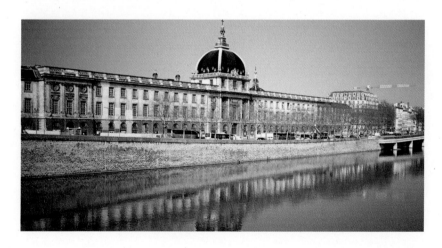

유방암의 사망률도 제자리 걸음

  2003년도 미국의 통계를 보면 한해 약 19만 2천 명의 침습성 유방암 (Invasive ductal carcinoma) 환자가 발생하였다. 유방상피내암(Carcinoma in situ) 환자는 4만 6천명이었다. 전체 유방암 환자중 2003년도 미국 내에서 한 해 약 4만명이 유방암으로 사망하였다. 하지만 이 유방암 사망율은 아직까지도 전혀 좋아지고 있지 않는 실정이다. 서구에서 유행하는 전립선암(Prostate cancer)의 경우에도 사망률(Mortality rate, death rate, 死亡率) 통계는 치료유무와는 상관없이 비슷하다.

치료의 효과를 위해서 암 세포에서 발현하는 분자수준의 유전적, 생화학적 분석이 요구된다

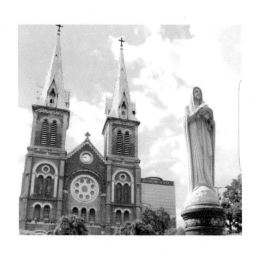

  같은 암이더라도 암 세포에서 발현하는 분자수준의 유전적(Genetic), 생화학적 분석이 필요하다.

  생화학(Biochemistry)적 분석을 시행하여 발생한 암에 대해 어떤 치료를, 어느 정도의 강도로, 얼마간의 기간을 두고 할 것인지 환자 개개인에 대해 정확히 알 수 있다.

정확한 분석에 의한 치료유무의 결정

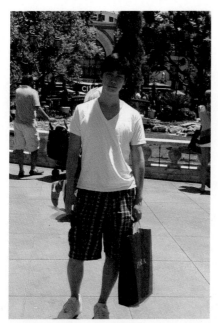

아들 성민

만약 치료가 필요치 않는 시기의 암 조직일때는 진행 상태를 정기적으로 관찰하는 것으로, 불필요한 치료를 피할 수 있다. 불필요한 치료를 자제하는 것이 약해져 있는 환자의 면역력을 더 약하게 만드는 일을 막을 수 있는 것이다.

정확한 상태를 파악하여 치료유무를 결정해야 한다. 종양세포에서 발현하는 분자적 표지자(Molecular marker)에 대한 검사를 통하여 환자의 정확한 상태를 파악하여 치료의 정확한 시기를 알 수 있어야 불필요한 치료를 막을 수 있다. 만약 현재까지 개발된 치료법으로는 암의 진행을 막을 수 없다는 결론이 나올 경우에는 현대 의학적 치료는 하지 않는 것이 올바른 선택이다.

유전생물학의 혁신적 진보;
유전자 발현 어레이(Gene expression array)

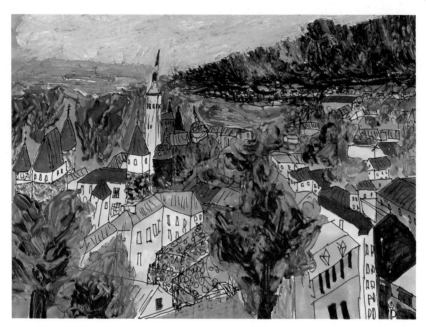

바닷가 마을 교회

유전자 발현 어레이(Gene expression array)는 암 세포에서 발생하는 돌연변이 유전자(Mutant gene)를 명확하게 판별해낼 수 있는 방법이다.

유전자 발현 어레이는 개발자에게 노벨상이 수여된 유전 생물학의 혁신적인 진보를 가져온 방법이다. 원리는 다음과 같다. 먼저 슬라이드(Slide) 유리에 수 만개에서 10만개에 달하는 DNA 칩을 만든다.

이때 DNA 칩은 할 수 있으면 전체 유전자 모두를 배열하는 것이 좋다. 상보적 DNA(Complementary DNA, C DNA)는 전령 RNA(Messenger RNA, m RNA)를 주형으로 역전사효소(Reverse transcriptase enzyme)를 이용하여 합성한 DNA이다. 이 상보적 DNA 하나 하나는 유전자를 코딩하고 있다. 암 세포에서 전령 RNA를 추출한다. 이 전령 RNA를 역전사효소를 이용하여 상보적 DNA를 만든다. 이 상보적 DNA를 이미 만들어진 DNA 칩에 뿌리면 상보적 DNA는 DNA 칩에 존재하는 유전자와 결합한다.

정상세포에서 만든 상보적 DNA는 녹색 형광으로 표지하고, 암 세포에게 만들어진 상보적 DNA는 빨간 형광을 내도록 표지한다. 빨강색 형광을 내는 곳은 암 세포에서 유래한 유전자(Gene)이다.

우리가 이미 만들어 놓은 DNA칩은 어느 염색체의 어느 유전자인 것을 알고 있으니 암 세포에서 만들어진 상보적 DNA가 결합한 DNA를 컴퓨터(Computer)에 넣어 분석을 하면 암 유전자가 어느 염색체의 어느 부위에 존재하는지 정확한 위치를 알 수 있다.

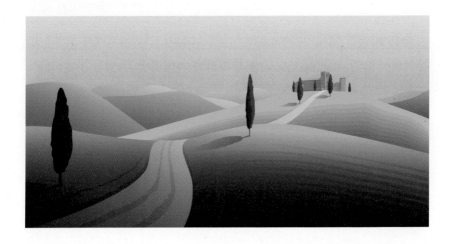

우리는 유전자 발현 어레이(Gene expression array)를 이용하여 암 유전자가 어느 염색체에서 어느 게놈(Genome)에서 발생했는지를 알 수 있게 되었다.

　　우리는 암을 하나의 병이 아니라 여러 그룹으로 유전자의 진행 상태에 따라 계층화 시킬 수 있게 되었다. 우리는 유전자 발현 어레이를 이용하여 암 환자의 유전자가 변해가는 상태에 따라 거기에 맞는 치료를 적용해 나갈 수 있게 된 것이다.

기능유전체학(Functional genomics)

기능유전체학(Functional genomics)은 인간의 유전체를 연구하여 그 기능을 알아내고, 유전자로부터 야기되는 질병을 연구하는 학문이다. 인간 유전자 지도는 이미 다 밝혀진 상태이다.

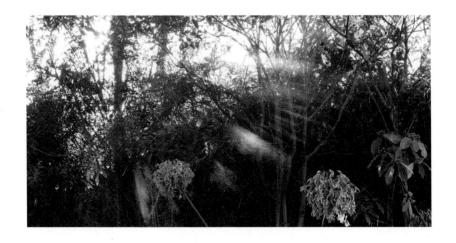

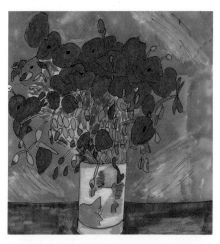

빈센트 반 고흐의
〈붉은 양귀비가 있는 꽃병〉(1886년)

1990년도 미국, 프랑스, 영국, 일본, 독일이 협력하여 인간 게놈 지도를 그리기 시작하였다.

예상 기간을 15년 정도로 잡고 시작했지만, 약간 앞당겨진 2003년도에 인간 유전자 지도를 완성하였다. 인간 유전자에 있는 약 30억 개에 달하는 염기서열을 알아내는 것이 목표였다.

유전자 지도를 이용하면 질병의 많은 원인인 유전자 이상이 어느 염색체 어느 유전자의 어느 염기에서 잘못 되었는지를 알 수 있다.

유전자 발현 어레이(Gene expression array)를 이용하여 암 조직에서 채취한 암 세포 내의 유전자를 한번에 1만 개, 많게는 10만 개를 한꺼번에 분석할 수 있게 되었다. 암 세포를 발생시킨 염색체 내 유전자 위치 그리고 어느 염기에서 이상이 발생했는지 알 수 있게 되었다.

생명정보학(Bio-informatics)

최근 생물학의 한 분야로 생명정보학(Bio-informatics)이라는 학문이 생겼다. 생명정보학은 생명현상연구를 전산, 통계, 수학 등을 동원하

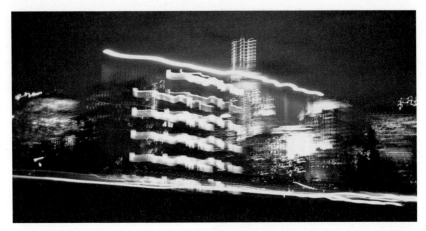

홍콩

여 연구하는 학문이다. 생명현상에 대한 연구에 컴퓨터와 소프트웨어를 접목시켜 빠르고 정확하게 생명현상을 알아내는 분야이다. 우리 인간의 DNA는 방대하고 복잡하다. 이 DNA를 이루고 있는 염기배열순서와 DNA로부터 만들어지는 단백질을 수기로 측정하는데에는 시간이 너무 많이 소요되고 정확성에도 문제의 소지가 있다. 우리는 이 방대한 양의 유전자와 단백질을 분석하기 위하여 컴퓨터를 이용하기 시작하였다.

최근 발달한 분자생물학이나, 분자유전학, 그리고 유전공학에서도 2003년도에 완성된 인간의 유전자 지도를 기준으로 이 엄청난 양의 정보를 컴퓨터에 입력하고, 이것을 바탕으로 암세포 내의 유전자를 분석하여 암유전자의 서열정보, 염기배열순서, 아미노산의 배열 등을 알아내어 유전자를 리모델링할 수 있게 되었다.

우리는 이런 기술의 발달에 힘입어 암의 진행에 따라 변하는 유전자를 분석할 수 있게 된 것이다.

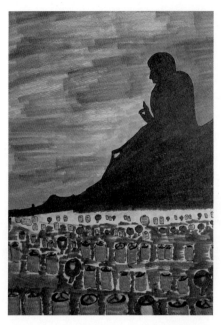

대자대비

약물을 투여했을 때 유전자가 어떤 식으로 반응하여 예후(Prognosis)에 영향을 주는지에 대한 분석이 가능하게 되었다.

우리는 암 세포 내에 돌연변이 유전자(Mutant gene)가 나타내는 표현형이 암의 진행에 미치는 영향과 이 돌연변이 유전자(Mutant gene)가 세포를 변화시켜 암 세포를 만들것인지 아닌지를 사전에 예측 가능하게 되었다.

진행이 느린 유방암 항암치료는 경과를 지켜보면서 시행한다

유방암(Breast cancer)은 15%정도에서 유방암 세포들이 빠르게 성장 분화하여 전이(Metastasis)를 한다.

나머지 85%의 유방암은 진행이 느리다. 진행이 느린 유방암 환자에서는 항암 치료는 천천히 경과를 지켜보면서 하는 것이 좋다. 예전에는 유방암 진단을 받은 대다수의 환자들에게 공격적인 항암 치료가 행해졌으나 위에서 소개한 기술들이 도입되어 암 세포들의 유전자 분석이 가능해지면서 85%의 진행이 느린 유방암 환자들의 유전자를 분석하여 치료가 불필요한 경우에는 항암 치료를 안하고 경과를 지켜 볼 수 있어 항암 치료에 의한 부작용을 줄일 수 있게 되었다.

암 환자에 대해 고려하는 요인들

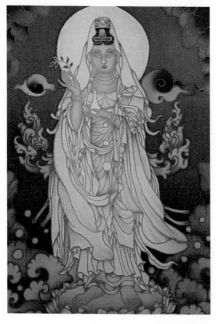
관세음보살

암 세포가 림프절(Lymph node)로 전이(Metastasis)가 되었는가?

종양의 조직학적 단계는 무엇인가?

종양의 크기(Size)는 얼마나 되는가? 환자의 나이는?

유방암 세포에 호르몬에 반응하는 수용체 단백질이 있는가?

이 여러 가지를 고려한 후에 환자의 암이 빠르게 진행할 것인가?

아니면 서서히 진행할 것인가? 를 판단하지만 이런 방식으로는 정확도가 높지 않다.

유전자 발현 어레이와 생명정보학은 예측의 정확도를 높인다

유전자발현 어레이(Gene expression array)와 생명정보학(Bio-informat ics)의 발전은 이러한 예측을 90% 이상의 정확도로 알아낼 수 있게 되었다. 이 기술들의 발달로 우리는 항암제를 언제 사용하는 것이 좋은지에 대한 매우 세세한 암 세포 유전자의 상태에 대한 정보를 알 수 있게 되었다.

이러한 과학적 발달은 불필요한 치료로 야기되는 부작용을 줄일 수 있게 해준다.

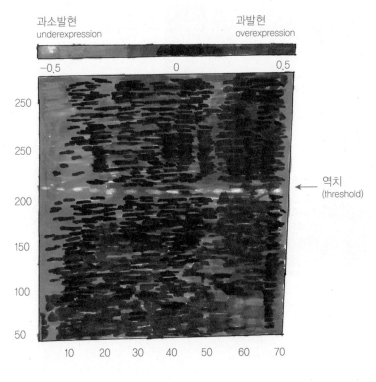

〈로버트 와인버그의 암의 생물학에서〉

왼쪽의 그림은 유방암으로 진단된 295명 여성의 유전자를 유전자 발현 어레이(Gene expression array) 방법으로 분석하여 나타낸 그림이다.

B 세포 임파종은 매우 예후가 불규칙한 암이다. 진단이 내려진 후에 4주 내에 사망하는 환자에서부터 완치되는 환자, 그리고 수 년간 아무런 증상없이 지내기도 하는 갈피를 잡을 수 없는 암이다.

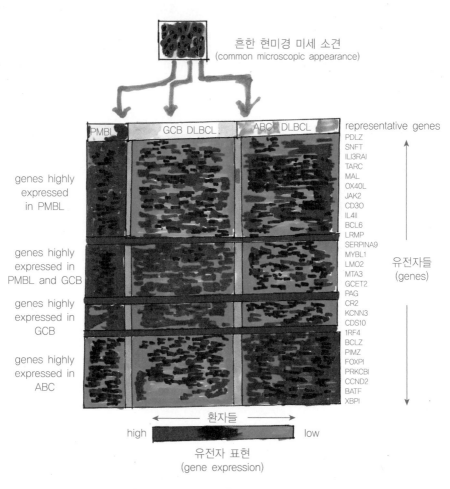

흔한 현미경 미세 소견
(common microscopic appearance)

〈로버트 와인버그의 암의 생물학에서〉

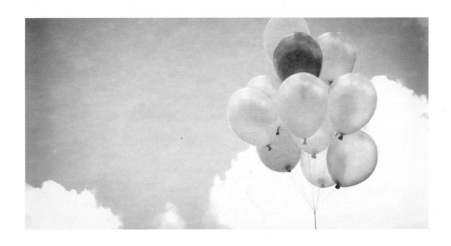

　유전자 발현 어레이(Gene expression array)를 이용하여 B 세포 임파종의 암 세포 내의 핵 내에 존재하는 돌연변이 유전자를 분류해 낼 수 있다.

　완전히 다른 임상적 예후를 가진 3가지 B 세포 임파종은 Primary mediastinal B-cell lymphoma(PMBL), Activated B-cell like lymphoma(ABC), General center B-cell like lymphoma(GCB)이다.

　PMBL과 ABC 임파종은 약물을 사용했을 때 효과를 보였고, GCB 임파종은 약물사용에 아무런 치료반응을 보이지 않는다.

유전자 발현 어레이 기술을 사용하여 이 3종류의 B 세포 임파종을 구별해 낼 수 있게 되어 항암 화학 약물을 쓸 필요가 없는 GCB 임파종에서는 약물사용을 하지 않게 되었고, PMBL과 ABC 임파종은 항암 화학 약물사용으로 치료효과를 보게 되었다. 전에는 이렇게 암 종류를 정밀하게 분석해 낼 수 없었던 것을 이제는 정확하고 세밀한 계층 분석이 가능하게 된 것이다.

암 치료의 모든 길은 단백질로 통한다

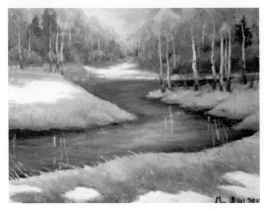

박지순 님 作

'생물학의 모든 길은 단백질로 통한다'라는 명제가 있다. 단백질은 생명체의 구성성분이며, 면역작용, 효소작용 그리고 생화학적 작용에 관여하는 생명의 근본 물질이다.

암이든 질병이든 결국 단백질 생성에 이상이 오게 되는 것이므로 이 잘못된 단백질의 생성 메커니즘을 규명할 수 있다면 암과 질병의 원인을 알고 치료를 할 수 있게 되는 것이다. 인간 유전자의 이상 유무를 파악하는 것 자체의 궁극적 목적은 이 유전자가 만들어내는 단백질에 대한 인체 내의 영향을 파악하고자 하는 것이다.

단백질체학(Proteomics)

'유전체에 의해 발현되는 단백질(Protein in expressed by genome)'의 합성어에 학문을 의미하는 'ics'를 붙인 유전체학(Genomics), 단백질체학(Proteomics)이 시작되었다.

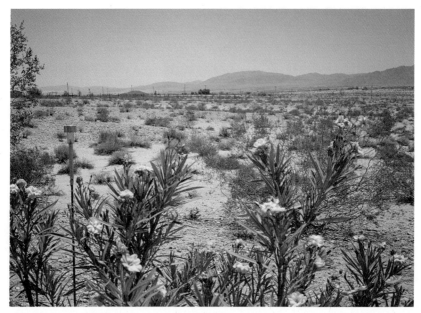

사막에 핀 꽃

인간에게서 발현되는 단백질의 수는 약 10만 개이다.

처음에 인간의 유전자 수가 최소한 10만 개는 될 것이라 생각했으나 2003년도에 끝난 인간 게놈(Human genome project)프로젝트에서 인간 유전자의 수가 훨씬 적은 3만개 정도밖에 안 된다는 것을 알았다. 유전자 연구로는 암에 대한 치료에 획기적 접근이 어렵다는 판단에 따라 '단백질체학'(Proteomics)이라는 학문이 태동하였다.

이 단백질을 분석함으로써 이를 만드는 유전자의 결함을 알아내는 방법이다. 유전자 염기 서열을 다 밝혀도 그것으로는 유전자에 의해 만들어진 단백질이 세포 내에서 어떤 식으로 기능할 것인지는 알 수 없기에

합성이 끝난 단백질이 실질적으로 세포 내로 들어가 어떤 기능과 방법으로 작용하는 지에 대한 분석이 필요했다.

단백질(Protein)이라는 것은 아미노산(Amino acid)의 연결로 만들어지는 고분자 유기물이다. 단백질은 우리 몸을 구성하는 대표적인 물질이다. 효소라는 세포 내 화학작용을 일으키는 물질도 단백질이다.

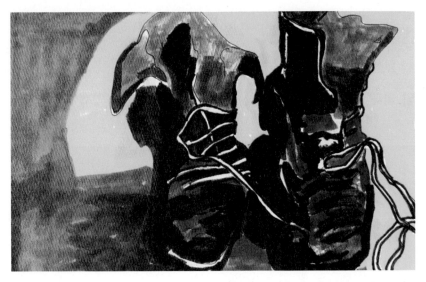

빈센트 반 고흐의 〈A Pair of Shoes〉

현재까지 발견된 인체 내의 효소는 2천 2백여 종이다. 단백질이란 뜻의 protein 의 어원은 그리스어의 'proteios' (중요한 것)에서 유래된 것이다. 단백질의 구조는 아미노산 사슬 사이를 여러 비 공유결합(Non-covalent bond)들이 연결하는 구조로 이루어져 있다. 이황화결합(Disulfide bond), 정전기력(Electrostatic force), 수소결합(Hydrogen bond), 반데르발스결합(Vander waals bond), 소수성결합(Hydrophobic bond) 등에 의하여 이루어지는 입체구조이다. 고유 구조에 의하여 단백질의 고유 기능이 만들어져 단백질의 고유의 특징이 생긴다. 열을 가하면 단백질을 이루고 있는 결합이 깨져서 구조가 변한다. 구조가 변한 단백질은 고유 기능이 사라진다. 기능유전체학(Functional genomics)과 단백질체학(Proteomics) 모두는 암 치료에 있어 암에 정확하게 작동할 수 있는 치료 방법을 찾아내는데 그 의미가 있다.

암 억제 단백질의 P^{53} 구조적 이상을 개선하여 암을 억제한다

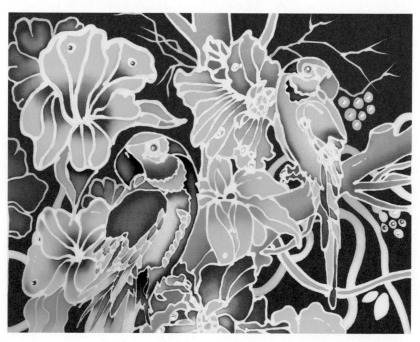

꽃과 앵무새

암 치료제로서 가장 나름대로 성공한 사례는 돌연변이 암 억제 단백질 P53의 구조적 이상을 개선하여 정상구조로 만들 수 있는 물질을 개발한 것이다.

하지만 아직 암 억제 유전자에 대한 직접적인 치료는 못하고 있다.

암 치료; 결국 유전자이다

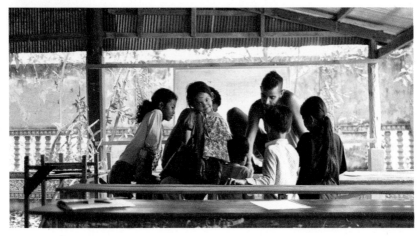

캄보디아 ECC센터에서

암을 만드는 유전자는 파괴하는 방식으로 치료하면 되지만 암으로부터 세포를 지키는 유전자를 다시 복구하는 것은 사실상 불가능하다. 암을 만드는 유전자를 초기에 제어하여 암의 진행을 차단하려는 치료를 시도하였다. 처음에는 암 세포들이 없어지는 치료반응이 일어나 고무적이었으나 몇 년이 지난 후 다시 재발하는 것이 관찰되었다.

암을 유발하는 돌연변이 유전자(Mutant gene)들은 시간이 지나면서 더욱 많이 돌연변이를 일으켜 유전자에 축적시킨다. 이것이 암 치료에서의 어려움이다.

세포자살 프로그램(Apoptosis program)을 막는 단백질(AKT/PKB)

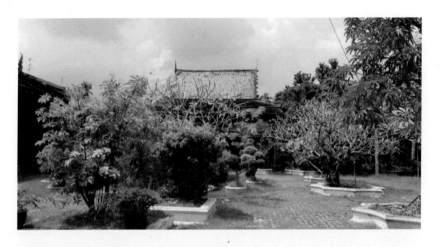

암 세포는 핵 내에 존재하는 자살유도 프로그램의 작동을 억제하여 계속 성장 분열하면서 죽지 않는 세포로 변한다. 암 세포는 심각한 복구 불능 신호가 와도 세포자살 프로그램(Apoptosis program)을 막고 있는 시스템(System)이 존재한다.

이 시스템(System)을 움직이는 대표적인 단백질이 있다. 이 단백질이 AKT/PKB 단백질이다. 그래서 합성하는 유전자(Gene)나 핵(Nucleus)내의 염색체(Chromosome)를 공격하여 암 세포가 이 단백질(AKT/PKB)을 합성 못하도록 하면 이 단백질(AKT/PKB)이 세포자살 프로그램을 막지 못하게 되고 Apoptosis가 정상 작동하여 암 세포가 사멸하게 된다.

다친 핵을 수리하기 위해 세포주기(Cell cycle)를 잠시 멈춘다
그시기는 G_2 phase

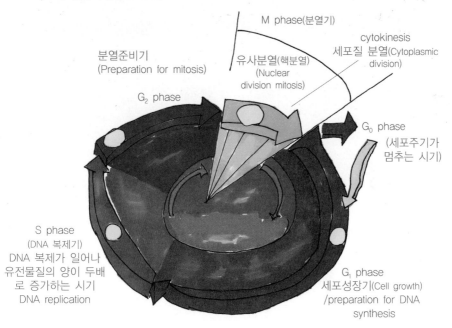

M phase(분열기)

cytokinesis
세포질 분열(Cytoplasmic division)

분열준비기
(Preparation for mitosis)

유사분열(핵분열)
(Nuclear
division mitosis)

G_2 phase

G_0 phase
(세포주기가
멈추는 시기)

S phase
(DNA 복제기)
DNA 복제가 일어나
유전물질의 양이 두배
로 증가하는 시기
DNA replication

G_1 phase
세포성장기(Cell growth)
/preparation for DNA
synthesis

세포주기(Cell cycle)와 세포분열(Cell division)

정상세포는 세포분열을 하다가 핵이 다치는 일이 발생하면 돌연변이 (Mutation)가 생길 것을 우려해 중간에 잠시 작동을 멈추고 수리를 시작한다. 쉬면서 수리를 하는 시기를 'G_2기'라 한다.

이 시기에 멈춰 수리를 하다가 수리가 마무리되면 세포분열(Mitosis)을 다시 시작하고, 수리가 불가능하다고 판단되면 세포자살 유도 프로그램(Apoptosis)을 작동시킨다.

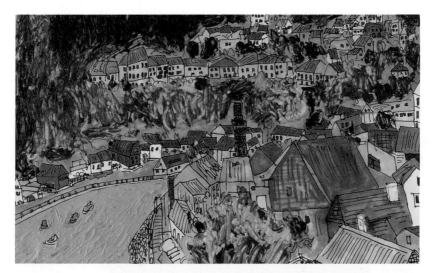

물길이 있는 마을

항암제에 당한 암 세포는 세포 분열의 마지막 단계에서 죽는다

세포의 핵에 치명적인 손상을 주는 항암제를 사용한다. 암 세포는 이것도 모르고, 신나게 분열하다가 분열의 마지막 단계에서 가서 **'이건 아닌데?'** 하면서 심각하게 손상 받은 염색체(유전자)를 자신에게서 떼어내려 하다가 세포가 붕괴되어 죽게 된다. 의학계에서 사용하는 대부분의 항암제들은 이런 메카니즘에 의한다.

항암제도 돌연변이력이 있는 화학제품이다;
정확한 항암제 사용과 적정량의 중요성

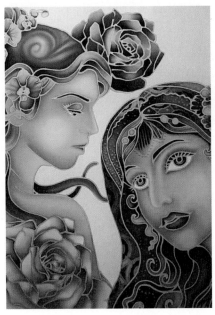

장미와 여인들

암 세포의 유전자를 공격하여 죽게 하려했는데도 불구하고 살아남은 암 세포는 그만큼 강해져 더 큰 돌연변이력을 획득하게 된다.

따라서 항암제를 사용하는 데 있어 암 세포를 거의 죽일 뻔 했는데 못죽이는 양을 사용해도 안되고 그렇다고 해서 너무 많이 써서 암 세포 뿐 아니라 정상세포까지 너무 많은 손상을 가하게 해서도 안된다.

정확한 항암제의 선택도 중요하겠지만 정확한 용량의 항암제가 투여되어 최소한의 부작용과 최대한의 치료효과를 이끌어내야 한다.

헬라세포(Hela cell)

1951년도부터 세계 곳곳의 연구실에서 사용하고 있는 헬라세포(HeLa

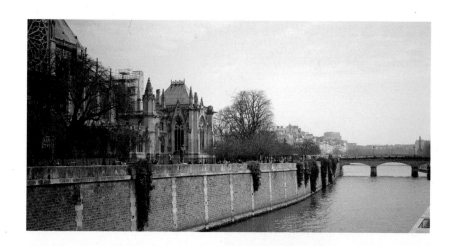

cell)는 인 유두종 바이러스(Human papilloma virus, HPV)에 감염되어 발생한 자궁경부암 세포이다. 이 세포주는 과학연구에서 가장 오래되고 흔하게 사용되는 세포이다.

1951년 2월 8일 헨리에타 랙스(Henrietta Lacks)라는 여성 환자의 자궁 경부암 세포이다. 헬라(HeLa)라는 이름은 헨리에타 랙스(Henrietta Lacks)에서 유래한 것이다. 이는 죽지 않는 세포 중 최초로 실험실에서 증식한 세포이다. 헬라세포는 60년이 지난 지금도 살아있는 세포이다. 18번형 인 유두종 바이러스에 의해서 변형된 암 유전자의 기능을 정지시키는 유전적 조작방법이 개발되어 이 헬라세포에 적용하였다.

60년 전에 암을 일으켰던 초기 유전자의 기능을 정지시키면, 암 단백질을 더 이상 만들어내지 못한다.

오랜 시간의 실험과정을 통하여 알게된 사실은 인 유두종 바이러스에 의해 발생한 세포의 돌연변이 유전자는 수천 세대가 지난 지금 현재까지도 암 세포가 성장 분열하는데 작용한다는 것이다.

항암제는 리간드(Ligand)로 작용하여 암 세포내 목표수용체(Recept or)에 결합하여 수용체의 분자적 변화를 야기시켜 신호전달체계(Sig naling cascade)를 통해 항암 효과를 나타낸다

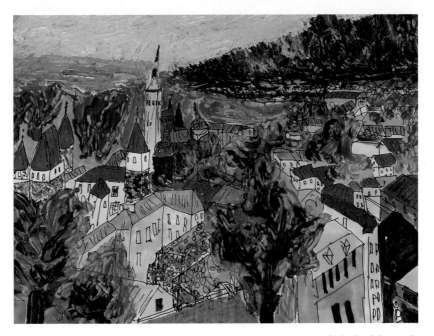

바닷가 마을 교회

제약회사에서 만드는 항암제는 분자량이 작은 유기화합물이다. 암 세포와 정상세포 사이로 분자량이 작은 유기화합물인 항암제가 들어간다.

이 유기분자는 암 세포로 들어갈 통로를 찾아, 암 세포로 침투한다.

암 세포로 들어간 유기분자는 암 세포 내 목표물(타겟)에 대하여 반응을 일으켜서 치료작용을 한다. 여기서 가장 중요한 점은 이 항암제인 유기분자가 암 세포내 티켓 분자에 접근할 수 있는가이다.

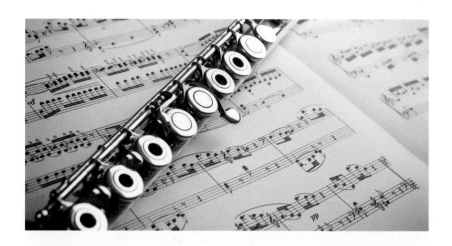

　항암 유기분자와 암 세포 내 목표분자 사이에 서로 끌어 당기는 작용력이 작동해야만 유기분자가 원활히 목표물에 접근 가능하다.

　유기분자는 암 세포 내 암 단백질에 들어맞는 구조여야 한다. 또한 이 유기분자가 접근하여 암 단백질에 도킹할 때 흔들리지 않고 다른 곳으로 밀려나지 않게 꽉 잡아주는 아미노산이 있어야 항암제인 이 유기분자는 암 단백질에 쉽게 결합하게 되어 암 단백질의 작용을 무력화시킬 수 있다.

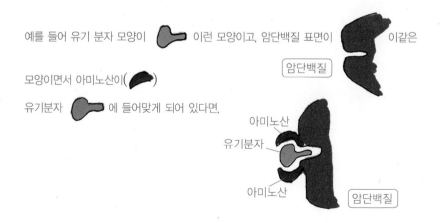

예를 들어 유기 분자 모양이　　　이런 모양이고, 암단백질 표면이　　　　이같은

　　　　　　　　　　　　　　　　　　　　　　　　암단백질

모양이면서 아미노산이(　　　)

유기분자　　　에 들어맞게 되어 있다면,

아미노산

유기분자

아미노산　　　　　　　　　암단백질

키나아제(Kinase)

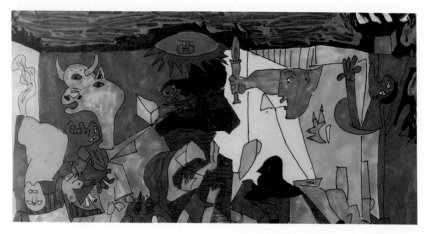

파블로 피카소의 〈게르니카〉(1937년)

키나아제(Kinase)는 인산화효소(Phosphoenzyme)이다. 분자에 인산기(P)를 붙이는 기능을 한다. 인산기는 인체 내에서 매우 중요한 작용을 한다.

핵(Nucleus)내의 유전자 암호인 DNA내에도 인산기(Phosphate group)가 붙어 있다. 생체 에너지를 내는 ATP에도 인산기가 붙어있다. 키나아제(Kinase, 인산화 효소)는 ATP에 있는 인산기(Phosphate group)를 끄집어 내어 다른 분자에 붙여주는 효소(단백질)이다. 예를 들면 포도당의 한 종류인 탄소원자 6개를 가지고 있는 생물체에 가장 널리 존재하는 6탄당 헥소스(Hexose)가 있다. ATP로부터 인산기 하나를 끄집어 내어 헥소스(Hexose)에 붙이는 효소를 헥소키나아제(Hexokinase)라고 한다. 그 분자이름에 키나제를 더하면 인산기(Phosphate group)를 붙이는 효소 이름이 된다. ATP(Adenosine triphosphate, 아데노신 3인산)에서 인산기가 하나 빠지면 ADP(Adenosine diphosphate, 아데노신 2인산)가 된다.

키나아제(Kinase) 작용을 하는 암 단백질은 종양의 증식을 유도한다

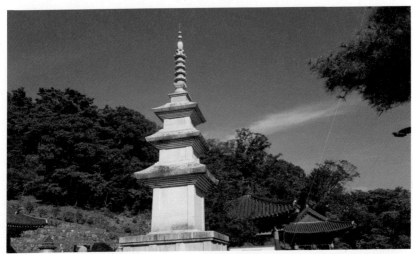

용문사

암 세포의 유전자는 돌연변이 단백질인 암 단백질을 만든다. 이 키나
아제 작용을 하는 암 단백질을 만들어 내어 암 세포의 성장과 분열을 촉
진한다. 새포핵 안의 DNA를 인산화 시키면 종양세포 증식이 유도된다.

키나아제(Kinase)에는 유기화학 분자와 도킹할 수 있는 활성 틈새
(Catalytic cleft)가 있어서 이 효소 활성 틈새(Catalytic cleft)와 맞는 유기
분자를 만들 수 있다. 키나아제와 결합한 유기화학 분자가 암 세포 내 유
전자에 붙어 암 세포의 DNA를 파괴한다.

키나아제(Kinase)와 결합한 항암제는 키나아제 암 단백질이 결합하

는데 가서 암 세포의 성장과 분열을 억제한다. 사람의 유전자 중 518개
는 카이나제를 만드는 유전자이다. 사람의 유전자 2만여개 중 약 15%인
3230개는 생명 유지에 반드시 필요한 유전자이다. 암 단백질 카이나제
(Cancer protein kinase)는 90여 종류가 발견되었다.

리간드(Ligand)

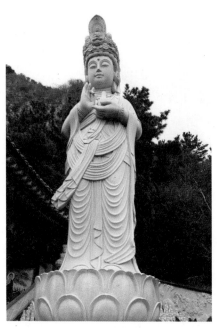

유기분자를 수용체에 고정시
키는 아미노산(Amino acid)을
리간드(Ligand)라고 한다.

리간드 아미노산이 유기분자
를 수용체에 어느 시간동안 잡
고 있어야 수용체의 형태적 변
형이 일어나 그 신호가 세포 내
로 전달되는 신호 전달 회로
(Signaling cascade pathway)가
작동한다. 만약 리간드 아미노
산이 수용체에 유기분자를 충
분한 시간동안 잡아두지 못하

제주 산방산 아래 사찰

게 되면 항암제가 아주 약하게 작용하거나 아니면 전혀 약효가 나타나지
않을 수도 있다.

호르몬 수용체; 신호버튼

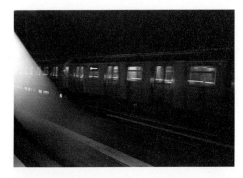

호르몬(Hormone)은 세포가 그 호르몬에 대한 수용체(Receptor)를 가지고 있어야 호르몬이 그 수용체에 가서 붙게 되고 호르몬 작용을 할 수 있게 된다. 호르몬 자체보다도 수용체가 기능을 하는데 중요하다. 수용체를 일종의 버튼이라고 생각하면 된다. 이 버튼은 암 세포가 성장하게 하는 버튼일 수도 있고, 분열을 개시하도록 하는 분열개시 버튼 일수도 있다. 호르몬이 자신에 맞는 수용체(버튼)에 결합해야 제대로 된 작용을 할 수 있다.

환경 호르몬

요즈음 문제가 되는 환경 호르몬 자신이 세포 내로 들어가 여성 호르몬과 같은 작용을 하는 환경 호르몬이 있다.

여성 호르몬이 가서 눌러야 하는 버튼을 환경 호르몬이 대신 누른다.

남성에게도 여성 호르몬에 대한 수용체들이 존재한다. 남성들에게 이 환경 호르몬이 여성 호르몬 같이 작용하여 남성의 정자수의 감소를 야기한다.

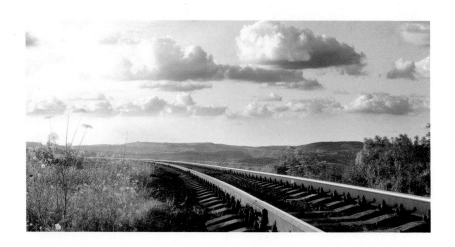

　환경 호르몬은 정상적인 호르몬 시스템을 교란하게 되어 인체에 악 영향을 준다. 자라나는 청소년들의 성장장애를 일으키고 면역계가 약해져 있는 사람들의 면역계를 더 약하게 하여 암 같은 악성 질병을 일으킨다.

　수용체는 세포 표면과 세포질 그리고 핵 내부에 존재한다.

　에스트로겐(Estrogen)이나 프로게스테론(Progesterone)같은 스테로이드(Steroid) 계통 호르몬은 핵내 수용체(Nuclear hormone receptor)에 결합하여 호르몬의 작용을 일으킨다.

타목시펜(Tamoxifen)

　유방암 환자(Breast cancer patient)들에게 사용하는 타목시펜(Tamoxifen)은 여성호르몬이 가서 결합하는 수용체에 경쟁적으로 결합하는 물질이다.

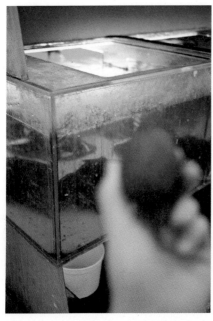

타목시펜(Tamoxifen)이 먼저 가서 수용체에 결합하면 에스트로겐(Estrogen)이 결합할 수 있는 수용체를 찾지 못하게 되어 세포에 대한 여성 호르몬의 작용이 줄어든다.

암 치료제의 위험성; 암 유전자의 활성화

달걀과 수조

세포내 유전자에서 만들어지는 단백질중 약 20%가량은 유기분자로 합성하여 만들어낼 수 있다. 하지만 유기화학 분자가 암 단백질의 기능을 막아낸다 하더라도 그것이 치료 효과로 이어지는 것은 아니다.

잘못하면 역반응이 일어나는 경우도 있다. 역반응이 일어나는 기전은 유기화학분자가 암 유전자(Cancer gene)를 억제하고 있는 단백질에 작용하여 암 유전자의 발현을 막고 있던 신호들이 사라져 암 유전자가 활성화(Activation)되는 것이다. 그렇게 되면 활성화(Activation)된 암 유전자(Cancer gene)는 더욱 더 많은 돌연변이 단백질(Mutant proten)을 만들어내게 된다.

단백질의 구조를 흔들면 기능이 정지된다

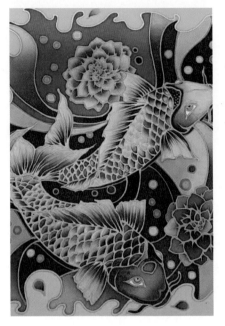

장미와 잉어

암 단백질이 돌연변이 형질(形質)을 발현하려면 그 형질(形質)에 맞게 아미노산이 배열되고 결합되어야 한다. 아미노산들이 서로 배열되고 결합하여 단백질의 구조를 만들고 단백질의 구조는 기능을 발현한다.

이렇게 단백질이 만들어지는 아미노산과 아미노산이 결합하는 위치의 공간으로 약물이 파고 들어가게 된다.

아미노산의 결합이 약해지거나 흔들림이 발생한다. 결합이 깨지는 경우도 발생한다. 아미노산의 배열이나 결합이 변하면 단백질의 구조도 변하게 된다. 구조가 변하면 그 단백질의 고유기능이 변한다. 하지만 아미노산과 아미노산 간의 상호작용으로 결합된 부위나 단백질과 단백질 간의 상호작용으로 결합된 부위를 약물로 교란시키기에는 대부분 역부족이다. 약간의 암 단백질의 기능장애를 가져오게 되고 대부분의 암 단백질은 전체 기능이 살아있는다.

홍차와 녹차에 있는 암 억제 성분; 제품명 ICG-001

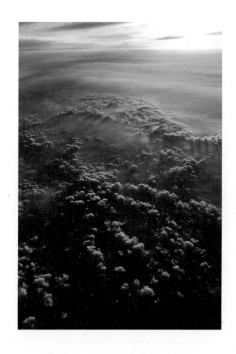

홍차와 녹차에 있는 성분 중에는 암 단백질에 존재하는 결합 부위를 공격하여 암 단백질의 기능을 무력화시키는 성분이 있다. 홍차 성분 중에서 암 단백질의 결합부위를 공격하는 능력을 가진 단백질을 100배나 증폭시킨 합성유기물을 항암제로 개발하였다.

제품명은 'ICG-001'이다.

대장암 환자에 투여되었다.

대장암 환자의

암 세포에서 발현하는 암 단백질의 결합부위에 ICG-001이 결합한다. 암 단백질이 자신의 기능을 발현하기 위하여 끌어들인 다른 단백질과 결합하는 것을 'ICG-001'이 방해한다. 암 단백질이 자신의 기능을 발휘하지 못하게 되었고 ICG-001은 항암제로서의 작용을 나타내었다.

타이로신키나아제(Tyrosine kinase)

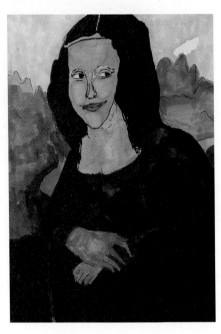

타이로신(Tyrosine)을 인산화 하는 키나아제(Kinase)인 타이로신 키나아제(Tyrosine kinase)는 단백질의 특성을 조절한다. 타이로신 키나아제는 많은 신호 전달 기능이 있다.

세포막(Cell membrane)을 통하여 세포질(Cytoplasm)로 그리고 핵(Nucleus)까지 신호를 전달한다.

돌연변이가 일어나면 돌연변이 유전자는 타이로신 키나아제(Kinase)를 활성화 시킨다.

레오나르도 다빈치(1452~1519, 이탈리아 화가)의 〈모나리자〉

암 유전자는 타이로신 키나아제(Tyrosine kinase)를 쉬지 않는 기능적 상태(Non-stop functional state)로 만들어 암이 진행되도록 한다. 타이로신 키나아제는 인체에 있어 다양한 생리학적 과정과 기능에 중요한 열쇠(Key) 역할을 한다. 핵(Nucleus)에 타이로신 카이나제가 영향을 미쳐 세포주기를 조절한다. 전사인자의 특성을 조절하고 유사분열(Mitogenesis)에도 관여한다. 세포의 성장(Cell growth)과 재생산(Reproduction)도 어느정도 타이로신 키나아제에 의존한다. 타이로신 키나아제(Tyrosine kinase)는 핵 막(Nuclear envelope)이나 핵 내의 핵 염색사(Chromatin)를 구성하는 핵 기질(Nuclear matrix)에 작용한다.

그리고 유전자를 물리적으로 안정화 시키는 섬유질 망을 만든다. Lyn
과 Src계(Family) 타이로신 카이나제는 세포핵 기질에 작용하여 세포주
기를 조절한다.

Lyn과 Src계 타이로신 카이나제는 신호전달(Signal transduction)의
기능이 있다. 세포의 증식(Cellular proliferation)에도 타이로신 카이나제
가 관여한다. 뿐만 아니라 세포의 변형(Cellular transformation)에도 타이
로신 카이나제가 관여한다.

세포외 기질(Extracellular matrix)은 세포 바깥쪽에서 세포를 그 위치
에 있도록 잡아주는 그물형태(Web)의 구조물로 단백질과 탄수화물로 이
루어져 있다. 세포 외부에 존재하는 이 그물형태의 구조물은 세포의 생
존(Survival)과 분화(Proliferation)에 중요한 구조물이다.

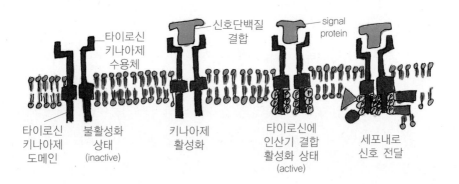

세포외 기질(Extracellular matrix)이 너무 많아져 밀도가 높아지면 세
포가 눌려 손상받을수도 있다. 암 세포가 세포외 기질을 분해하면서 자
신의 전이 장소로 이동한다.

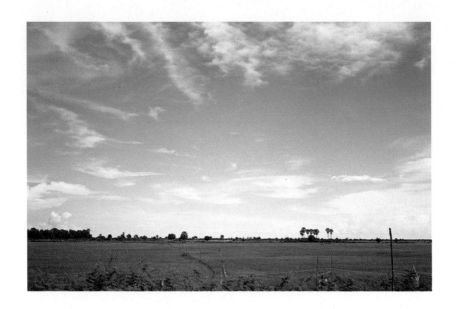

　암 세포가 세포외 기질(Extracellular matrix)을 파괴하면서 전이(Meta stasis)하는 과정에서 단백질의 인산화가 어떤 작용을 하며 그것을 치료에 어떤식으로 접목 시킬 것인가에 대한 연구는 진행중이다. 암의 성장 분화와 관련된 쉬지않는 기능적 상태가 된 타이로신 카이나제(인산화 효소)표면에는 항암제와 반응하는 공간이 있다.

내성(Tolerance)

　암 세포가 항암제에 내성(Tolerance)을 획득하면 항암제가 암 세포에 작용하지 않게 된다. 이러한 내성(Tolerance)을 방지하고 약물의 상승 효과를 가져오기 위하여 여러 항암제를 동시에 투여한다.

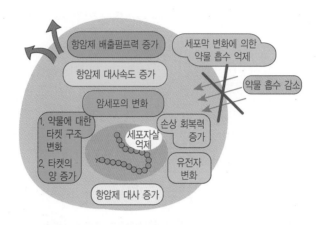

약제내성(Tolerance) 발생기전

이레사(Iressa)

이레사(Iressa)는 영국 제약회사(아스트라제네카, Astrazeneca)에서 개발한 폐암에 사용하는 항암제이다. 폐에 발생한 암 세포만을 선택적(Selective)으로 공격하여 죽이고, 정상세포에는 해를 입히지 않도록 설계된 항암제이다. 하지만 2002년 7월에 이레사(Iressa)의 부작용으로 일본에서 수십여 명이 사망한다. 최근까지 800여 명의 환자들이 이레사의 부작용으로 사망했다.

암 단백질이 상피 성장인자 수용체(Epidermal growth factor receptor, EGFR)에 결합하면 암 세포표면 안쪽에 붙어있던 타이로신 카이나제(Tyrosine kinase)가 활성화되어 암 세포 내로 성장과 분열 촉진 신호를 보낸다.

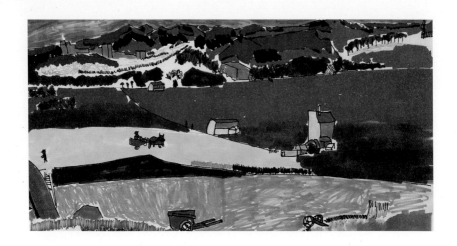

  이레사(Iressa)는 상피 성장인자 수용체 대립자(Epidermal Growth factor receptor antagonist)로 작용한다. 이레사(Iressa)가 암 세포에 있는 타이로신 카이나제(Tyrosine kinase)의 ATP 결합 부위에 붙는다. 이레사(Iressa)의 결합은 아주 강력하여 O,03 μ mole의 극소 농도에서도 타이로신 카이나제(Tyrosine kinase) 효소활성을 50%나 억제한다.

  타이로신 카이나제에서 내보내는 성장과 분열신호를 억제하며 암 세포의 성장과 분화를 방해한다. 또한 상피 성장인자 수용체에서 타이로신 카이나제(Tyrosine kinase)를 통해 내보내는 항 사멸(Anti-apoptotic)신호가 더 이상 전해지지 않는다. 암 세포 내로 자살 유도 신호가 정상적으로 전달 되어 암 세포의 사멸을 유도한다. 이레사(Iressa)같은 저분자 화합물은 단일클론항체(Monoclonal Antibody)보다 작기 때문에 고형암(Solid tumor) 조직의 암 세포들 사이 틈새로 쉽게 들어간다.

저분자 화합물은 단일클론 항체(Monoclonal antibody)를 만드는 것보다 비용면에서 저렴하고 만드는 공정도 간편하다. 폐암 중에서도 비소세포 폐암(Non-small cell lung cancer, NSCLC)이 가장 치명적인 폐암이다.

비소세포 폐암(Non-small cell lung cancer, NSCLC)은 초기 발견후 5년 생존율이 15% 이하일 정도로 무서운 폐암이다. 이렇게 치명적인 비소세포성폐암이 미국의 경우에는 모든 폐암 환자중 80%나 차지할 정도로 많이 발생한다. 이렇게 예후가 좋지않은 비소세포성 폐암(Non-small cell lung cancer, NSCRC)에 이레사(Iressa)를 사용하였다.

비소세포성 폐암 환자 중 약 10%에서는 암 세포들이 더 이상 성장분열하지 않았다. 하지만 이레사(Iressa) 같은 저분자 화합물로 치료하는 항암요법의 치료효과는 일시적이다. 환자 10% 정도에서 나타난 효과도 6~18개월 경에 암이 대부분 재발하였다.

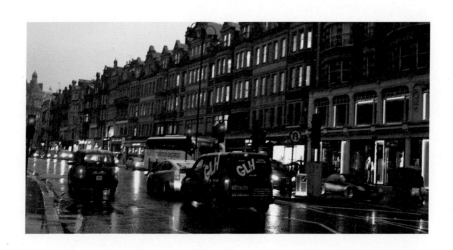

암 세포들은 이레사 같은 저분자 화합물에 내성이 생겼고, 이것을 막기 위해 한 가지 약물이 아닌 여러 약물을 동시에 투여하였다. 여러 약물을 동시에 투여하면 약물의 상승효과도 있고 약에 대한 내성이 잘 나타나지 않는다.

표적 치료제(Targeted therapy)

기존에 사용해 오고 있는 항암제들은 정상세포와 암 세포에 같이 존재하는 유전자 DNA와 미세혈관등을 공격하기 때문에 암 세포뿐 아니라 정상세포도 항암제에 의한 손상으로 치료 부작용이 심하였다.

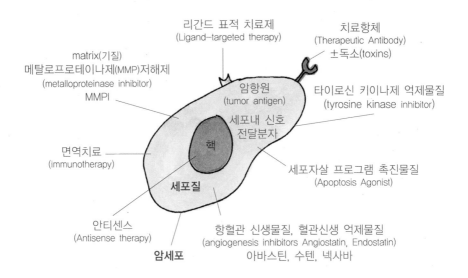

표적 치료제(Targeted Therapy)

최근 의학계는 이런 부작용을 줄이기 위하여 암에서만 특징적(Specific)으로 발생하는 분자 생물학(Molecular biology)적 물질만 공격하는 치료제를 개발하게 되었다. 이 분자 생물학적 물질의 기능을 무력화 시켜 암의 성장, 분열을 억제하게 된다. 정상세포에는 이 특정분자가 없기 때문에 손상이 최소화 될 수 있다. 이런 종류의 항암제를 이용한 치료를 '표적치료(Targeted therapy)'라 한다.

〈표적 치료제의 종류〉

적용 암(cancer)이름	표적치료제 이름	분자표적	약물반응 메카니즘
백혈병(leukemia)	글리벡	BCR-ABL	암 세포의 증식분열에 관계하는 신호전달체계를 교란시킴
유방암 (breast cancer)	허셉틴	HER2	암 세포의 증식분열을 조장하는 신호전달체계를 막음 신호전달교란제
폐암(lung cancer) 대장암 (colorectal cancer)	이레사 어비툭스	EGFR	
대장암, 백혈병 등	개발중임	Wnt	신호 전달 억제제
대장암(colorectal cancer) 신장암 (kidney cancer)	수텐 아바스틴 넥사바	VEGFR PDGFR	암 세포가 성장하기 위한 신생혈관을 만들지 못하게 한다 혈관신생억제제
임파종(lymphoma)	리툭산	CD2O	암 세포에 대해 면역계를 자극 면역반응을 유도
다발성골수종 (multiple myeloma)	벨케이드	20S protease	암 세포 내 자살프로그램을 작동 암 세포사멸유도제

기질 금속 단백질 분해효소 저해제(Matrix Metalloproteinase Inhibitor, MMPI) 도 암 세포의 전이를 막는 물질이다.

암 세포가 전이를 시작할 때 이 효소(MMPI)을 이용하여 조직을 뚫고 나간다. 이 기질 금속 단백질 분해효소의 기능을 저해하는 물질을 항암제로 개발하여 암 세포의 전이를 저지한다.

안티센스 치료법(Antisense therapy)

유전적 질병이나 감염을 치료하는 방법이다. 그 질병이나 감염에 의해 발생하는 유전적 결함의 원인 유전자가 질병을 발현하기 위해서는 단백질을 만들어야 한다. 그 잘못된 핵 내의 유전자는 전령RNA(Messenger RNA)를 만들어 세포질에서 단백질을 생산하려 할때 이 mRNA을 표적으로 하여 붙는 Antisense oligonucleotide(ASO)를 투여한다.

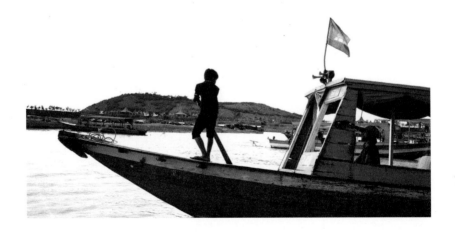

합성된 핵산(Nucleic acid)인 ASO는 mRNA에 상보적이다.

예를들면 mRNA "5-AAGGUC-3" 이라면 antisense mRNA의 Segment는 "3-UUCCAG-5" 로 상보적(complement)이다.

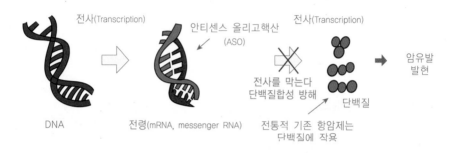

안티센스 작용기전

이 Antisense oligonucleotide는 폐암(Lung cancer), 대장암(Colorectal carcinoma), 췌장암(Pancreatic carcinoma), 악성 흑색종(Malignant melanoma)에 사용된다. 2012년도 40종류의 ASO치료제가 임상에 사용 되었다. AP12009는 신경교종(Glioma)에 사용되는 안티센스(Antisense) 이다. 이 AP12009는 인간 전사 성장인자(Human transforming growth factor-β, TGF-beta)의 mRNA에 붙는 안티센스 이다.

표적치료에 있어 가장 큰 문제점은 목표로 하는 표적인자가 나타나지 않으면 표적치료제는 아무 효과도 발휘 할 수 없다는 것이다. 예를 들어 폐암(Lung cancer)의 경우 어떤 환자는 표적인자가 나타나고 어떤 환자 는 표적인자가 나타나지 않는다. 암 세포가 표적 치료제에 대한 내성을 획득하면 표적 치료제의 치료효과는 감소한다.

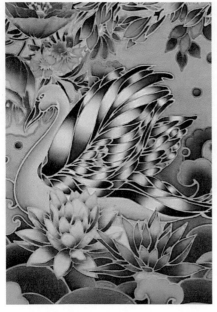

암 세포들은 표적 치료제가 목표로 하는 수용체의 입체구조를 유전자 변형을 일으켜 바꾼다.

수용체의 입체 구조가 변하면 표적 약물이 수용체에 결합하지 못한다.

암 세포들은 수용체를 과다하게 만들어 약물이 수용체와 결합하고도 여분의 작동 가능한 수용체를 가지게 된다.

공작새

암 세포들은 이런 여러 가지 방식으로 내성(Tolerance)을 유발하여 표적 치료제의 공격을 피한다.

리간드 표적 치료제

암 세포 표면에 있는 표피 성장인자 수용체(Epidermal growth factor Receptor, EGFR)에 리간드(Ligand)가 결합하면 암이 성장, 증식 그리고 전이를 일으킨다. 이 표피 성장인자 수용체(Epidermal growth factor Receptor)에 붙는 리간드(Ligand)를 표적으로 하는 리간드 표적 치료제(Ligand targeted medicine)는 리간드와 똑같은 형태의 물질을 단일클론 항체 기술이나 저분자화합물로 만들어 암 환자에게 투여하여 이 리간드

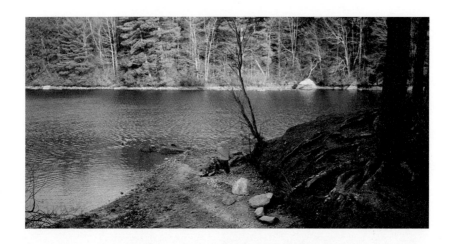

표적 치료제가 표피 성장인자 수용체에 가서 결합한다.

정작 결합해야 하는 리간드는 결합할 수 있는 수용체가 이미 리간드 표적 치료제와 결합하여 결합을 못하게 된다.

리간드가 표피 성장인자 수용체(Epidermal growth factor Receptor)에 결합해야 세포막 안쪽에 있는 타이로신 카이나제(Tyrosine kinase)을 활성화 시켜 암 세포의 생존, 증식, 전이를 일으키는데 이 과정이 리간드 표적 치료제에 의해 막힌다. 리간드 표적 치료제로는 글리백(Gleevec/Imatinib), 허셉틴(Herceptin/ Trans tuzumab), 타세바(Taseva/Erlotinib) 등이 있다.

신생혈관 생성억제제(Angiogenesis inhibitior)

암 세포는 성장, 분열 뿐 아니라 생존하려면 새로운 혈관을 만들어 내야한다. 암 세포는 혈관내피 세포 성장인자(Vascular endothelial growth factor, VEGF)을 분비하여 혈관내피 세포(Vascular endothelial cell)가 신생 혈관을 만들도록 유도한다. 이 혈관내피 세포 성장인자(Vascular endothelial growth factor, VEGF)가 혈관내피 세포(Vascular endothelial cell)표면 수용체(Receptor)에 결합하여야 타이로신 카이나제(Tyrosine kinase)가 활성화되어 신생혈관이 만들어 진다.

이 혈관내피 세포 표면에 있는 수용체를 표적으로 하여 만들어진 표적 치료제는 먼저 수용체에 결합하여 혈관내피 세포 성장인자(VEGF)가 결합하는 것을 방해한다. 이렇게 되면 타이로신 카이나제가 활성화되지 못하여 혈관이 만들어지지 않는다. 이런 항 신생혈관 표적 치료제로는 아바스틴(Avastin/Bevacizumab), 수텐(Sutene/Sunitinib), 넥사바(Nexavar/Sorafenib) 등이 제품화되어 있다.

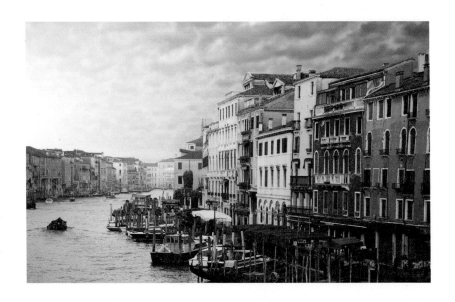

마음(Mind)

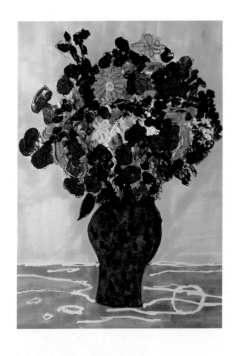

중심에서 벗어난 마음이 하나로 모이면 빛을 낸다. 사랑하는 마음. 감사하는 마음.

벅찬 감동의 경외감을 만들고 그 상태를 계속 유지한다.

어느 정도 지나면 생각이 사라지고, 내 마음이 보인다.

마음은 항상 움직이려하는 본성이 있다.

잠시도 쉬지 않는다. 마음이 움직이면 생각이 따라가고, 중심에서 멀어져 간다. 다시 돌아오면 그나마 괜찮지만 너무 멀리가게 되면 돌아오는 길을 못 찾는다. 길을 잃어버린 것이다. 원래 자기 마음이 있어야 할 곳을 벗어나 너무 멀리가게 되면, 다른 장소가 자신이 있어야 할 곳으로 믿게 된다.

단백질 분해효소(Proteinase)
저해제인 벨케이드(Velcade, 성분명 Bortezomib)

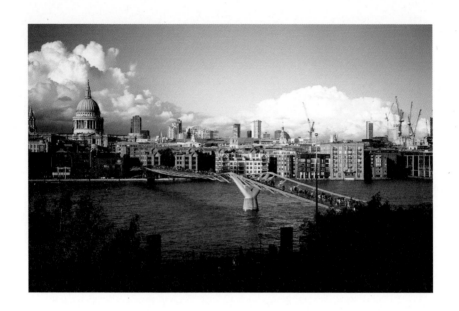

　단백질 분해효소(Proteinase)저해제인 벨케이드(Velcade, 성분명 Borte
zomib)는 혈액암(Hematologic malignancy)의 일종인 B 임파구 계통에 생
기는 악성종양인 다발성 골수종(Multiple myeloma)에 사용하여 좋은 치
료 효과를 보였다. 벨케이드(Velcade)는 암 세포의 핵에 작용한다.

　암 세포의 핵에 있는 자살프로그램 억제 단백질(Anti-apoptotic prote
in)의 기능을 방해하여 암 세포의 자살을 유도한다. 단백질 분해를 막는
치료는 정상적인 세포에도 해가 된다.

　하지만 벨케이드(Velcade)는 매우 낮은 농도로도 골수종(Multiple
myeloma)환자의 암 세포를 죽이는 효과가 있다. 매우 낮은 농도의 벨케
이드(Velcade)는 정상세포에 매우 적은 독성만을 보였다. 벨케이드의 부
가적인 치료 효과로는 암 세포의 자살을 유도하는 단백질인 P[53]의 세포
내 축적을 조장한다.

골수종(Myeloma)환자의 핵 내에 축적된 P[53]은 암 세포내 자살프로그램(Apoptotic program)을 가동시켜 암 세포를 사멸시킨다.

골수종 환자는 뼈속에 있는 골수 성분들이 암 세포에 의해 파괴되어 녹아 내린다. 뼈는 약해져서 골절(Fracture)이 잘 된다. 뼈속에 있는 세포 성분이 결국 다 소실되어 면역세포를 만들 수도, 혈액 성분을 만들 수도 없는 상황으로 진행된다.

손상된 면역기능은 세균이나 바이러스를 방어하지 못하고 쉽게 감염(Infection)되고 감염된 후에는 잘 낫지 않는 상황에 처한다. 벨케이드(Velcade)는 최초로 암 환자 특히 다발성골수종 환자에게 FDA(미국식품의약국, Food and Drug Administration)에서 사용 승인한 단백질 분해효소 저해제이다.

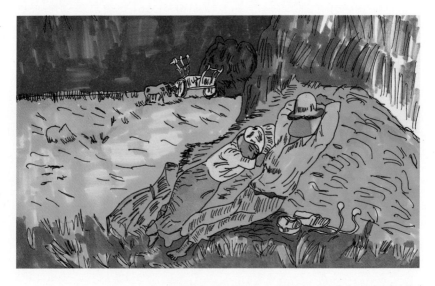

빈센트 반 고흐의 〈낮잠(The Siesta)〉(1890년)
이 그림은 고흐가 밀레(Millet)의 낮잠(1886년)을 모작한 것이다

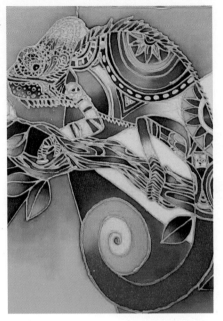

NF-κ B가 세포핵의 DNA에 결합하여 전사(Transcription)가 활성화 되면 항 사멸인자(Anti-apoptotic factor)가 증가하고 세포의 성장, 분열을 촉진하는 사이토카인(Cytokine)생성을 증가시킨다.

NF-κ B에 의하여 암 세포의 자살 프로그램이 억제되고 암 세포의 성장과 분열이 촉진된다.

카멜레온

또한 세포와 세포사이 결합분자(Cell adhesion molecule)를 증가시킨다. 이 NF-κB(Nuclear factor kappa – light – chain enhancer of activated B cell)의 기능을 억제하여 항암 효과를 나타내는 물질이 IκB(Nuclear factor of kappa light polypeptide gene enhancer in B-cell inhibitor)이다.

벨케이드(Velcade)는 단백질분해효소(Proteasome)을 억제하여 Iκ B가 분해되는 것을 방해한다. IκB가 증가하여 NF-κB의 기능을 억제하면 암 세포의 성장, 분열이 느려진다.

자연에 존재하는 천연 항암제들; 사이클로파민(Cyclopamine)

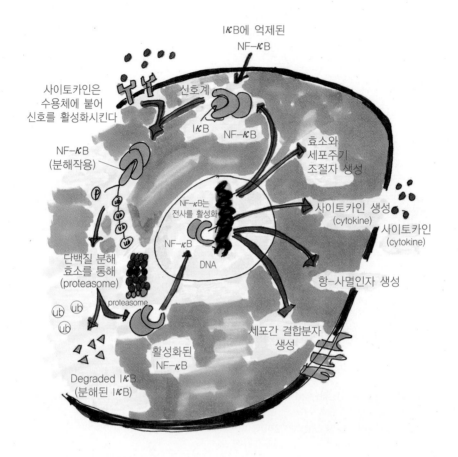

자연(Nature)에는 항암제 기능이 있는 천연물들이 많이 존재한다. 자연이 만든 식물들 그리고 세균들이 자신을 방어하기 위해 분비하는 생물학적 물질이다. 세균이 자신을 방어하기 위해 분비하는 생물학적 생산물은 자신에게 위협을 가하는 생물들을 공격하는데 사용한다.

2001년도에 스트렙토마이세스(Streptomyces)라는 세균에서 생성되는 천연물이 암 세포의 증식을 억제한다는 것을 알았다. 사이클로파민(Cyclopamine)이라는 천연 생산물에 항암 효과가 있다는 것이 밝혀진다.

사이클로파민(Cyclopamine)이 개발된 것은 미국 서부지역 고산지대에서 태어난 양들 중 눈이 하나인 선천성 기형(외눈기형, Cyclopia)이 나타났는데, 이것을 연구 조사해 보았더니 임신한 암컷 어미 양이 미나리 제비과 식물(학명 Veratum californicum)을 먹고 낳은 새끼양에서 기형이 태어났다. 헤지호그 신호체계(Hedgehog signaling pathway)는 인체 내 조절 시스템(Control system)에서 중요한 역할을 한다.

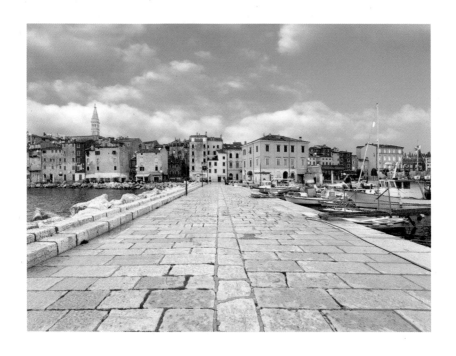

이 단백질(Hedgehog, 헤지호그)은 임신 중에 아기가 만들어지는 배아 발달(Embryonic development)기에도 적당량이 분비되어 신체부분이 만들어 진다. 사이클로파민(Cyclopamine) 성분이 있는 식물을 먹은 어미 양들은 태아 내 배아 발생이 억제 되었고 태어난 새끼 양들에서 선천성 기형이 나타났다.

성인 줄기세포(Adult stem cell)가 유지(Maintenance) 재생산(Regeneration)하는 데에도 헤지호그 신호체계가 역할을 한다. 몇몇 암들에서는 이 헤지호그 신호체계를 이용하여 종양세포들을 분열 증식시킨다.

사이클로파민(Cyclopamine)이 종양세포들이 분비하는 단백질인 헤지호그(Hedgehog)에 결합하여 분열증식하는 신호체계를 교란시켜 암을 억제한다.

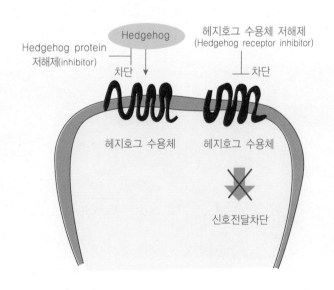

종양세포들이 헤지호그(Hedgehog) 단백질을 분비하기 시작하면 종양이 급속히 분열증식한다. 헤지호그 단백질에 의해 신호체계가 가동된 암환자들의 5년 생존율이 4%도 되지 않는다. 태아 발생기때만 나타나는 헤지호그 단백질을 성인이 돼서 암 세포들이 다시 만들어내어 자신들의 성장 발달을 위해 사용하게 되면 인체에 치명적인 결과를 야기한다.

헤지호그 저해제(Hedgehog inhibitor)인 비스모데기브(Vismodegib)나 로봇니키닌(Robotnikinin)은 헤지호그 신호체계를 막는다. 췌장암 환자의 약 70%에서 사이클로파민(Cyclopamine)이 약효를 나타냈다.

수모세포증(Medulloblastoma)에 반응하는 사이클로파민(Cyclopamine)

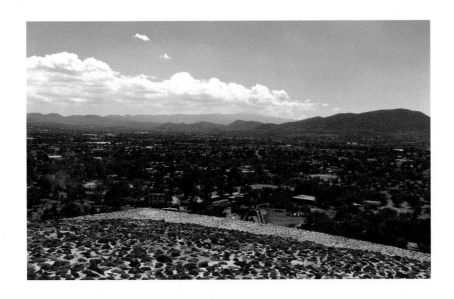

주로 소아에서 발생하는 수모세포종(Medulloblastoma)은 소뇌(Cerebellum)에 발생하며, 뇌척수액(Cerebrospinal fluid, CSF)을 따라 전이를 잘하는 뇌종양(Brain cancer)이다. 수모세포종(Medulloblastoma)환자는 사이클로파민(Cyclopamine)에 반응하여 암 세포가 증식을 멈추는 치료효과를 보인다. 소아암의 약 10%정도를 수모세포종(Medulloblastoma)이 차지한다. 수모세포종(Medulloblastoma)은 다행히 치료되어도 인지기능 장애를 남기는 소아암이다.

기저세포암과 사이클로파민

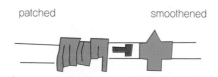

patched는 돌연변이를 억제한다.
patched는 smoothened가 활성화되는 것을 막는다.

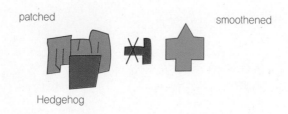

patched에 헤지호그가 결합하면 smoothened가 활성화되는 것을 막지못한다.

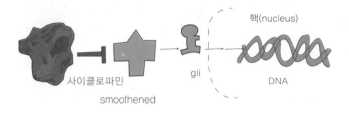

핵(nucleus)

사이클로파민

smoothened

gli

DNA

사이클로파민은 smoothened의 기능을 억제한다.

사이클로파민(Cyclopamine)이 가장 많이 쓰이는 경우는 양성종양인 기저세포암(Basal cell carcinoma)이다. 기저세포암(Basal cell carcinoma)은 주로 피부에 생긴다.

기저세포암(Basal cell carcinoma)은 인간에게 생기는 가장 흔한 암으로, 미국의 경우 한해동안 100만명 이상에서 발생한다.

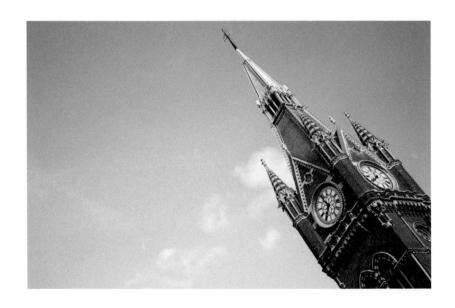

정상적으로는 patched 단백질이 smoothed의 활성을 억제하는데 헤지호그가 patched와 결합하게 되면 smoothed는 더 이상 억제 받지 않는다. 활성화된 smoothed 는 글리(Gli)를 활성화하고 글리는 핵 내로 이동한다.

핵 내로 이동한 글리(Gli)는 성장촉진 전사인자로 기능하여 암 세포의 성장과 분화를 촉진한다. 수모세포종(Medulloblastoma)같은 내배엽기원(Endodermal origin) 암에서는 스스로 헤지호그를 생산하여 암 세포의 성장과 분화를 촉진한다. 사이클로파민이 헤지호그(Hedge hog)에 의해 활성화된 smoothed 기능을 저지하여 글리(Gli)가 핵 내로 들어가는 것을 막는다.

라파마이신(Rapamycin)

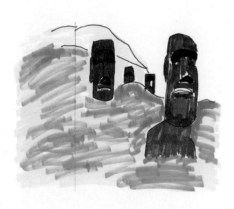

이스터 섬

1960년대 칠레(Chile)본토로부터 3천7백여 킬로 떨어져 있는 태평양 한 가운데 있는 이스터 섬(Easter island)에는 라파누이(Rapa Nui)라는 토양이 존재한다.

이스터 섬에 사는 주민들은 이 섬을 라파누이라고 부른다.

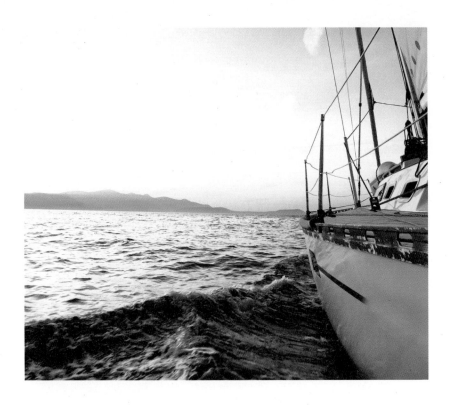

　라파마이신(Rapamycin)은 라파누이(Rapa Nui)토양에서 자라는 스트렙
토 마이세스 하이그로스 코피커스(Streptomyces hygroscopicus)라는 세균에
서 분리 되었다.

　처음에는 라파마이신(Rapamycin)을 항균제(Anti-bacterial medicine)로
사용하였다. 1999년 이후에는 미국 식약청(FDA)에서 면역 억제제로 승
인 받아 신장이식(Kidney transplantation)후에 면역반응 억제제로 사용
하였다. 제품명이 시롤리무스(Sirolimus)라는 이름으로 출시되어 신장이
식 환자들에게 면역 억제제로 투여 되었는데 놀라운 일이 발생하였다.

면역 억제제는 암 발생을 증가시키는 것이 부작용중 하나인데 라파마이신(Rapamycin)을 투여 받은 환자들은 오히려 암 발생이 억제되었다.

mTOR(Mammalian target of Rapamycin)

라파마이신(Rapamycin)은 포유류의 라파마이신 표적단백질(Mammalian target of Rapamycin, mTOR)과 결합한다. mTOR는 mTOR유전자에 의해 만들어지는 단백질이다. mTOR는 세린/트레오닌 카이나제의 일종이다. 세린/트레오닌 인산화 효소(Phosphate Serine/threonine kinase

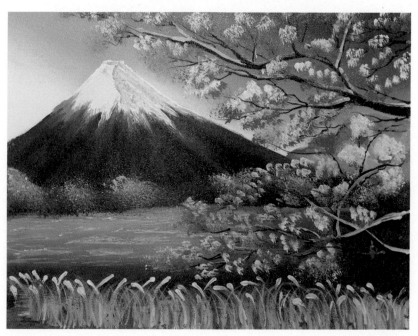

후지산

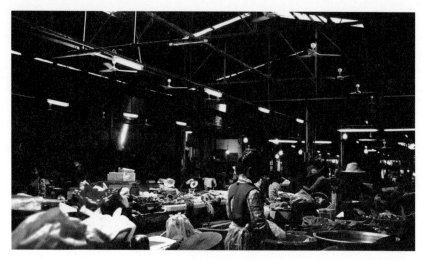

재래시장

group)는 ATP에 있는 인산기를 세린/트레오닌에 가져다 붙인다. 세린/트레오닌 카이나제에 의해 세포 내 신호전달이 활성화 된다. 세포외부의 호르몬이나 신경전달 물질이 세포를 자극하면 자극에 대한 반응으로 세린/트레오닌 인산화효소(Serine/threonine kinase)가 작동한다.

세린/트레오닌 카이나제(Serine/threonine kinase)의 하나인 mTOR는 포유류의 세포에 중요한 조절자(Regulator)로 기능한다. mTOR는 세포의 성장과 분화, 세포의 이동성(Motility), 세포의 생존, 단백질합성, 세포분열 등을 조절한다. mTOR신호의 과도한 활성화(Over-activation)가 종양의 시작과 발달에 매우 의미있게 관여한다.

유방암(Breast cancer), 전립선암(Prostate cancer), 흑색종(Melanoma), 신장암(Renal carcinoma) 그리고 뇌종양(Brain carcinoma)에서 mTOR의 과도한 활성이 관찰된다.

mTOR가 과도하게 활성화되는 가장 흔한 원인은 암 억제 유전자 PTEN에 발생한 돌연변이(Mutation)이다. 또한 mTOR의 활성화를 막는 TSC단백질에 돌연변이가 발생하여도 mTOR가 활성화된다. mTOR의 증가된 활성화는 세포분열을 증가시키고 세포주기를 빠르게 한다.

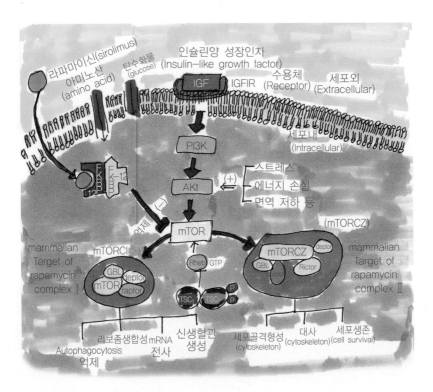

mTOR와 라파마이신(Rapamycin)의 작용기전

mTOR가 단백질 합성을 증가시키기 때문이다. 또한 암 세포의 성장을 돕는다. 종양조직에 산소와 영양분을 공급하라는 신호를 보냄으로 그리고 신생혈관을 만들어 내는 신호를 보내 종양조직의 성장을 돕는다.

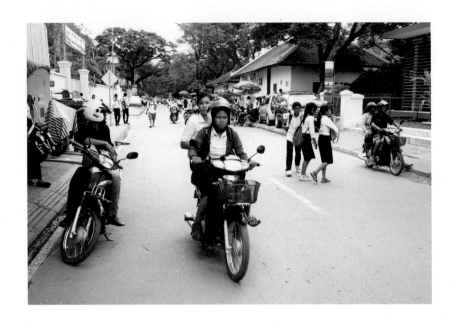

mTOR는 RNA와 단백질로 되어있는 세포 내 리보솜(Ribosome) 형성에 관여한다. 리보솜(Ribosome)은 아미노산(Amino acid)을 연결하여 단백질 합성을 담당하는 세포 내 소기관이다. 이 리보솜을 발견한 루마니아의 생물학자 팔라테 박사는 1974년에 노벨 생리의학상을 수상한다.

이 리보솜(Ribosome)은 세포 1개에 적게는 천 개에서 많게는 100만 개가량 들어있다. mTOR는 리보솜을 통해 단백질 합성을 증가시켜 세포의 성장, 분열을 촉진한다.

라파마이신(Rapamycin)은 mTOR의 작용을 막아 암 세포의 세포자살 프로그램(Apoptosis)를 유도하고 혈관 신생을 억제한다.

필라델피아 염색체(Philadelphia chromosome)

1960년대에 미국의 펜실베이니아 주 동쪽에 있는 필라델피아시(City of Philadelphia)에서 염색체(Chromosome)를 연구하는 2명의 세포학자가 있었다. 이들은 만성골수성백혈병(Chronic myelogenous leukemia, CML) 환자의 세포 내 염색체(Chromosome)를 관찰하던 중 만성골수성 백혈병 환자의 22번째 염색체가 짧아져 있는 것을 알게되었다. 이 짧아져 있는 22번 염색체가 필라델피아 염색체(Philadelphia chromosome)이다.

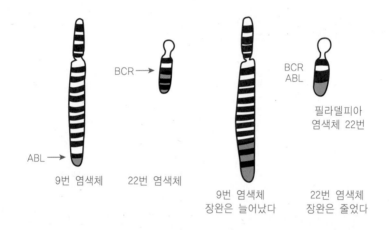

9번 염색체   22번 염색체

9번 염색체
장완은 늘어났다

22번 염색체
장완은 줄었다

필라델피아
염색체 22번

염색체 9번과 염색체 22번 유전자 부위가 서로 바뀌는 현상이 일어나서 만들어진것이 필라델피아 염색체이다. 22번 염색체는 원래 작았는데 큰 조각이 떨어져서 9번 염색체로 가고, 9번 염색체 의 작은 조각이 와서 붙는 바람에 훨씬 더 작아진다. 이 작아진 22번 염색체를 필라델피아 염색체라 하고, 만성 골수성 백혈병 환자의 95% 이상에서 나타난다.

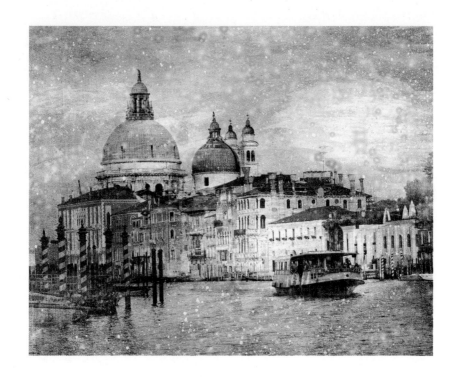

22번 염색체 Bcr 부위와 9번 염색체 Abl 부위가 서로 결합하여 나타난 Bcr-Abl 유전자는 Bcr-Abl 단백질을 만들어내고, 이 Bcr-Abl 단백질은 타이로신 카이나제(Tyrosine kinase)로 기능한다. 지속적인 활성상태의 타이로신 카이나제(Tyrosine kinase)로 기능하는 Bcr-Abl 단백질로 인하여 만성 골수성 백혈병(Chronic myelogenous leukemia)이 생긴다.

최초의 표적 치료제 글리벡(Gleevec)

인간의 타이로신 카이나제는 약 90종이 존재한다.

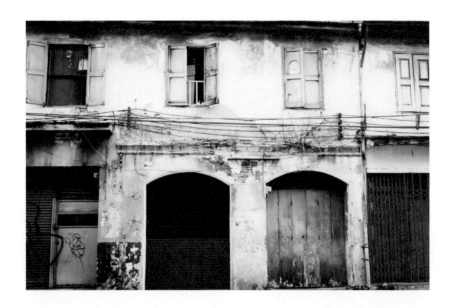

글리벡(Gleevec)은 이 중 4종류의 타이로신 카이나제(Tyrosine kinase)
에만 작용한다. 글리벡은 최초의 표적 치료제이다. 정상적인 골수세포
에는 전혀 영향을 주지 않고, 만성 골수성 백혈병의 암 세포에게만 선택
적으로 작용한다.

Bcr-Abl 에 의하여 세포의 성장과 생존이 좌우되는 암 세포는 글리벡
(Gleevec)을 사용하여 치료하게 된다. 1998년도 초기 임상시험에서 31명
전원이 치료되었다.

이 환자들은 그 후 수 년간 매일 글리벡을 복용했음에도 최소한의 부
작용만 나타났다. 4년 후인 2002년에는 6천명이나 되는 암 환자들이 글
리벡(Gleevec)의 임상시험에 지원하여 참여하였다.

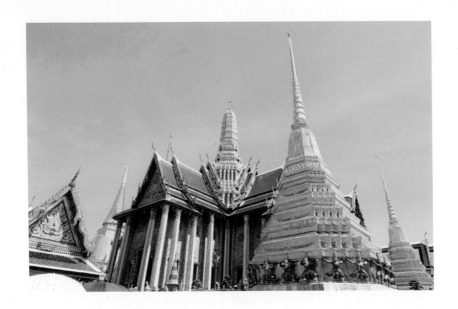

글리벡으로 치료받던 만성 골수성 백혈병 환자들 중에서 내성을 나타내는 경우가 나타난다.

암 세포들이 유전자 변형을 일으켜 타이로신 카이나제의 구조를 바꿈으로 글리벡의 결합을 막기 시작한 것이다. 이런 경우에는 글리벡 이후에 개발된 다른 카이나제 저해제를 병용 투여한다.

만성 골수성 백혈병(Chronic myelogenous leukemia, CML)은 전체 성인 백혈병의 25%를 차지한다. 노년층 및 30~50세에서 자주 발생하기 때문에 성인형 백혈병이라 하지만 소아나 청소년에서도 발생할 수 있다. 위장관 기질종양(Gastrointestinal stromal tumor)은 뼈나 근육 등의 중간 엽세포(Mesenchymal cells)에서 발생한 육종(Sarcoma)의 일종이다.

위장관 기질 종양은 위장관의 운동을 조율하는 간질 세포(Interstitial cell, 間質細胞)에서 발생한다.

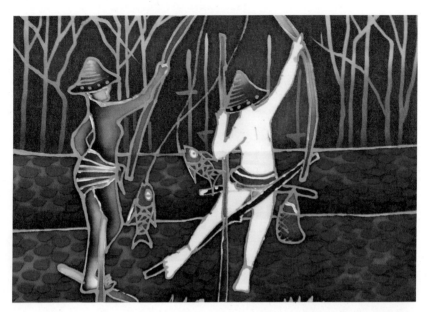

낚시하는 베트남 사람들

일반적으로 보통의 세포는 세포외부에서 들어오는 신호에 의하여 세포의 증식과 세포의 수명이 조절된다. 그런데 위장관 기질 종양 (Gastrointestinal stromal tumor)은 세포표면에 있는 수용체 단백질 (Receptor protein)에 돌연변이(Mutation)가 생겨서 외부에서 오는 신경 전달 물질이 세포표면의 수용체에 결합하여 자극하지 않아도 스스로 계속 자극 신호(Autocrine signal)를 세포 내부로 보내 세포가 성장증식 하도록 하는 메카니즘으로 발생한다.

위장관 기질종양에는 별로 쓸 만한 약이나 치료방법이 없었다. 글리벡의 개발로 이 암 종의 70%정도에서 치료효과가 관찰되는 고무적인 결과가 있었다. 글리벡의 성공으로 우리는 약물디자인을 잘하면 성공적인 항암제를 개발할 수 있다는 용기(勇氣)를 갖게 되었다.

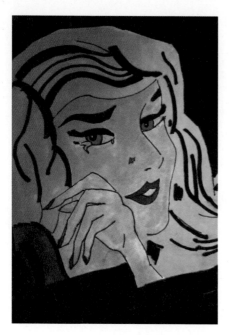

로이 리히텐 슈타인의
⟨눈물 흘리는 여자(Crying Girl)⟩

처음에 글리벡(Gleevec)은 타이로신 카이나제(Tyrosine kinase)에만 작용하여 약효를 나타내는 것에 대한 염려가 컸다.

또한 타이로신 카이나제는 여러 가지 작용을 하기 때문에 부작용도 우려되었다.

하지만 오히려 이러한 여러 가지 작용을 동시에 억제하는 것이 암 치료에 효과적이라는 사실을 알게 된다.

암 줄기세포에 대한 근본적인 치료제가 없다. 여러 약물들의 개발에도 근본적으로 암을 치료하기에는 아직은 역부족이다. 그 이유는 지금까지 개발된 항암제들로는 암 줄기세포(Cancer stem cell)에 대한 치료가 되지 않기 때문이다.

암 줄기세포(Cancer stem cell)는 종양을 이루고 있는 세포의 5%미만밖에 안되는 아주 적은 숫자이다. 하지만 무한 분열증식 할 수 있는 능력이 있는 암 발생의 가장 핵심적인 세포이다. 글리벡을 포함한 지금까지 개발된 항암제들은 활동적으로 분열하는 암 세포를 죽이는 능력은 있지만, 암 줄기세포(Cancer stem cell)같이 조용히 숨어서 쉬고 있는 암 줄기세포는 아직은 죽일 수가 없다.

그래서 항암제를 투여하여 암이 줄어들고 치료가 성공적으로 마쳐졌다고 생각한 후, 치료를 중단한 이후에 얼마의 시간이 지나면 조용히 숨어서 활동하지 않고 있던 암 줄기세포가 다시 활동을 재개하여 활동적으로 성장 분열하는 자손 암 세포(Progenitor cell)를 만들어낸다. 결과적으로 치료된 것 같았던 암이 재발한 것이다.

민들레 효과; 착시현상

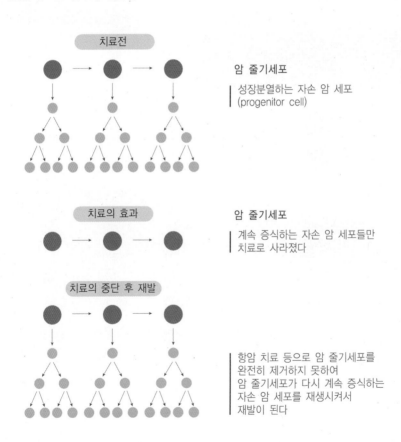

치료전

암 줄기세포
성장분열하는 자손 암 세포
(progenitor cell)

치료의 효과

암 줄기세포
계속 증식하는 자손 암 세포들만
치료로 사라졌다

치료의 중단 후 재발

항암 치료 등으로 암 줄기세포를
완전히 제거하지 못하여
암 줄기세포가 다시 계속 증식하는
자손 암 세포를 재생시켜서
재발이 된다

이와 같은 착시현상을 '민들레 효과'라고 한다. 잡초를 제거할 때, 잡초의 뿌리는 그냥 두고, 잡초의 잎사귀와 줄기만 베면 처음에는 잡초를 빠르게 다 제거한 것으로 보이지만, 시간이 지나면서 남아있던 뿌리에서 다시 줄기와 잎사귀가 나와 처음으로 되돌아 가는 현상을 일컫는다. 우리는 이제 암 치료에 대한 시각을 달리해야 할 때가 온 것이다.

크리스퍼(CRISPR) ~ 유전자 가위

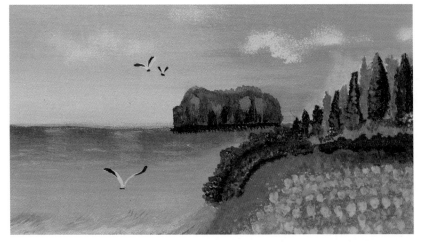

제주의 문섬

크리스퍼(CRISPR)를 활용한 유전자 가위는 미국의 버클리 대학 제니퍼 다우드나(Jennifer Doudna) 교수가 최초로 성공하였다. 1970년대부터 시작된 유전자 조작에 대한 기술은 DNA 내의 특정 서열을 인지해 자르는 효소(Enzyme)를 발견함으로부터 시작되었다.

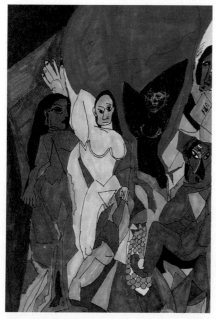
피카소의 〈아비뇽의 처녀들〉(1907년)

이 효소(Enzyme)가 인지할 수 있는 유전자는 6개에서 8개의 핵 염기 서열(Nucleobase sequence)이었다. 하지만 이 정도의 염기서열을 인식하는 것으로는 32억개의 인간 DNA의 염기서열을 조절하는 것은 불가능하였다. 최근 2012년도에 크리스퍼(Clustered regularly interspaced short palindromic repeats, CRISPR)라는 것을 발견하게 된다. 회문구조(Palindrome structure, 回文構造)라는 개념이 나오는데 염기 서열이 ACCTAGGT라는 서열 이라면 이 서열을 뒤집어도 서열이 그대로인 구조를 회문구조(Palindrome structure, 回文構造)라고 한다.

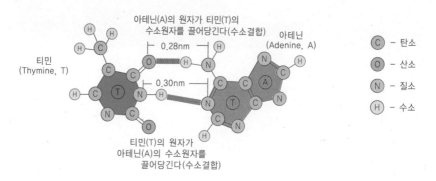

유전자 DNA의 염기와 염기는 수소결합으로 연결되어 있다

염기 아데닌(Adenine, A)에 상보적 결합을 하는 염기가 티민(Thymine)
이다. 염기 시토신(Cytosine, C)에 상보적 결합을 하는 염기가 구아닌
(Guanine, G)이다.

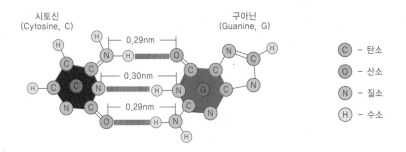

염기서열이 ACCT이면 상보적 염기 서열은 TGGA가 나온다. 염기서
열이 ACCTAGGT이면 상보적 염기서열은 TGGATCCA가 나온다. 염기
서열 ACCTAGGT를 뒤집으면 TGGATCCA이다. 이렇게 염기서열을 뒤집
어서 나오는 염기서열이 상보적 염기서열과 일치하는 염기서열 구조를
회문구조(Palindrome structure, 回文構造)라고 한다.

21개의 염기서열로 이루어진 회문구조가 인간의 유전자에 존재한다는 것을 알게된다. 박테리아(세균)가 바이러스(Virus)에 감염(Infection)되면, 이 바이러스(Virus)는 박테리아(Bacteria)를 이용하여 자신의 유전자(Gene)를 복제한 후 박테리아(Bacteria)를 터트려 죽이고, 박테리아(Bacteria)밖으로 나온다.

요쿠르트 회사의 연구자들은 바이러스(Virus)에 감염되어 떼 죽음을 당한 유산균 박테리아 중에서 살아남은 유산균 박테리아가 존재한다는 것을 알게 된다. 이 살아 남은 유산균은 바이러스(Virus)의 공격을 이겨 낼 수 있는 내성을 획득한 유산균이었다.

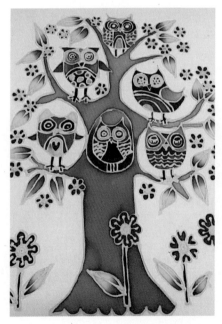

나무와 부엉이들

요쿠르트 회사의 연구진은 바이러스 감염에서 살아남은 유산균을 연구하기 시작하였다.

살아남은 유산균에서 회문구조가 발견되었다. 21개의 염기서열이 발견된 것이다.

이 회문구조(Palindrome structure, 回文構造)는 바이러스의 공격으로부터 살아남은 유산균이 획득한 유전형질이다.

이 유산균 박테리아(Bacteria)는 바이러스에 재감염되면 면역작용을 일으켜 바이러스의 공격을 막아내는 적응 면역반응(Acquired immune response)을 일으킨다.

세균(Bacteria)은 자신의 회문구조(回文構造) 사이에 바이러스(Virus)의 유전자(Gene)을 넣어 기억하고 있다가 같은 종의 바이러스가 들어오면 Cas9단백질(CRISPR associated protein 9)을 만든다. Cas9(카스나인)단백질과 회문구조는 서로 도와 가면서 바이러스를 무찌른다. 그런데 Cas9단백질이 결합하는 RNA유전자와 회문구조(Palindrome structure 回文構造)을 이용하여 다른 유전자 서열도 잘라낼 수 있다는 것을 알게 된다. 이 방법을 이용하여 유전자를 수정할 수 있게 된다.

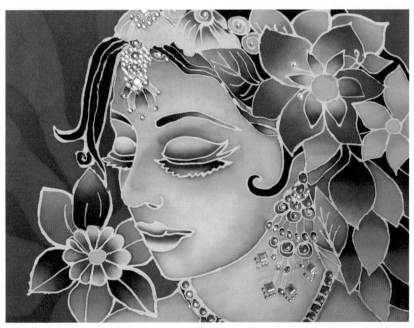

보석과 여인

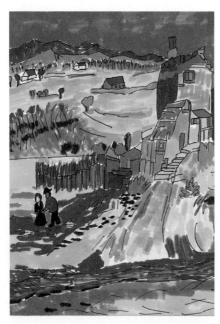

2013년 12월에는 동물세포의 유전자를 수정하는 실험이 성공을 거둔다. 그리고 더 나아가 쥐의 수정란(Fertilized egg)에 유전자(Gene)을 삽입시키는 실험이 성공을 거둔다.

이후 폭발적으로 유전자 조작이 이루어지기 시작한다. 소, 돼지 같은 포유동물 뿐 아니라 쌀, 밀 같은 식물의 유전자도 수정하기 시작한다.

빈센트 반 고흐

하지만 현실적으로 크리스퍼(CRISPR)유전자 가위로 할 수 있는 것은 DNA내의 유전자 몇 개를 잘라내서 잘못된 부위를 수선하는 정도이다.

이 크리스퍼(CRISPR)유전자 가위를 이용한 암 치료가 개발 중이다.

크리스퍼(CRISPR)유전자 가위로 암을 일으키는 특정 유전자의 염기서열 DNA를 절단하여 유전자를 치료한다.

크리스퍼(CRISPR)유전자 가위를 구성하는 가이드(Guide) RNA 말단에 염기 구아닌(Guanine)을 추가하여 인간 유전자에서 특정 염기서열에만 작동하도록 하는 정교한 유전자 가위가 개발된다.

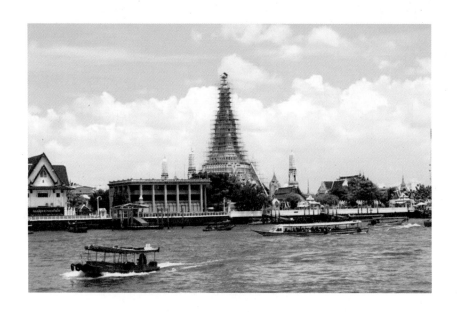

　돌연변이 유전자를 교정하여 암 치료를 하는 방법이 개발 중이다. 면역세포도 다른 세포같이 핵 내에 유전자를 가지고 있다. 면역세포 내 유전자를 수정하여 특정 암 세포를 공격하는 치료법에 대한 연구도 진행 중이다.

　이러한 유전자 조작을 이용하여 CAR-T 세포(Chimeric Antigen Receptor T cell, CAR-T cell, 키메릭 항원 수용체 T 세포)가 만들어 졌다.

　키메릭 항원 수용체 T 세포(CAR-T cell)는 면역세포인 T 임파구 세포에 암 세포(Cancer cell)에만 특이적(Specific)으로 반응하도록 유전자 조작이 가해져서 만들어진 세포이다.

　암 환자의 혈액에서 T 임파구(Lymphocyte)를 채취한 후 이 T 임파구의 유전자가 특정 암 세포에 반응하도록 유전자 조작을 한다.

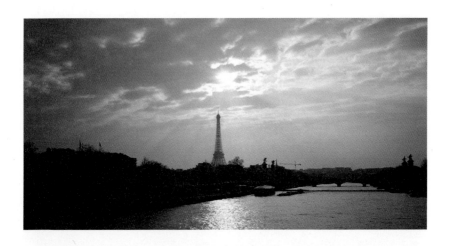

바이러스(Virus)을 이용하여 이 T 임파구에서 특정 암 세포에 반응하는 키메릭 항원 수용체(Chimeric Antigen Receptor, CAR)가 발현 하도록 T 임파구의 유전자에 유전자 조작을 가한다. 이렇게 만들어진 키메릭 항원 수용체 T 세포(Chimeric Antigen Receptor T cell, CAR-T cell)는 특정 암 세포로 이동하여 암 세포를 살해한다.

크리스퍼(CRISPR)유전자 가위를 이용하여 암 환자의 유전자를 직접 치료하는 방법과 암 환자의 면역세포에게 유전자 조작을 하여 강력한 항암반응을 일으키도록 하는 치료법들이 개발 중이다.

인간의 유전자 숫자는 2만에서 2만 5천개 정도된다. 이 2만에서 2만 5천개 되는 유전자 중 약 1.5%에 해당하는 291개의 유전자들에 돌연변이(Mutation)가 발생되고 이것이 암으로까지 진행된다.

이 291개 유전자에서 발생하는 돌연변이 중 228개는 체세포 돌연변이로 암이 형성되고 31개는 생식세포 돌연변이로 암이 형성된다. 32개는 체세포 돌연변이와 생식세포 돌연변이가 동시에 암을 형성한다. 이들 중 대다수인 214개의 유전자는 중배엽성 종양인 백혈병, 임파암 그리고 육종(Sarcoma)같은 암을 발생시키고 단지 77개의 유전자만 일반적 고형암 (간암,폐암,자궁암,유방암 등)을 발생시킨다.

연합체적인 질병; 암

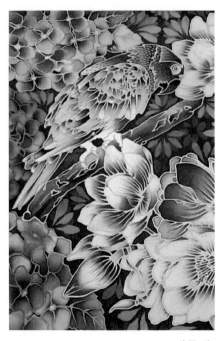

앵무새

유전정보가 담겨있는 엄청난 양의 염기(Base)들의 배열순서 (Sequence)와 단백질을 구성 하고 있는 아미노산(Amino acid) 의 배열순서를 정보화하여 데 이터 베이스를 구축할 수 있게 되었다.

분자 생물학(Molecular biology), 분자 유전학(Molecular genetics), 그리고 유전공학(Genetic engineering)이 발달하면서 암 은 하나의 단일 질환이 아닌 수

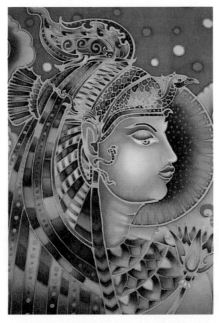
고대 여인

백 종류 이상의 질병이 연합되어 있는 연합체적 질병이라는 것을 알게 되었다.

암 환자의 개개인의 유전자적 발병기원은 모두 다르다.

암 환자 개개인의 유전자적 분석은 최근 급속도로 발전하는 생명 정보학(Bioinformatics)을 통하여 가능해 질 것이다.

가까운 미래에는 암 환자 개개인에 대한 맞춤 치료를 적용하여 최선의 치료 전략을 구사할 수 있게 될 것이다. 우리는 암이 급속도로 확산되어 가고 그로 인한 사망자가 계속 늘어가고 있는 시대에 살고 있다.

암에 대한 공포가 사회전반에 퍼져 있다. 누구도 이제는 암으로부터 자유로울 수 없는 시대에 살고 있다. 갑자기 암이라는 선고를 받으면 의사나 환자 모두 너무 절망적인 마음으로 종양에 대해 규격화된 공격적 치료를 시행하는 것 또한 사실이다. 최근에야 공격적 치료가 필요치 않은 평생 살아가면서 서서히 진행되는 암들이 의외로 많다는 것을 알게 되었다.

평생 서서히 진행되는 암에 다가 공격적 치료인 방사선치료, 항암치료, 수술 등을 적용하여 부작용으로 사망하는 환자들이 그동안 많았다.

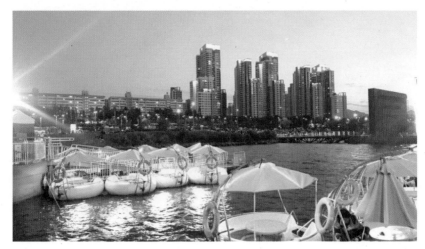

한강 노들섬

이제는 보존적 치료(Conservative Treatment)를 필요로 하는 암을 유전자 분석을 통하여 알게 된 것이다. 암을 발견하면 암에 대한 수술이나 방사선 그리고 항암치료가 행하여 진다. 이러한 치료가 행해지고 종양의 크기를 유의있게 줄이게 된다.

하지만 이때 제거되는 암 세포는 암 줄기세포가 아니고 자손세포(Progenitor cell)이다. 근본적인 암의 원인인 암 줄기세포(Cancer stem cell)를 제거하지 못한다면 가까운 시일이든, 오랜 시간이 지나 서든 재발할 가능성이 있다. 암 줄기세포(Cancer stem cell)은 스스로 재생(Renewing)하는 세포이다. 암 줄기세포(Cancer stem cell)는 무한분열이 가능한 세포이다. 단 하나의 암 줄기세포(Cancer stem cell)가 남아 있더라도 그것이 종양을 다시 만들 수 있다.

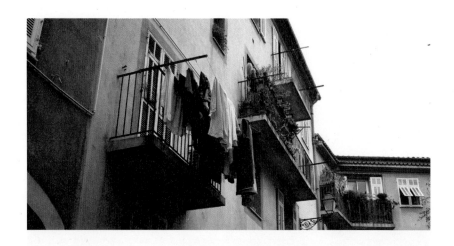

간세포(Progenitor cell, 幹細鮑)는 분열이 제한되어 있는 암 세포이다. 암 줄기세포(Cancer stem cell)가 자신의 자손 세포로 만들어 놓은 간세포(Progenitor cell)는 특정 시기에 열심히 분열 증식하여 종양의 크기를 키운다. 이 간세포로 이루어진 종양의 크기를 줄이고 이 간세포를 항암제로 없애는 것으로 암이 치료된 것이 아니다. 암이 무한 증식하는 병이라 이야기 하는 것은 암 줄기세포(Cancer stem cell)를 말하는 것이다.

우리가 암 환자들에게 치료를 시행하여 암의 크기를 줄였거나 암이 더 이상 존재하지 않는 단계에 갔더라도 암 줄기세포(Cancer stem cell)가 모두 사라졌는지는 알수없다.

왜냐하면 암 줄기세포(Cancer stem cell)는 자손 세포를 만들어 놓고 자신은 휴지기로 들어가 숨어 있기 때문이다. 이 암 줄기세포의 잔존 여부를 확인할 수 있는 기술이 개발되어 있지 못하다.

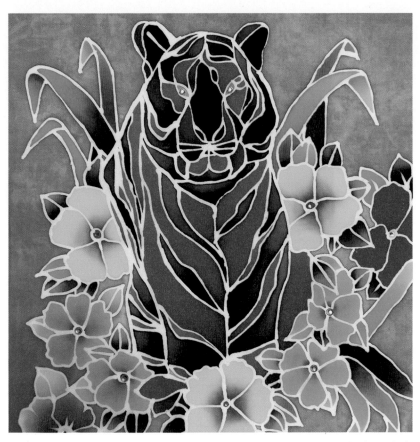

꽃속의 호랑이

　일각의 과학자들은 암(Cancer)이라는 질병은 정복하는 것 자체가 불가능한 희망이라고 생각한다. 그들은 주로 에이즈 바이러스 치료법을 개발하고 있는 과학자들이다.

　이 과학자들은 암을 당뇨병같이 평생 조절 하면서 살수 있는 만성병(Chronic disease)으로 만드는 것이 좀 더 현실적인 목표일지 모른다고 주장한다.

암 치료의 현대사(1970~현재)

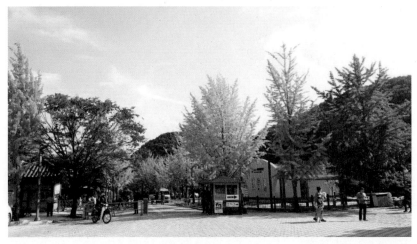

용문사로 가는 입구

다음 글은 충북대학교 남궁석 교수가 올려놓은 사이트에서 내용을 발췌하여 쓴 글이다. 1971년도 미국 대통령 리처드 닉슨(Richard Nixon 미국 37대 대통령, 재임기간 1969~1974년)은 '암과의 전쟁(War of cancer)'을 선포한다.

1970년대만 하더라도 암(Cancer)은 병원균이 일으키는 질병이라고 믿고 있었다. 일부 DNA바이러스(Virus)와 RNA바이러스(Virus)가 인체 내에 들어와 암을 발생시키는 것이 사실로 밝혀지면서 더욱 더 암이라는 병은 감염에 의해 생기는 질병이라 믿게 되었고 병원균을 죽일 수 있는 약만 개발하면 암으로부터 완전히 해방 될 수 있다는 희망에 부풀어있던 시기였다.

이 당시 과학계의 초미의 관심은 DNA바이러스와 RNA바이러스가 어떤 메커니즘(Mechanism)으로 암을 발생시키는 가에 있었다. 미국의 과학자 하워드 마틴 테민(Howard Martin temin)과 데이빗 볼티모어(David Baltimore)가 그 메카니즘을 알아내었다.

RNA바이러스(virus)가 핵내의 DNA에 개입하는 메카니즘(Mechanism)에서 가장 중요한 역전사 효소(Reverse transcriptase)를 발견한 것이다.

암의 정복이 눈앞에 다가온 것으로 전세계 모두가 착각하던 시기였다.

지금은 암이 전염병이 아니라는 것을 너무도 잘 알고있다.

그 시기에는 그때 당시 발견한 RNA바이러스(Virus)인 레트로 바이러스(Retro virus), 아데노 바이러스(Adeno virus) 폴리오 바이러스(Polio virus) 등이 암(Cancer)을 일으키는 주범이라고 믿었다.

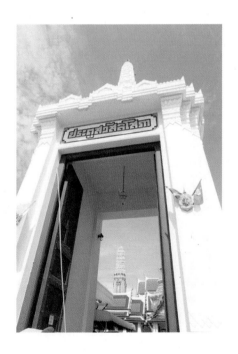

1970년대 말이 되면서 과학자들은 유전자를 연구하기 시작한다. 원래부터 모든 인간에 존재하는 원암 유전자(Proto-oncogene)는 레트로 바이러스(Retro virus)에게도 존재하고, 인간과 같은 척추동물에게도 공통적으로 존재하는 유전자(Gene)라는 것을 알게 된다.

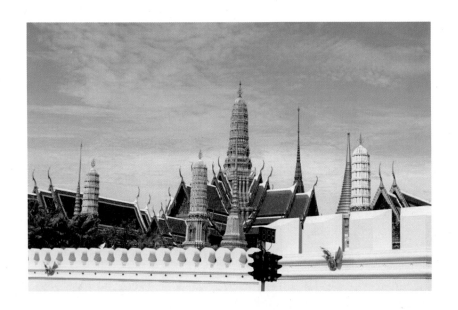

　암을 일으키는 유전자가 언제부터인지는 모르지만 먼 옛날부터 인간의 유전자(Gene)에 존재하고 있었다는 사실을 알고 놀라게 된다. 형질주입(Transfection, 트렌스펜션)기술이 1973년도 개발된다. 배양하고 있는 세포에 유전자(DNA, si.RNA 등)을 인공적으로 삽입하여 유전자가 발현하는 형질을 조절하는 기술이다.

　이 형질 주입(Transfection) 기술을 이용하여 레트로 바이러스(Retro virus)를 강력한 돌연변이 균으로 만들어 낸다. 이 강력한 돌연변이력이 있는 레트로 바이러스(Retro virus)를 정상세포에 감염시켜 정상세포에 돌연변이를 발생시켜 암 세포로 만드는 실험을 하였다.

　또 다른 실험은 1979년도에 이 형질 주입(Transfection) 기술을 이용하여 세균이 아닌 화학 물질에 의하여 암이 발생한 세포의 돌연변이 DNA(Mutant DNA)를 정상세포(Normal cell)에 이식하여 본다.

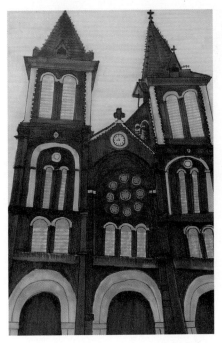
중세 교회

그 결과 돌연변이 DNA를 이식 받은 정상세포가 암 세포(Cancer cell)로 변하는 것을 알게 된다. 암 유전자(Cancer gene) 하나가 정상세포를 암 세포로 변하게 할 수 있다는 것을 알게 된다.

사람이나 동물에 있는 원암 유전자(Proto-oncogene)는 바이러스나 화학물질에 의해 활성화되면 암 세포를 발현시킬 수 있다.

유전자 하나에 돌연변이가 생긴 점 돌변연이(Point mutation)는 유전자 DNA 내 염기(Base)하나만 바뀌는 아주 작은 돌연변이이다. 인간 유전체에는 30조 개의 염기쌍이 존재한다. 그런데 딱 하나의 염기가 변했는데 그것이 암 세포를 만들었다. 그 당시 연구자들은 또 다른 오해를 한다. **'암은 아주 단순한 변화에 의해 발생하는구나'** 라고.

그 이후 수십 년간 계속된 암에 대한 연구에 의해 암(Cancer)은 다단계의 매우 복잡한 과정일 뿐 아니라 무작위적으로 돌연변이가 발생하여 생기는 병이라는 결론에 도달한다.

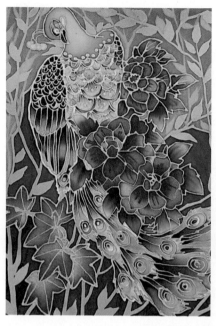
꽃과 새

물론 하나의 점 돌연변이(Point mutation)로도 암(Cancer)이 발생 할 수 있지만 대개는 훨씬 많은 유전자가 개입되는 병이다.

1980년대로 넘어와서 유전자에 대한 연구로 인간 세포에서 암이 발생하려면 대부분에서 최소한 5개 이상의 암 유전자가 연관되어 있다는 것을 알게된다. 그리고 이 당시 알게 된 사실은 인간에게 발생하는 암에는 공통적인 규칙이 없다는 것이다. 정상세포(Normal cell)가 암 세포(Cancer cell)로 변하는데 어떤 인자가 크게 영향을 주는가에 대한 연구가 1980년대에 활발히 진행된다. 암 발생 유전자(Oncogene)가 중요한가? 암 억제 유전자(Tumor suppressor gene)가 더 중요한가? 어느 유전자가 암 발생에 더 큰 영향을 미치는가? 에 대한 연구가 1980년대에 진행된다.

지금은 암 발생 유전자와 암 억제 유전자 둘 다 모두에 돌연변이가 생겨야 암이 발생한다는 것을 알고 있다. 암 발생시 나타나는 유전자의 변화는 유전자 결함이 시간이 지나면서 2차, 3차, 4차 계속적으로 돌연변이가 발생하면서 축적된다.

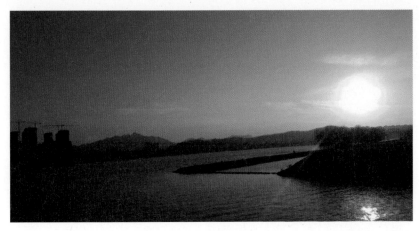

노을지는 한강

　이 돌연변이(Mutation)가 일어나는 비율은 암의 종류에 따라 다 다르고 심지어는 암이 발병한 환자에 따라서도 모두 다 다르다. 너무도 많은 변이가 발생하는 것이 암이기에 획일적인 규칙을 정하는 것이 불가능(Impossible)하다. 1980년대에 많은 종류의 암 발생 유전자와 암 억제 유전자가 발견되었다. 처음 과학자들이 생각했던 단 몇 개의 유전자가 암을 발생 시킬 것이라는 추측은 잘못된 것임이 판명된다.

　1990년대까지 암 발생 유전자(Oncogene)와 암 억제 유전자(Tumor suppressor gene)의 발견은 계속 된다. 이렇게 암(Cancer)에 대한 복잡성, 복합성이 계속 쌓여 갔다. 이에 더한 복잡성은 암 세포가 혈관이나 임파 조직을 타고 전이 되는 과정에서 어느 조직으로 전이되느냐에 따라 조직 내에 둥지를 틀고 암을 새롭게 발생시키는 과정이 다 다르다는 것이다. 이렇게 생각하면 될 것 같다. 암 세포건 정상세포건 모두 살아있는 생명체이기에 자신의 개성이 있고 생각이 있고 또한 감정이 있다.

자신의 방식에 따라 고속도로를 이용하든, 전철을 이용하든, 다 다르고 자신이 딴집으로 이사와서 그 이사온 집에 짐을 풀고 사는 방식은 다 다를 것이다.

유전자 변이(Gene variation)

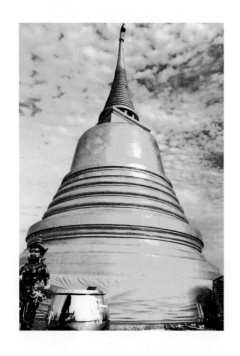

2000년대가 되면서 암(Cancer)이란 병은 개개인마다 다 다른 유전자 변이(Gene variation)가 존재하고, 그 유전자변이에서 파생되어 나온 돌연변이 단백질이 개개인마다 모두 다르다는 것을 알게된다.

개개인의 유전자 변이와 돌연변이 단백질의 수가 많고 복잡하기에 이것을 분석하기 위한 학문들이 태동한다.

가장 대표적인 것이 유전자 발현 어레이(Gene expression array)의 출현과 생물 정보학(Bioinformatics)의 태동이다. 이 유전자 발현 어레이(Gene expression array)와 생물 정보학(Bioinformatics)은 암에서 발현하는 수 천개 유전자를 짧은 시간

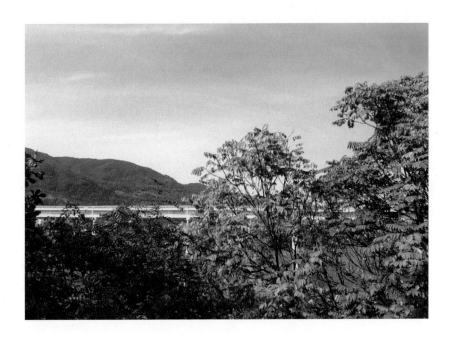

에 분석하는 것을 가능하게 한다. 엄청난 양의 데이터를 빠른 시간에 얻을 수 있게 되었다. 컴퓨터(Computer)를 이용하여 엄청난 양의 데이터를 단순화 시킨다. 복잡한 암의 메카니즘을 컴퓨터와 유전자발현 어레이를 통해 단순화시켜 분석한다.

하지만 이런 분석을 통해서도 암 세포(Cancer cell)가 왜 그렇게 암을 확장시키고 전이하는지 그리고 왜 이동한 조직에 따라 다른 방식으로 행동하는 지에 대한 이유를 알아내지 못하고 있다. A라는 암 세포와 B라는 암 세포를 유전자 발현 어레이(Gene expression array)로 분석하여 예후(Prognosis)를 예측하는 것은 가능할 수 있으나 A와 B세포의 유전자 형질 발현에 있어서 공동행동 패턴을 찾아내기는 불가능하다.

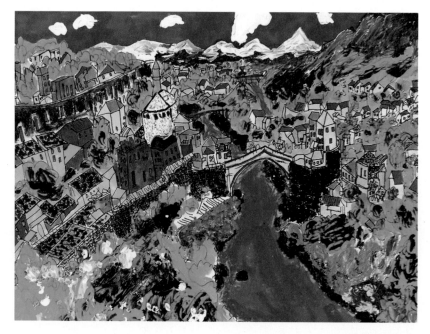

마을과 다리

　지금 현재로는 암 연구자들이 해석 불가능한 문제들이 무수히 있다.

　시스템 생물학(System biology)이란 생물체를 이루고 있는 세포 간의 상호작용, 더 나아가 세포 내 분자간의 상호작용 네트워크(Network)를 체계적으로 연구하여 개체 전체를 통합적으로 이해하려는 학문이다.

　시스템 생물학(System biology)은 수집된 방대한 자료를 유전체학(Genomics), 단백질체학(Proteomics), 대사체학(Metabolomics), 전사체학(Transcriptomics), 그리고 생물 정보학(Bioinformatics) 등을 이용하여 통합적으로 분석하는 시스템이다. 이 시스템 생물학(System biology)을 통하여 암의 행동패턴을 예상하고 거기에 따른 치료법을 내놓으려는 노력이 계속되고 있다.

하지만 암 세포의 복잡성에 의해 행동패턴을 예측할 수 없는 상태이다. 1970년대에 품었던 암을 분석하고 제대로 해석하여 완전한 치료법을 내놓겠다는 용기와 희망은 암(Cancer)에 대해 알면 알수록 사라져 가고 있다.

암의 무한한 복잡성(Infinite complexity)

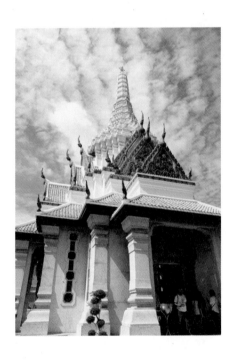

얼마나 더 과학이 발달하고 의학이 발달하여야 암을 제대로 알 수 있을지 현재로는 암의 무한한 복잡성(Infinite complexity)으로 인하여 불가능한 소망같이 느껴진다.

분자생물학의 대부격인 세계적 암의 권위자 로버트 와인버그는 암(Cancer)이란 무한한 (Infinite) 복잡성(Complexity)을 가진 질병이라는 견해를 분자생물학(Molecular biology, 分子生物學)의 대표적인 저널(Journal)인 'Cell(세포)'을 통해 밝히고 있다.

공(空)

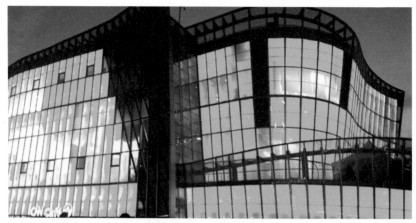

노들섬

공에 이르기 위해서 가는 차편은 한가지 밖에 없다. 반드시 이 차를 타고 가야 공에 이를 수있다. 이 차의 이름은 무조건적인 사랑이라는 차(Car)이다.

무조건적인 사랑이라는 차(Car)

이 무조건적인 사랑이라는 차(Car)를 올라타면 주위가 조용해진다. 나는 이제 만나는 사람이나 사건, 주위 환경을 평가하지 않는다. 나는 내 이익을 위한 생각을 내려 놓는다. 그런 마음에서 자유로워진다.

내가 이사람에게, 사건에게, 환경에게, 무엇을 더해야 사랑스러워질까. 무엇을 더해야 행복해질까라고만 생각한다. 내가 사랑을 하면 할수록 사랑은 더 커진다. 물질의 세계는 쓸수록 줄어들지만 영의 세계는 쓰면 쓸수록 커진다.

궁극적인 목적; 평화

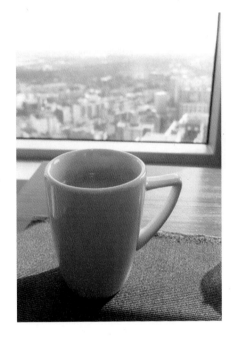

공(空)에 이르기 전에 거치는 정류장 이름이 평화이다. 이제 그토록 찾았던 평화가 내게 손짓하기 시작한다.

우리는 이제 공부의 진정한 목표인 내적 평정을 이룬다. 나는 무조건적인 사랑, 온화한 따스함으로 그토록 찾아 헤매던 무한한 평정에 이른다.

세상의 어떤 물질도, 지위도, 명예도, 지식도 행복을 가져오지 못한다. 잠시 행복한 것 같은 착각이 있다가 그것에 집착하기 시작하고 다시 원래대로 돌아온다.

무조건적인 사랑만이 궁극적인 행복이라는 단계에 이르게 하는 힘이 있다. 행복의 단계에 이르면 더 이상 원하는 것이 없다.

지복의 상태는 존재하는 것으로 아름답다. 영원히 머무르고 싶지만 온 힘을 다해 행복을 밀어내면 평화가 찾아온다. 우주가 생겨 나기전의 상태, 우주의 가장 많은 부분인 고요함, 무조건적인 사랑은 이 고요함을 사랑하니 나는 평화에 있다.

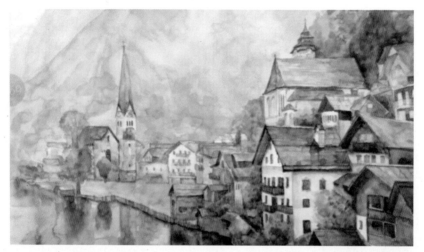

시골마을 교회

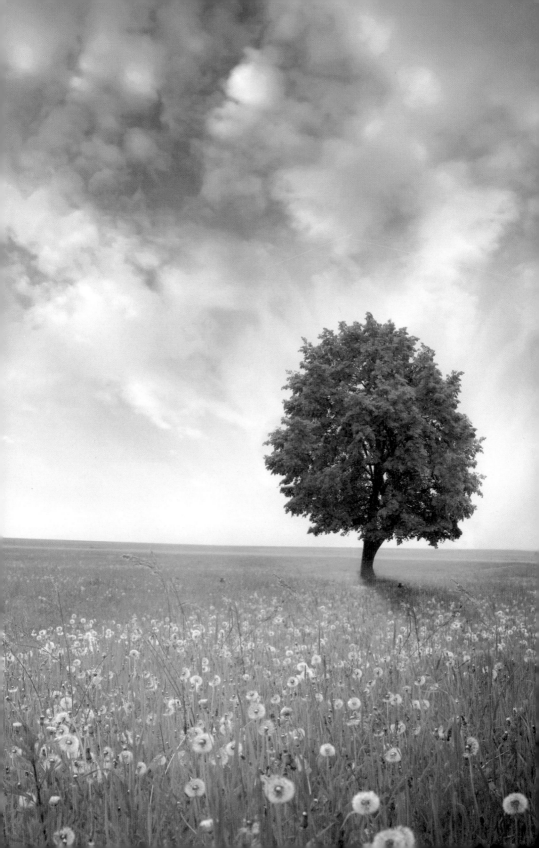

참고문헌

〈15분의 기적·자연치유력〉, 김종철 지음, 1024 think, 2006.

〈8체질과 사상의학으로 풀어보는 몸〉, 배철환, 산해, 2002.

〈CLEAN〉, 알레한드로 융거 지음, 조진경 옮김, 샘 앤 파커스, 2010.

〈Mechanical Neck Pain〉, James A. Porterfield. Carl Derosa, Saunders, 1995.

〈Maximum Achievement〉, 브라이언 트레이시 지음, 홍성화 옮김, 황금부엉이, 2010.

〈NLP 입문〉, 조셉 오코너·존 시모어 공저, 설기문·이차연·남윤지·정동문·권원달·

김행신 공역, 학지사, 2010.

〈POWER vs. FORCE 의식혁명〉, David R. Hawkins 지음, 백영미 옮김, 판미동, 2009.

〈The EDGE EFFECT〉, Eric R Braverman, M.D 지음, SterlingPubInc, 2005.

〈The Edge Effect〉, Ericr. Braverman, M.D, 2004.

〈The Thorax〉, Jean-Pierre Barral, Eastland Press, 1991.

〈The ONE THING〉, 게리 켈러, 제이 파파산 지음, 구세희 옮김, 비즈니스북스, 2013.

〈The BRAIN DIET〉, 엘런 C. 로건 지음, 서예잔 옮김, 성균관대학교출판부, 2007.

〈Urogenital Manipulation〉, Jean-Pierre Barral, Eastland Press, 1993.

〈Visceral Manipulation〉, Jean-Pierre Barral, Eastland Press, 1988.

〈Visceral Manipulation Ⅱ〉, Jean-Pierre Barral, Eastland Press, 1989.

〈Younger You〉, Ericr. Braverman, M.D. 2007.

〈간을 살린 사람들〉, BRM 연구소 지음, 예일비알엘, 2013.

〈거제가는길〉, 김현철 지음, 미지애드컴, 2011

〈고맙다, 줄기세포〉, 라정찬 지음, (주)위즈덤하우스, 2010.

〈교육의 기초로서의 일반 인간학〉, 루돌프 슈타이너 지음, 김성숙 옮김, 물병자리, 2002.

〈그리스도의 빛〉, 서말심 지음, 예빛, 2007.

〈근막경선해부학〉, Thomas W. Myers, 송윤경·이종수·임형호·조남경 공역, 현문사, 2003.

〈금강경〉, 최대림 역해, 흥신 문화사, 1998.

〈기적을 만든 21인의 암 치료법〉, 한상갑 지음, 랜덤하우스, 2007.

〈기초조직학〉, Luiz junqueira, Jose Carneiro 지음, 박경아 외 옮김, 한국맥그로힐, 2006.

〈나는 누구인가〉, 라마나 마하리쉬 지음, 이호준 옮김, 청하, 1991.

〈나는 한방으로 롱다리가 될 수 있다〉, 이동현, 김덕곤 지음, 매일건강신문사, 1999.

〈나의 삶과 예술〉, 윤영자 지음, 월간 미술계, 2013.

〈내 몸에 꼭 맞는 항암식품〉, 박교영·이명희·박덕은 지음, 서영, 2014.

〈내 몸에 맞는 운동으로 피로를 풀다〉, 노자와 히데오 지음, 동도원, 1997.

〈너 진짜진짜 탈무드 읽었니?〉, 김수영 지음, 도서출판시몬, 1996.

〈노는만큼 성공한다〉, 김정운 지음, 21세기 북스, 2011.

〈노자〉, 윤재근 지음, 동학사, 2001.

〈노자타설〉, 남회근 지음, 설순남 옮김, 부·키, 2013.

〈논어〉, 유일석 지음, 새벽이슬, 2008.

〈놓아버리기〉, 아잔브람 지음, 혜안 스님, 궁리출판, 2012.

〈뇌미인〉, 나덕렬, 위즈덤스타일, 2012.

〈뇌내혁명〉, 하루야마 시게오 지음, 박해순 옮김, 1996.

〈뇌는 늙지 않는다〉, 다니엘 G 에이멘 지음, 윤미나 옮김, 브레인월드, 2015.

〈뇌 생각의 출현〉, 박문호 지음, 휴머니스트 출판그룹, 2008.

〈뇌 속의 신체지도〉, Sandra Blakeslee·Matthew Blakeslee 지음, 정병선 옮김,

참고문헌

이다미디어, 2011.

〈뇌체질 사용 설명서〉, 에릭 R 브레이버맨, 윤승일 옮김, 북라인, 2009.

〈뉴만 Kinesiology〉, Donald A. Neumann, 대표역자 채윤원, 범문에듀케이션, 2010.

〈다윗: 현실에 뿌리박은 영성〉, 유진 피터슨 지음, 이종태 옮김, 한국기독학생회출판부, 1999.

〈당신의 암은 가짜암이다〉, 곤도 마코토 지음, 장경환 옮김, 문예춘추사, 2014.

〈당질 영양소 이야기〉, 김상태 지음, 엠엘커뮤니케이션, 2007.

〈도해 사암오행침〉, 편저 이병국, 도서출판 현대침구원, 1989.

〈동의보감〉, 동의과학 연구소, 휴머니스트, 2008.

〈동의수세보원 주석〉, 한동석 저, 대원출판, 2006.

〈미슬토 주사요법〉, 김태식, 한현수 지음, 중앙생활사, 2012.

〈매피톤 건강법〉, Dr.Philip Maffetone, 역자 인창식, 고려의학, 2004.

〈면역학 일러스트 맵, 烏山一〉, 강호일 역, 월드사이언스, 2009.

〈몸을 두드려 마음을 치료하는 TFT 5분 요법〉, 로저 J. 칼라한 지음, 이한기 옮김,
정신세계사, 2002.

〈바른태〉, 정원진, 유성열 지음, 웰빙하는 사람들, 2005.

〈박정수 교수의 갑상선암 이야기〉, 박정수 지음, 지누, 2012.

〈밥상이 썩었다. 당신의 몸이 썩고 있다〉, 강순남 지음, 소금나무, 2005.

〈발도르프 학교와 그 정신〉, 루돌프 슈타이너, 최혜경 옮김, 밝은 누리, 2006.

〈보다의심리학〉, 나카야 요헤이, 후지모토 고이치 지음, 21세기 북스, 2014.

〈불가능은 없다〉, Michio Kaku, 박병철 옮김, 김영사, 2008.

〈부처의 길, 팔정도〉, 헤네폴라 구나라타나 스님 지음, 오원탁 옮김, 아름드리미디어, 1998.

〈분자 세포 생물학〉, 대표역자 이한웅, 월드 사이언스, 2015.

〈분자생물학 유전체 기능의 원리〉, Craig·Cohen-Fix Green·Greider·Storz·
Wolberger 공저, 강창원·서연수·설재홍·유주연·최길주 공역, 홍릉과학출판사, 2014.

〈붓다의 밥상〉, 카르멘유엔 지음, 강태헌 옮김, 파피에, 2007.

〈병고치는 의료, 사람죽이는 의료〉, 오노데라 도키오 지음, 김경희 옮김, 태웅출판사, 1994.

〈병원마케팅〉, 박창식 지음, 펴냄흥, 1999.

〈비타민 C, 항암의 비밀〉, 하병근 지음, 페기수스, 2010.

〈빛의 힐링 몸과 마음의 치유(상)〉, Benjamin A. Pierce 지음, 김경진 옮김, 대원출판, 2003.

〈빛깔 프라닉 힐링〉, 마스터 조곡쉬 지음, 서강익 옮김, 초롱, 2003.

〈산소에 답이 있다〉, 윤타호 지음, 행복나무, 2013.

〈선의 나침반〉, 숭산 지음, 허문영 옮김, 열림원, 2001.

〈생로병사의 비밀, 대장암〉, KBS 제작팀, 경향미디어, 2010.

〈생각 버리기 연습〉, 코이케 류노스케 지음, 유윤한 옮김, 21세기 북스, 2010.

〈색채의 본질〉, 루돌프 슈타이너, 양억관, 타카하시 이와오 옮김. 물병자리, 1997.

〈석문호흡〉, 도화재 지음, 석문출판사, 2006.

〈성공의 문을 여는 마스터 키〉, 찰스해낼 지음, 김우열 옮김, 샨티, 2005.

〈신과 나눈 이야기〉, 닐 도날드 월쉬, 조경숙, 아름드리, 2002.

〈암, 꼭 알아야할 치료 영양가이드〉, 분당서울대학교병원 지음, 삼호미디어, 2013.

〈암의 재발과 전이를 억제시키는 통합의학적 암 치료 프로그램〉, 최옥병·박성주·
양영철 지음, (주)건강신문사, 2012.

〈암 치료백과〉, 마쿠우치마사토시, 박상은 지음, 김진경 옮김, (주)우듬지, 2006.

참고문헌

〈암의 생물학〉, Robert A. Weinberg 지음, 이한웅 외 옮김, 월드사이언스, 2012.

〈암중모색, 암을 이긴 사람들의 비밀〉, KBS〈생로병사의 비밀〉제작팀 지음, 비타북스, 2006.

〈암 재발, 더 이상은 없다〉, 후쿠다 카즈노리 지음, 신정현 옮김, 삼호미디어, 2007.

〈암을 이기는 면역치료〉, 홍기웅 지음, NK바이오, 전나무숲, 2009.

〈암을 극복한 33인의 증언〉, 최장일 지음, 월간 '암', 2009.

〈암을 이기는 항암 밥상〉, 이승혁 지음, 건강다이제스트사, 2013.

〈암세포가 사라졌다〉, BRM 연구소 지음, 예일비알엠, 2005.

〈암, 생과사의 수수께끼에 도전한다〉, 다치바나 다카시 지음, 이규원 옮김, 청어람
미디어, 2013.

〈암은 정복된다〉, 이영숙 지음, 제이프로, 1999.

〈암 치료혁명〉, 김동석 지음, 상상출판, 2013.

〈암, 치료로 살해당하지 않는 7가지 방법〉, 곤도 마코토 지음, 박정임, 맛있는 책, 2014.

〈암, 체질을 바꾸는 기적의 식습관〉, 와타요 다카호 지음, 신유희 옮김, 위즈덤스타일, 2012.

〈암과 싸우지 말고 친구가 되라〉, 한만청 지음, 센추리원, 2012.

〈암환자를 구하는 제 4의 치료〉, 요시미즈 노부히로 지음, 편집팀 옮김, 자연과 생명, 2010.

〈응용근신경학〉, David Leaf, 대한응용근신경학연구회 옮김, 신흥메드 사이언스, 2014.

〈음양오행으로 가는길〉, 어윤형·전창선 지음, 도서출판 세기, 1998.

〈이기적유전자〉, Richard Dawkins 지음, 홍영남·이상임 옮김, 을유문화사, 1993.

〈인간에 대한 보편적인 앎〉, 루돌프 슈타이너 지음, 최혜경 옮김, 밝은누리, 2007.

〈임상 신경학〉, Kenneth W. Lindsay Ian Bone, 이광우 편저, 고려의학, 2002.

〈우리안의 우주〉, 닐 투록 지음, 이강환 옮김, 시공사, 2013.

〈유방암〉, KBS 〈생로병사의 비밀〉 제작팀, 이경묵 PD 지음, 경향미디어, 2010.

〈유방암, 진료실에서 못다한 이야기〉, 양정현 지음, 건강신문사, 2010.

〈유전학의 이해〉, Benjamin A. Pierce 지음, 전상학 외 옮김, 라이프 사이언스, 2009.

〈육조단경〉, 원순, 열린마음, 2005.

〈위암〉, KBS 〈생로병사의 비밀〉 제작팀, 김정수 PD 지음, 경향미디어, 2010.

〈위암가이드〉, 박조현 지음, 국일미디어, 2007.

〈원적외선 치료의 실제〉, 야마자키 도시코 지음, 정종원·오장근·박완서 옮김, 한국
적외선응용연구소, 1996

〈장기려(우리곁에살다간 성자)〉, 김은식 지음, 봄나무, 2006.

〈주화론〉, 최원철 지음, 경희대학교 출판문화원, 2011.

〈죽음의 기술〉, 피터 펜윅·엘리자베스 펜윅 지음, 정명진 옮김, 2008.

〈중력·우주를 지배하는 힘〉, 오구리히로시 지음, 박용태 옮김, 도서출판 지양사, 2013.

〈조사선의 실천과 사상〉, 김태완 지음, 장경각, 2001.

〈질병의 종말〉, 데이비드 B. 이구스 지음, 김영설 옮김, 청림라이프, 2012.

〈차 한잔의 선물〉, 자영스님 지음, 미네르바, 2011.

〈창세기의 족보〉, 박윤식 지음, 휘선, 2007.

〈치과가 종합병원?〉, 황영구 지음, 삶과 꿈, 2010.

〈천명을 깨닫게 해주는 사상의학〉, 이수완 지음, 이가출판사, 2007.

〈초음파를 이용한 신경블록〉, Ban C.H.Tsui 윤덕미 외 옮김, 군자출판사, 2008.

〈카이로프랙틱의학〉, 다니엘 C. 처킨, 김종규 외 옮김, 청솔의학, 1999.

〈키크기 프로젝트〉, 아이&맘. 편작한의원, 선. 미디어, 2007.

참고문헌

〈하버드핵심약리학〉, 김인겸 외 38명, E*PUBLIC, 2008

〈학습 8 체질의학〉, 이강재 엮음, 행림서원, 2009.

〈한의학(기공)과 초능력〉, 김완희 지음, 백산출판사, 1997

〈항암〉, 다비드 세르방 – 슈레베르 박사, 권지현 옮김, 문학세계사, 2008.

〈항암면역식품 AHCC의 모든것〉, 모리소이찌로 지음, 김건종 옮김, 기능식품신문, 2010.

〈항암〉, David Servan-Schreiber, 권지현 옮김, 문학세계사, 2008.

〈호오포노포노의 지혜〉, 이하레아카라 휴렌 사쿠라바 마사후미 지음, 이은정 옮김, 눈과 마음, 2009.

〈흔적이 없이 사는 새〉, 황벽스님, 수불스님 지음, 김영사, 2014.

〈행복은 전염된다〉, Nicholas A. Christakis, James H. Fowler 지음, 이충호 옮김, 김영사, 2010.

〈황제내경, 인간의 몸을 읽다〉, 장치정, 오수현 옮김, 판미동, 2015.

〈토종의학 암 다스리기〉, 김인택·박천수 지음, 태일 출판사, 1997.

〈통증박사 안강입니다〉, 안강 지음, 김영사, 2013.

〈통증없이 산다〉, 피트 에고스큐, 로저 기틴스 지음, 박성환, 한은희 옮김, 한언, 2006.

〈통증의학〉, 대한통증의학회 오흥근 지음, 장주연 옮김, 군자출판사, 1995.

〈틱낫한 스님의 금강경〉, 틱낫한 지음, 양미성, 김동원 옮김, 장경각, 2004.

〈통증의 기전과 치료〉, Rene Cailliet 지음, 김병직 외, 영문출판사, 1999.

〈통증클리닉〉, 차영덕 지음, 군자출판사, 1995.

*일러스트 삽화는 〈암의 생물학〉과, 〈구글〉과 〈네이버〉 참조

* 내가 쓴 암에 관한 1부와 2부의 내용은 여러 서적을 참고하였고 내가 환자들을 치료하면서 경험했던 것을 더하였다. 특히 로버트 와인버그 박사의 〈암의 생물학〉과 박문호 박사의 〈뇌, 생각의 출현〉과 〈뇌에 관한 모든것〉에서 많은 내용을 발췌하여 저술했다. 박문호 선생님과 로버트 와인버그 선생님에게 감사한다.

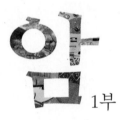

앎 1부

초판발행 ㅣ 2016년 11월

지은이 ㅣ 김준서
그림 ㅣ 김준서, 김성민, 박지순 그 외
사진 ㅣ 김상아
감수 ㅣ 서병조, 원영숙
편집 디자인 ㅣ 이아로
발행처 ㅣ 도서출판 동천
조판·인쇄 ㅣ new century 21
주소 ㅣ (158-848) 서울 양천구 신남길 14
전화 ㅣ 010-7701-3770
팩스 ㅣ 02-6409-6465
출판등록 ㅣ 제 2011-000079호

ISBN   979-11-85963-48-8
ISBN   979-11-85963-50-1(세트)